2024

합격 선배들의 맥 one pick!

퍼시픽 작업치료사 국시대비 문제집

OCCUPATIONAL THERAPY

아동작업치료

4 V·O·L·U·M·E

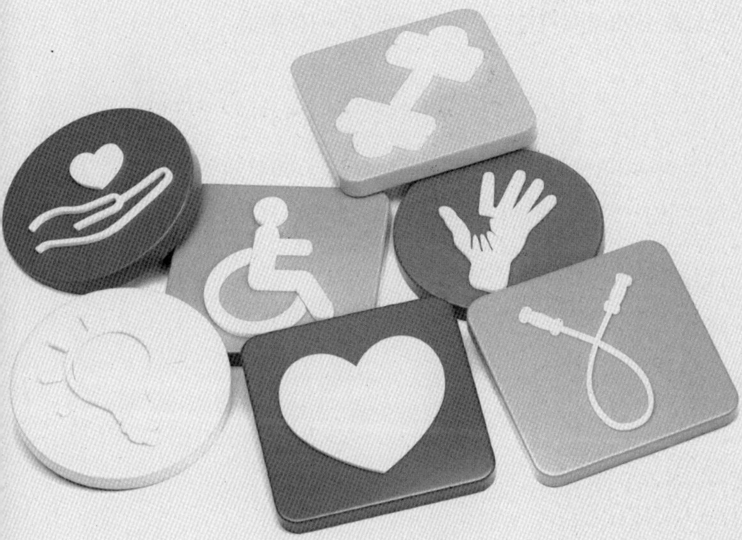

Pacific Books

작업치료사 국가시험

시험시간표 및 합격기준

시험과목

시험종별	시험 과목 수	문제수	배점	총점	문제형식
필기	3	190	1점/1문제	190점	객관식 5지선다형
실기	1	50	1점/1문제	50점	객관식 5지선다형

시험시간표

구분	시험과목(문제수)	교시별 문제수	시험형식	입장시간	시험시간
1교시	1. 작업치료학 기초 (70) 2. 의료관계법규 (20)	90	객관식	~08:30	09:00~10:10 (70분)
2교시	1. 작업치료학 (100)	100	객관식	~10:30	10:40~12:20 (100분)
3교시	1. 실기시험 (50)	50	객관식	~12:40	12:50~13:55 (65분)

* 의료관계법규 : 「의료법」, 「의료기사 등에 관한 법률」, 「장애인복지법」, 「정신건강증진 및 정신질환자 복지서비스 지원에 관한 법률」, 「노인복지법」과 그 시행령 및 시행규칙

합격기준

- 필기시험에 있어서는 매 과목 만점의 40퍼센트 이상, 전과목 총점의 60퍼센트 이상 득점한 자를 합격자로 하고, 실기 시험에 있어서는 만점의 60퍼센트 이상 득점한자를 합격자로 합니다.
- 응시자격이 없는 것으로 확인된 경우에는 합격자 발표 이후에도 합격을 취소 합니다.

머·리·말

작업치료 분야는 그 어떤 영역보다 광범위하고 다차원적인 분야이다. 의학, 심리학, 사회학 등 인간 관련 다영역적 학문으로 매우 다양하고 복합적 성격을 지닌 학문이다. 국내 작업치료 역사는 한국전쟁을 시작으로 이미 반세기가 지났으며, 매우 다양한 분야로 진출하고 있다. 반면, 국내 작업치료의 교육 현실은 예전보다 많이 발전하였으나 전공 교육과정에 필요한 교재는 여전히 부족한 상태이며, 이로 인해 국가시험을 준비해야 하는 재학생들에게 큰 부담이 되고 있다. 이에 본 교재는 부족한 교육과정을 보충하고 중요한 내용들을 요약정리하므로 보다 쉽게 작업치료사 국가고시를 준비할 수 있도록 구성하였다.

최근 국가시험은 보다 전문적이고, 과학적이며, 다양한 문제들이 출제되는 경향을 보이고 있다. 과거 출간된 서적들 대부분이 암기형 문제 풀이식으로 구성되어 있어 국가시험을 준비하는 학생들에게 큰 도움을 주지 못했던 반면, 본 서적은 다양한 분야의 실기형·사례형 문제들을 탑재하는 동시에 풍부한 해설을 통해 체계적이고, 논리적 학습이 가능하도록 편집하였다.

본 교재는 학생들의 이해도를 높이기 위해 구체적이고, 보다 체계적인 해설과 매뉴얼을 제공하고 있으며, 실전 문제와 같은 문제들을 통해 국시 및 임상대비 능력을 극대화하고자 하였다. 국시에 필요한 전공과목의 체계적인 정리는 학생들 스스로 학습이 가능하도록 하였으며, 출제 비중이 높은 이론과 실기, 그에 따른 해설을 통해 학생들의 학습효과를 극대화하여 국가시험에 대한 자신감을 높여주고자 한다.

작업치료사 국가시험을 준비하는 모든 학생들에게 등대와 같은 교재가 되기를 희망하며…

2024년 4월

작업치료 국시연구회

2024 OCCUPATIONAL THERAPY

CONTENTS

2024 OCCUPATIONAL THERAPY

OCCUPATIONAL THERAPY

1

C·H·A·P·T·E·R

아동작업치료의 개관

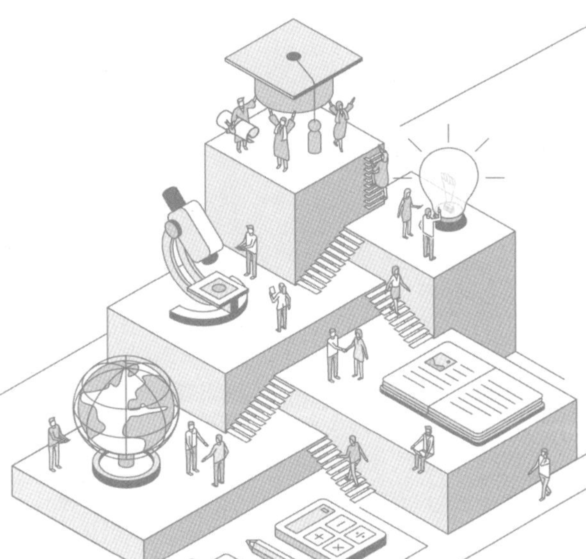

예·상·문·제·풀·이

01

다음 사례의 활동들에 사용된 주된 접근법은?

- 스위치가 있는 장난감을 사용하면 쉽게 놀이에 참여할 수 있다
- 큰 손잡이가 있는 퍼즐 조각으로 수행하면 보다 쉽게 성공하게 된다
- 자석이 부착된 장난감을 제공하면 보다 쉽게 맞출 수 있다

1) 치료적 접근법
2) 발달적 접근법
3) 보상적 접근법
4) 생역학적 접근법
5) 신경발달적 접근법

02

10세의 남아는 상지 ROM에 제한이 있으며, 용기뚜껑을 여는 데 어려움이 있다. 그래서 작업치료사 굵은 손잡이 스푼을 제공하였다면 사용된 추론의 종류는 무엇인가?

1) 윤리적 추론(ethical reasoning)
2) 서술적 추론(narrative reasoning)
3) 과학적 추론(scientific reasoning)
4) 상황적 추론(pragmatic reasoning)
5) 상호작용적 추론(interactive reasoning)

문제해설

01 보상적 접근법

- 작업치료사의 적응 활동(adapting activities) 또는 AT(Assistive Technology) 제공
  - 아동의 수행지연 또는 수행결핍을 돕기 위해
- 놀이 활동을 위한 적응기술의 예
  - 스위치 놀이 장난감(switch toy)
  - 전동형 장난감(battery powered toys)
  - 큰 손잡이가 있는 퍼즐 조각
  - 자석을 이용한 놀이 : 잘 맞춰짐
  - 그림그리기 놀이대신 스티커 사용
    - ADL에 적용되는 적응 기술(adapted technique)
  - low technology의 예
    - 수저의 손잡이 확대(built-up handles on utensil)
    - 무거운 컵(weighted cup)
    - 탄성 있는 신발 끈(elastic shoelace)
  - High Technology의 예
    - 이동 도구, 지역사회의 기능적 이동 도구, 의사소통 도구, 전동 휠체어 등

답 3)

02 과학적 추론은 진단적 추론이며, 절차적 추론이다. 과학적 추론을 통해 아동의 문제에 대해 보상적/적응적 접근을 사용하였다.

답 3)

03

치료사 A씨는 아동과의 신뢰를 구축하기 위해 바닥에 내려 앉아 눈높이를 맞추고 부드럽고 유쾌한 음성으로 아동과의 대화를 시도하고 있다. K씨의 접근법으로 가장 잘 정의한 용어는?

1) backward chaining
2) just right challenge
3) top down approach
4) therapeutic use of self
5) evidence based approach

04

다음 설명에 내포된 임상적 추론의 종류는?

- '갑'은 상지 ROM의 제한으로 인해 기구 쥐기 및 용기 열기에 어려움을 지닌 아동이다
- '을'은 운동실조(dyspraxia)로 인해 글씨쓰기의 어려움(poor hard writing)을 지닌 아동이다

1) 윤리적 추론(ethical reasoning)
2) 서술적 추론(narrative reasoning)
3) 과학적 추론(scientific reasoning)
4) 상황적 추론(conditional reasoning)
5) 상호작용적 추론(interactive reasoning)

05

다음 질문과 가장 관계 깊은 추론은?

- 장애가 수행에 어떤 영향을 미치는가?
- 어떤 치료가 수행을 증진시킬 수 있는가?
- 더 높은 단계의 기능을 위해 어떤 활동이 적절한가?

1) 과학적 추론
2) 서술적 추론
3) 윤리적 추론
4) 상황적 추론
5) 상호적 추론

문제해설

03 therapeutic use of self

치료적 도구로 자신을 이용하여 아동과의 신뢰구축 및 공감대를 형성하는 치료의 기본 개념을 의미한다.

답 4)

04 과학적 추론(scientific reasoning)

- 진단적 추론, 절차적 추론

예) Aron은 상지 ROM에 제한과 기구 쥐기 및 용기열기의 어려움을 가진 아동
 - 과학적 추론 사용 : 작업치료사는 보상적/적응적 접근을 선택

예) 운동실조(dyspraxia), 글씨쓰기의 어려움(poor hard writing)을 지닌 아동
 - 과학적 추론 사용 : 작업치료사는 기능적 수행 증진을 위해 치료접근법 선택

답 3)

05 해설내용 참조

답 1)

06

치료사 K씨는 자신의 환자에게 무슨 사연이 있는지, 가족의 우선순위는 무엇인지, 가족의 관심은 무엇인지를 고려해 치료계획을 세우고 있다. K씨가 사용하고 있는 추론은?

1) 상황적 추론
2) 서술적 추론
3) 상호적 추론
4) 과학적 추론
5) 윤리적 추론

07

뇌성마비 아동의 치료적 중재를 위해 작업치료사는 다음과 같은 추론(reasoning)을 하였다. 어떤 종류의 추론인가?

- 이 아동을 위해 어떤 평가도구를 사용해야 할까?
- 이 아동의 장애가 기능적 수행에 어떤 영향을 미칠까?
- 어떤 치료적 중재를 이용해 아동의 발달과 기능을 촉진할까?

1) 윤리적(ethical)
2) 서술적(narrative)
3) 과학적(scientific)
4) 상호적(interactive)
5) 상황적(conditional)

08

뇌성마비 진단을 받은 9세 남아의 가족에게 학업은 가장 중요한 작업이 되고, 글씨쓰기 기술은 우선적 성취 과제이다. 이 아동의 부모는 아동의 미래를 위해 책읽기 및 글씨쓰기 활동을 그 어떤 작업보다 중요하게 생각한다. 이러한 정보를 사용했다면, 치료사가 사용한 임상적 추론은?

1) 과학적 추론
2) 서술적 추론
3) 윤리적 추론
4) 상황적 추론
5) 상호적 추론

문제해설

06 해설내용 참조

답 2)

07 해설내용 참조

답 3)

08 해설내용 참조

답 2)

09

치료사는 편마비 아동을 위해 NDT치료를 수행하였으며, 구강의 긴장 조절을 위해 Rood 접근법을 사용하였다. 치료사가 사용한 추론은?

1) 과학적 추론　　2) 윤리적 추론
3) 서술적 추론　　4) 상호적 추론
5) 상황적 추론

10

환자 가족의 관심과 우선순위를 고려해 치료 내용을 구성했다면 어떤 추론인가?

1) 환경적 추론　　2) 과학적 추론
3) 서술적 추론　　4) 상황적 추론
5) 윤리적 추론

문제해설

09 해설내용 참조

답 1)

10 해설내용 참조

답 3)

임상적 추론(Clinical Reasoning)

Explanation

※ 임상적 추론의 종류(type of clinical reasoning)

종류	추론 내용
과학적/절차적/진단적 (scientific) 추론	• 장애가 수행에 어떤 영향을 미치는지? • 주어진 상황에 어떤 평가도구가 사용되어야 하는지? • 치료 향상을 위해 어떤 작업모델(practice model)을 사용해야 하는지? • 어떤 중재전략이 수행을 향상시킬 것인지? • 더 높은 단계의 기능을 촉진하기 위해 어떤 활동을 제공할 것인지? • 무엇이 발달적으로 적절한지? 무엇이 환자들에게 기능적인지?
서술적 (narrative) 추론	• 환자에게 무슨 사연이 있는지? • 가족의 우선순위는 무엇인지? • 어떤 가족 구성원(자원)을 활용할 수 있는지? • 가족의 관심은 무엇인지? • 문화적 고려사항은 무엇인지? • 일상과 환경에서 어떤 치료에 중심을 두어야 하는지?

(계속)

종류	추론 내용
프라그마틱 (pragmatic) 추론	• 치료적 이슈가 작업치료에 어떤 영향을 주는지? • 어떤 자원의 활용이 가능한지? • 어디에서 작업치료는 서비스를 받을 수 있는지? • 치료를 위한 시간 사용에 어떤 제한이 있는지? • 치료 서비스를 위한 공간은 이용 가능한지?
상호적 (interactive) 추론	• 아동과 가족이 어떻게 상호작용하는지? • 아동과 가족에게 무엇이 중요한지? • 아동이 무엇에 관심이 있으며, 무엇을 즐거워하는지? • 아동이 좋아하는 활동은 무엇인지? • 어떤 감각 시스템이 상호작용에 주로 사용되는지? • 어떻게 하면 아동과 관계가 형성되는지?
윤리적 (ethical) 추론	• 흥미로운 경쟁을 제공하는 상황에서 무엇이 윤리적 행동인지? • 무엇이 아이에게 이익이 되며, 해가 되는지? • 이익을 위해 위험을 감수할 수 있는지? • 자원이 제한될 때 어떻게 그 서비스를 해결할 수 있는지? • 불공정하고, 바람직하지 못한 상황(situation)을 관찰하게 되었을 때 어떤 행동을 취할 것인지?
상황적 (conditional) 추론	• 무엇이 장기적인 비전인지? • 기대할 수 있는 결과는 무엇인가? • 가족들이 기대하는 결과는 무엇인지? • 주어진 자원이나 환경이 아이에게 가용한지? • 어떤 것들이 성취될 수 있는지? • 어떤 치료가 가족과 아이의 꿈을 이루는 데 도움이 될 수 있는지?

11

다음 중 과학적 추론에 대한 설명은?

1) 무엇이 장기적인 비전인가?
2) 문화적 고려사항은 무엇인가?
3) 아동이 좋아하는 활동은 무엇인가?
4) 무엇이 아동에게 이익이 되며, 해가 되는가?
5) 치료향상에 어떤 작업 모델을 사용해야 하는가?

문제해설

11 1) 상황적 추론
2) 서술적 추론
3) 상호적 추론
4) 윤리적 추론

답 5)

12

아동의 치료 참여 시 내적욕구(inner drive)를 유발하는 사례로 옳은 것은?

1) 수동적 참여가 가장 중요하다
2) 아동의 상상을 끌어내는 활동은 피한다
3) 치료 환경은 아동이 약간 긴장하도록 만들어 준다
4) 활동을 더 오랜 시간 지속할 수 있도록 아동을 도와야 한다
5) 지금 할 수 있는 수준보다는 좀 더 높은 수준의 활동을 사용한다

13

소운동 문제로 그림을 그리는 것이 어려운 아동에게 '보상적 접근'을 사용하고자 한다. 그 방법으로 타당한 것은?

1) 적목 쌓기
2) 공 주고 받기
3) 볼링핀 쓰러뜨리기
4) 거울에 면도크림 바르기
5) 그림 그리기 대신 동물 스티커 이용하기

문제해설

12 내적욕구(inner drive)의 유발

- 어려운 활동을 아동이 보다 더 오랜 시간동안 노력할 수 있도록 도움
- 아동의 흥미와 상상을 끌어내는 것이 중요함
- 능동적 참여가 중요함
- 지금 할 수 있는 수준의 활동(just the right level)을 사용함
- 안정감 있고 편안하도록 만들어줌

답 4)

13 보상적 접근(compensatory approach)

- 적응된 방법이나 기술을 사용하여 활동을 성취하는 접근법
- 놀이 활동을 위한 적응기술의 예
  - 스위치 놀이 장난감(switch toy)
  - 전동형 장난감(battery powered toys)
  - 큰 손잡이가 있는 퍼즐 조각
  - 자석을 이용한 놀이 : 잘 맞춰짐
  - 그림그리기 놀이대신 스티커 사용
    - ◦ ADL에 적용되는 적응 기술(adapted technique)

답 5)

활동의 적응(Adapting activities)

Explanation

1. 보상적 전략(compensatory strategies)

1) 작업치료사의 적응 활동(adapting activities) 또는 AT(Assistive Technology) 제공
   - 아동의 수행지연 또는 수행결핍을 돕기 위해
2) 보상적 접근(compensatory approach)
   (1) 적응된 방법이나 기술을 사용하여 활동을 성취하는 접근법
   (2) 놀이 활동을 위한 적응기술의 예
      ① 스위치 놀이 장난감(switch toy)
      ② 전동형 장난감(battery powered toys)
      ③ 큰 손잡이가 있는 퍼즐 조각
      ④ 자석을 이용한 놀이 : 잘 맞춰짐

⑤ 그림그리기 놀이 대신 스티커 사용
- ADL에 적용되는 적응 기술(adapted technique)

⑥ low technology의 예
- 수저의 손잡이 확대(built-up handles on utensil)
- 무거운 컵(weighted cup)
- 탄성 있는 신발 끈(elastic shoelace)

⑦ High Technology의 예
- 이동 도구, 지역사회의 기능적 이동 도구, 의사소통 도구, 전동 휠체어 등

2. 동시에 존재하는 발달적 목표 및 기능적 목표

1) 성장과 발달의 균형에 적합해야 함
2) 아동에게 있어서 AT(Assistive Technology)
   (1) 발달의 지연을 보상하는데 사용함
   (2) 목표가 되는 수행영역의 발달을 촉진시킬 수 있어야 함
3) 작업치료사
   (1) 아동을 기능적 및 사회적 활동에 충분히 참여할 수 있도록 유도함
   (2) 특정 작업 영역과 관련된 기술의 발달을 향상시킴
   예) 신체적 장애로 운동의 장애를 지닌 아동
   (3) 치료사는 놀이로써 컴퓨터 게임을 사용함
   (4) 읽기 기술 촉진을 위한 책 읽기 시뮬레이션
   (5) 확대된 키보드의 사용을 통한 컴퓨터 사용 기술을 촉진함

3. 보상적 전략의 사용을 지지할 부모에 대한 교육

1) 보조 장치의 적용 시 부모, 보호자, 교사 교육이 필요함
   (1) 어떻게 사용할 것인지를 교육함
   (2) 어떻게 적응시키고 수정하는지를 교육함
   (3) 기계 고장 시 수리하는 방법을 교육함

14

아동 치료사의 임상적 추론 내용이다. 어떤 종류의 추론인가?

- 아동과 아동의 가족에게 무엇이 중요한가에 대한 추론
- 아동은 무엇에 관심이 있으며, 무엇을 즐거워하는지에 대한 추론

1) 윤리적 추론(ethical reasoning)
2) 서술적 추론(narrative reasoning)
3) 과학적 추론(scientific reasoning)
4) 상황적 추론(pragmatic reasoning)
5) 상호작용적 추론(interactive reasoning)

문제해설

14 해설내용 참조

답 5)

임상적 추론의 내용(type of clinical reasoning)

Explanation

과학적/절차적/진단적 (scientific) 추론	• 장애가 수행에 어떤 영향을 미치는지? • 주어진 상황에 어떤 평가도구가 사용되어야 하는지? • 치료 향상을 위해 어떤 작업모델(practice model)을 사용해야 하는지? • 어떤 중재전략이 수행을 향상시킬 것인지? • 더 높은 단계의 기능을 촉진하기 위해 어떤 활동을 제공할 것인지? • 무엇이 발달적으로 적절한지? 무엇이 환자들에게 기능적인지?
서술적 (narrative) 추론	• 환자에게 무슨 사연이 있는지? • 가족의 우선순위는 무엇인지? • 어떤 가족 구성원(자원)을 활용할 수 있는지? • 가족의 관심은 무엇인지? • 문화적 고려사항은 무엇인지? • 일상과 환경에서 어떤 치료에 중심을 두어야 하는지?
윤리적 (ethical) 추론	• 흥미로운 경쟁을 제공하는 상황에서 무엇이 윤리적 행동인지? • 무엇이 아이에게 이익이 되며, 해가 되는지? • 이익을 위해 위험을 감수할 수 있는지? • 자원이 제한될 때 어떻게 그 서비스를 해결할 수 있는지? • 불공정하고, 바람직하지 못한 상황(situation)을 관찰하게 되었을 때 어떤 행동을 취할 것인지?
상황적 (conditional) 추론	• 무엇이 장기적인 비전인지? • 기대할 수 있는 결과는 무엇인가? • 가족들이 기대하는 결과는 무엇인지? • 주어진 자원이나 환경이 아이에게 가용한지? • 어떤 것들이 성취될 수 있는지? • 어떤 치료가 가족과 아이의 꿈을 이루는 데 도움이 될 수 있는지?

15

학교 작업치료사가 부모, 교사, 학생을 지도할 때의 중재 내용으로 가장 타당한 사례는?

1) 아동의 수행에 대해 부모의 보조를 요구하지 않는다
2) 작업치료 서비스에 대해 전반적인 소개를 한다
3) 대상 아동과 함께하는 어른들의 상담은 피하는 것이 좋다
4) 대상 아동의 학습방법과 보조도구는 교사가 결정한다
5) 어떻게 아동과 함께 활동을 할 수 있는지에 대한 정보는 제공하지 않는 것이 바람직하다

문제해설

15 해설내용 참조

답 2)

보호자와 교사에 대한 교육 및 상담

Explanation

1. 아동은 훈련(연습)을 통해서 기술을 습득할 수 있음
2. 치료과정에서 습득된 아동의 높은 수준의 반응
   • 자연스러운 환경에서 연습되고 강화되어야 함
3. 아동의 수행에 어른들의 보조와 큐가 요구됨
   예 1 • 치료사는 slant board을 제공함
   • 기립자세(up right posture) 촉진을 도움
   • 손목의 폄(extension)과 쥐기 패턴을 향상시킴
   – 손목의 폄은 경사면에서 글씨쓰기 시 요구됨
   예 2 • 'eye tracking'을 유도할 경우
   – 일반 재질의 면보다 투명한 유리를 제공함
   예 3 • 유치원에서 비활동적인(정적인) 시간에 이탈하는 4세의 남아
   – 치료사는 무거운 조끼를 제공하여 압력(pressure)을 제공함
4. 아이와 함께하는 어른들과의 상담이 필수적임
   1) 교사, 부모, 보조원 등
   2) 상담은 보다 높은 단계 수행을 위해 아동에게 필요한 큐와 촉진의 종류, 지지의 단계 등에 대한 대화를 포함함
      • 치료사에게 매우 도움이 됨
   3) 치료사는 어떻게 아동과 함께 활동을 수행해야 하는지에 대한 정보를 제공함
      • 학습의 스타일과 학습 우선순위 등을 수정할 수 있음

16

다음 중 아동 작업치료사의 주요 관심 영역으로 가장 거리가 먼 것은?

1) ADL
2) IADL
3) 일(work)
4) 놀이(play)
5) 학교(school)

17

아동을 치료할 때 사용하는 '지금 당장 도전할 수 있는(just right challenge) 활동'의 정의로 옳은 것은?

1) 쉽게 성취하는 활동을 의미한다
2) 미래에 가능한 활동을 의미한다
3) 도전하기 어려운 활동을 의미한다
4) 난이도가 증가된 활동을 의미한다
5) 과거에 가능했던 활동을 의미한다

문제해설

16 아동작업치료사의 관심 영역

- 놀이(play)
- ADL
- IADL
- 학교(school)

답 3)

17 해설내용 참조

답 4)

아동이 지금 막 도전할 수 있는(Just right challenge) 활동의 내용

Explanation

1. 치료사는 수용 가능성이 높은 활동을 선택해야 함
   - 아동의 수행에 기초해 난이도를 신중히 높이거나 낮춰줌
2. 아동의 내적 변화를 촉진하기 위해 활동은 반드시 도전적이며, 어느 정도의 스트레스가 있어야 함
   - 스트레스는 상위수준의 반응을 유도하기 위한 필수조건이 됨
3. 치료사는 아동이 더 높은 단계의 성공을 뒤로하기 위해 아동의 행동을 촉진하며 지지함
   1) 아동의 수행성공에 기초하여 피드백을 제공함
   2) 보다 많은(또는 보다 적은) 난이도를 제공함
4. 활동에 필요한 인지(cognitive), 감각(sensory), 운동(motor), 지각(perceptual), 사회 요소는 보다 쉽거나 어렵게 구성할 수 있음
5. 아동의 반응에 대한 평가를 통해 지금 '도전할 수 있는 적절한 수준의 활동'을 제공함

18

장애전담보육시설에서 근무하고 있는 작업치료사 A씨는 언어치료사가 없는 치료환경으로 인해 구음장애를 지닌 아동들의 언어훈련을 실시하고 있다. 재활병동에 근무하는 작업치료사 B씨는 전문의를 중심으로 특정 환자에 대한 정보들을 팀원들과 공유하며, 작업치료 업무에만 종사하고 있다. A씨와 B씨가 속한 시설에서 사용하고 있는 중재 모델을 바르게 설명한 것은?

1) A씨와 B씨는 모두 'interdisciplinary'팀 모델이다
2) A씨와 B씨는 모두 'multidisciplinary'팀 모델이다
3) A씨는 'multidisciplinary'팀 모델이며, B씨는 'interdisciplinary' 팀 모델이다
4) A씨는 'multidisciplinary'팀 모델이며, B씨는 'transdisciplinary' 팀 모델이다
5) A씨는 'transdisciplinary'팀 모델이며, B씨는 'interdisciplinary' 팀 모델이다

문제해설

18 해설내용 참조

답 5)

팀 상호 모델(Team Interaction Model)

Explanation

1. multidisciplinary team

1) 각각의 전문가들이 고유의 치료분야에서 자신만의 전문성을 발휘함
2) 다른 전문가의 치료적 조망을 잘 이해하며 각자의 역할을 수행함

2. interdisciplinary team

1) 그룹의 협동(synergy)이 요구됨
2) 각 전문가들이 다른 분야의 지식을 가지고 있지만 서로 폭넓은 이해를 가짐
3) 이 팀은 보다 융통성이 높고 공평함

3. Transdisciplinary team

1) 고유의 치료분야를 넘어 타 분야의 역할을 수행하는 팀
2) 한 전문가가 여러 분야의 업무를 수행할 수 있음

19

아동작업치료의 치료전략 중 적응(adaptation)에 대한 사례로 타당한 것은?

1) 활동을 등급화했다
2) 아동이 '지금 바로 수행 가능한 활동'을 제공했다
3) 타 기관의 전문가에게 보다 효과적인 치료를 의뢰했다
4) 아동의 환경 내에 있는 어른들과 환경수정에 대해 논의했다
5) 손의 협응력 저하를 보상하기 위해 큰 스위치가 있는 전동 장난감을 제공했다

문제해설

19 적응(adaptation)

적응이란 보다 쉬운 수행을 위해 새로운 형태의 방식을 제공하는 것을 말한다.

답 5)

치료적 작업

Explanation

1. 작업(occupation)의 정의

1) 목표 지향적인 시간의 사용, 에너지, 흥미를 말하는 동시에 ADL, 직업과 생산적 활동, 놀이와 여가 활동을 말함
2) 작업의 개념은 작업수행 모델의 수행영역을 포함

2. 치료적 도구로서의 작업(using occupation as means)

1) 새로운 기술의 개발을 위해 작업치료사는 도구로서의 작업(occupation)을 사용함
2) 활동은 아동에게 의미 있고 성공적인 참여가 있는 것을 선택함
   - 일반적으로 활동은 각각의 아동에게 가치 있는 동기와 목표를 가짐

3. 작업 사용의 사례

1) **뇌졸중 환자의 작업 수행 향상**
   (1) 일상생활에서의 독립성 증진
   (2) ADL 관련 보상 방법을 교육, 한 손(one hand) 테크닉을 교육
2) **아동의 작업 수행 향상**
   (1) 관심 영역 : 놀이(play), ADL, IADL, 학교(school)
   (2) 아이에게 어떤 것이 중요한 의미가 있는지 알 수 있음
   (3) 의미 있는 경험을 만들어내기 위해 정보(story)를 사용함
      ① 아이와 가족에게 가치 있음
      ② 아동의 주의를 끌기 위해 사용
         예 배를 타고 낚시 가는 것을 좋아하는 아동(rocking boat를 통해 동기 유발)

2

C·H·A·P·T·E·R

팀 구성 및 기초 이론

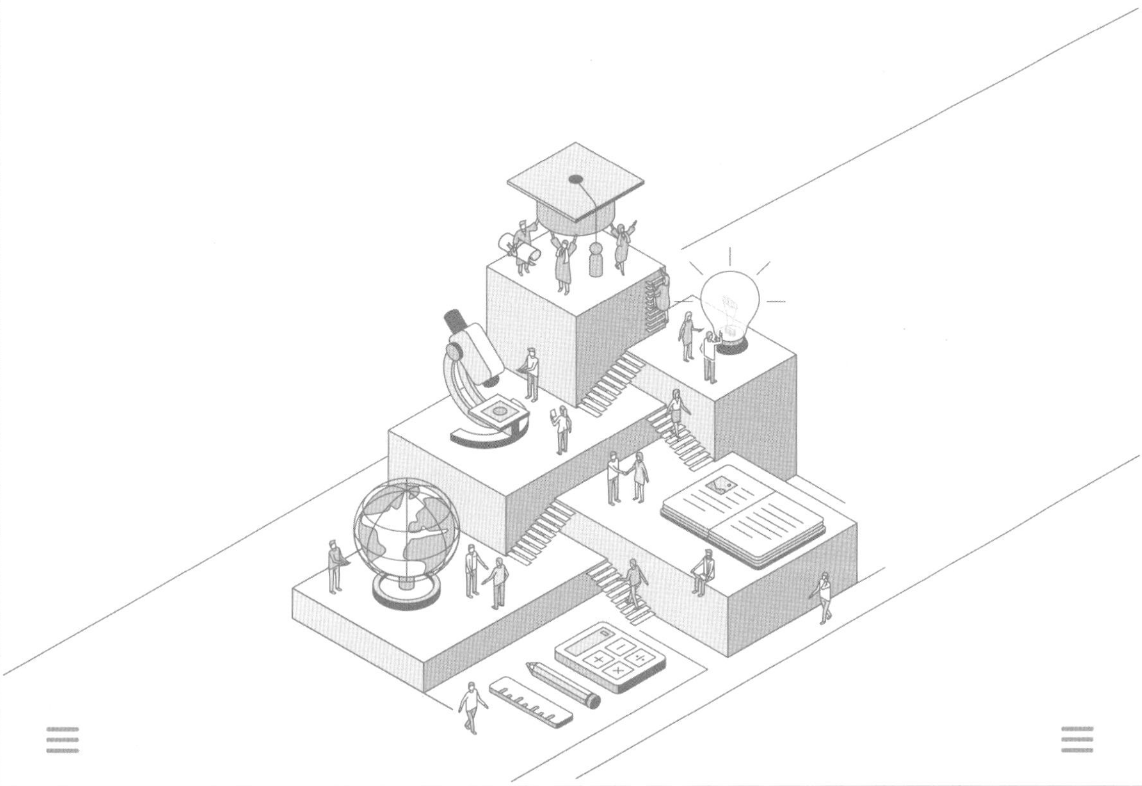

예·상·문·제·풀·이

01

'규칙을 잘 지켜서 선생님께 칭찬을 받아야지'라고 생각하는 아이의 도덕적 발달단계로 옳은 것은?

1) 벌과 복종 지향
2) 사회 계약 지향
3) 보편 원리 지향
4) 법과 질서 지향
5) 대인관계조화 지향

02

구순기의 본능적 욕구는 입으로 빠는 행동이며, 이 시기의 아동은 매우 수용적(receptive)이며 대상에 대한 개념이 없어 자기애(narcissism)가 특징이라고 주장하는 인물과 이론은?

1) 콜버그의 윤리발달
2) 피아제의 인지발달
3) 마스로우의 욕구발달
4) 에릭슨의 사회심리발달
5) 프로이드의 정신성적발달

문제해설

01
- 벌과 복종 지향 – 벌 받지 않기위해 질서를 지켜야한다.
- 사회 계약 지향 – 다른 사람들에게 피해를 주지 말아야 한다.
- 보편 원리 지향 – 양심이 있으니 다른 사람들에게 피해를 주지 말아야 한다.
- 법과 질서 지향 – 규칙이니까 지켜야 한다.

답 5)

02

나이	Freud 심리성적발달
출생~1.5세	• 구순기(출생~1.5세) – 수용적, 자기애 – 고착된 성격 → 의존성 → 자기중심, 미숙 → 수동성 – 공격성 → 깨무는 것
1.5~4세	• 항문기(1.5~4세) – 통제
1.5~4세	– 방출적 행동 – 자율성에 따른 – 칭찬과 징벌이 중요 – 고착된 성격(강박성, 완벽성, 죄책감, 가학적 및 피학적 성격)
4~7세	• 남근기(4~7세) – 동일시(동성부모) – 경쟁적 – 히스테리성 성격 – oedipus complex – electra complex
7~12세	• 잠재기(7~12세)
12~18세	• 사춘기(12~18세)

답 5)

03

프로이드의 이론에 의하면 이 시기는 통제의 시기이며, 칭찬과 징벌이 중요한 요소가 된다고 한다. 한편 에릭슨은 이 시기의 과제가 '자율성 대 수치심'이라고 하였다. 이 시기는 무엇인가?

1) 구순기
2) 항문기
3) 남근기
4) 잠재기
5) 청소년기

04

남자 아이가 아버지에 대해 적대감을 보이고 어머니를 소유하려 한다. 프로이드의 어떤 발달단계에 대한 이론인가?

1) 구강기
2) 항문기
3) 남근기
4) 잠재기
5) 사춘기

문제해설

03 해설내용 참조

답 2)

04 해설내용 참조

답 3)

프로이드의 심리발달

Explanation

1. 프로이드

1) 정신성적 발달(psychosexual development)을 제시함
2) Freud는 성적 본능의 발현의 양상에 따라 정신성적 발달이라는 다섯 단계의 발달과정을 제시함

2. 정신성적 발달 단계

1) **구순기**(oral stage)
   (1) 출생부터 1.5세 정도까지의 시기
   (2) 본능적 욕구로서 입으로 빠는 행동
      • 먹는 데 쾌감을 느끼는 시기
   (3) 수용적(receptive)이며 대상(object)에 대한 개념이 없어 자기애(narcissism)가 특징적
      예) 손가락 빨기 등

(4) 고착(fixation)된 성격형태

① 구순적 성격(oral personality)이라 함

- 의존성, 자기중심, 미숙, 수동성, 먹거나 마시기(알코올중독 등)를 말함

(5) 공격성 : > 깨무는 것

2) 항문기(anal stage)

(1) 1.5~4세 시기

(2) 본능적 욕구

① 배변, 배뇨행동이 주된 관심이 됨

- 쾌감의 근원이 됨

(3) 자신의 신체근육(특히 배변시의 괄약근)의 조종과 통제가 중요한 행동요소임

① 칭찬과 징벌은 중요한 결정인자가 됨

② 자기통제에 대한 자율성이 형성됨

(4) 잘못될 경우 항문기적 성격이 나타남

- 강박성, 완벽성, 죄책감, 가학적 및 피학적 성격, 또는 양가성이 발생함

(5) 공격성

- 과도한 방출적 행동화(acting-out) 또는 극단적 보존의 형태로 나타남

3) 남근기(phallic stage)

(1) 4~7세의 시기

(2) 본능적 욕구

① 성기가 주된 관심 또는 쾌락의 근거가 됨

② 남자아이들은 자신의 성기를 힘과 우월성의 상징으로 봄

③ 여자아이는 그것이 없다는 점에서 남근선망(penis envy)과 더불어 열등감을 가짐

(3) 대상관계

① 자신과 부모의 삼각관계

② 아들은 어머니에 대해 성적 관심을 가지고 독차지하려 함

- 아버지에 대해 적대감과 더불어 제거하고 싶다는 욕구를 가짐
- 이를 'Oedipus complex'라 함

③ 여자아이의 경우 아버지와 가까이 하고 어머니를 적대하는 행동을 보임

- 이를 'Electra complex'라 함

④ 점차 아이들은 욕망과 적대행동에 대해 죄책감을 느끼게 됨

- 남자아이는 아버지의 징벌에 대해 거세공포(castration fear)를 가짐

(4) 관련된 성격 특성

- 경쟁적, 히스테리성 등

(5) 갈등의 해소

① 갈등들은 차차 욕구를 포기하고 동성의 부모를 닮으면서 해소됨

- 동일시(identification)과정

② 부모의 규범과 그가 속한 사회의 규범을 내재화하면서 자아와 초자아가 발전함

4) **잠재기**(latency)

(1) 7～12세 시기

(2) 본능적 욕구

- 이성에 대한 관심이 줄어들고 동성의 아이들과 어울리게 됨

(3) 동무관계(peer relationship)

- 사회관계의 발전에 중요한 기초가 됨

5) **사춘기**(adolescence)

(1) 12～18세 시기

(2) 'true genital stage'라고도 함

① 신체적 발달과 더불어 성인과 같은 성기에 관심이 집중됨

② 성적 욕구가 쾌락의 근거가 되는 시기

05

다음 설명은 에릭슨(Erik Erikson)의 심리사회 발달의 한 시기이다. 이 시기에 성취해야 하는 주요 과제는?

- 신체적 자유와 호기심 충족이 이루어져야 한다
- 친구들과 놀이를 통해 교제하는 방법을 배운다
- 공격적 공상들이 적절히 다루어진다면 주도성과 야심이 발달된다

1) 신뢰
2) 자율성
3) 주도성
4) 근면성
5) 생산성

06

마슬로우(Maslow)의 욕구 단계에서 가장 상위의 욕구는?

1) 수면에 대한 욕구
2) 사랑에 대한 욕구
3) 안정성에 대한 욕구
4) 개인적 목표를 성취하는 욕구
5) 다른 사람들로부터 인정받는 욕구

문제해설

05 에릭슨의 남근기

- 3세에서 5세까지
- 발달과제
  - 주도성(initiative)의 성취
    주도성의 발달정도는 아이들에게 얼마나 많은 신체적 자유가 주어지고 그의 지적호기심이 얼마나 많은 만족되는가에 달려 있음
- 이 단계의 말기에는 신체적으로 활발하게 움직일 수 있어 친구들과 놀이를 통해 교제하는 방법을 배움
- 공격적 공상들이 적절히 다루어진다면 주도성과 야심이 잘 발전됨
  - 공격적 공상이나 충동의 표현에 대한 지나친 징벌이나 비난은 죄의식(guilt)을 느끼게 함

답 3)

06 생리적 욕구－안정성 욕구－사랑과 소속에 대한 욕구－자아존중감 욕구－자아실현 욕구

답 4)

07

에릭슨의 발달단계 중 중년기의 과제에 해당하는 것은?

1) 자율성 대 수치와 의심
2) 친밀성 대 고립
3) 생산성 대 정체
4) 진취성 대 죄책감
5) 근면성 대 열등감

08

다음 내용과 가장 관계 깊은 이론가는?

> • 실험방법
> 먹이통과 연결되어 있는 지렛대와 먹이 접시를 설치한 후 비둘기가 우연히 지렛대를 누르게 되면 먹이가 나오도록 한다
> • 결론
> 긍정적 강화와 부정적 강화를 통해 특정 행동의 횟수를 감소/증가시킬 수 있다

1) 스키너(Skinner)
2) 프로이드(Freud)
3) 파블로프(Pavlov)
4) 마슬로우(Maslow)
5) 숀다이크(Thorndike)

문제해설

07
• 구순기 : 신뢰/불신
• 항문기 : 자율성/수치, 의심
• 남근기 : 진취성/죄책감
• 잠재기 : 근면성/열등감
• 사춘기 : 정체성/역할혼동
• 청년기 : 친밀성/고립
• 중년기 : 생산성/정체
• 노년기 : 통합/절망

답 3)

08 해설내용 참조

답 1)

스키너의 조작적 조건화

Explanation

Skinner의 조작적 조건화	• 실험 방법 – 먹이통과 연결되어 있는 지렛대와 먹이 접시가 장치된 스키너상자 – 상자에 넣어진 쥐는 이리저리 돌아다니며 탐색하기도 하고 바닥을 긁기도 함 – 우연히 지렛대를 누르게 되고 먹이 접시에 먹이가 나와 먹이를 먹게 됨 – 결과가 여러 번 계속되고 지렛대 누르기와 먹이와의 관계를 점차 학습하게 됨 • 조작적 조건화 개념 – 긍정적 강화 → 강화가 수반되는 행동은 앞으로 반복되어질 경향이 있음 – 부정적 강화 → 반응빈도를 감소시키는 것 → 문제행동을 감소시키는 방법 예 : 나쁜 행동을 하였을 때 벌을 주거나 청소를 시킴

09

프로이드의 성격구조 이론에서 자아(ego)에 대한 설명으로 옳은 것은?

1) 방어기제를 사용한다
2) 개인의 양심이나 도덕심이다
3) 쾌락원칙에 따라 행동하게 만든다
4) 개체의 존속을 위한 생물학적 욕구로 구성된다
5) 노력을 해도 잘 떠오르지 않는 정신경험 내용이다

10

에릭슨과 프로이드의 항문기 설명할 수 있는 공통 용어로 적절한 것은?

1) 의존성
2) 자율성
3) 근면성
4) 성정체성
5) 오디프스 콤플렉스

문제해설

09 2) 초자아에 대한 설명이다.
3) 원초아에 대한 설명이다.
4) 원초아에 대한 설명이다.
5) 무의식에 대한 설명이다.

답 1)

10 해설내용 참조

답 2)

항문기

Explanation

1. 프로이드의 항문기

1) 1.5～4세 시기
2) 본능적 욕구
   - 배변, 배뇨행동이 주된 관심 : 쾌감의 근원이 됨
3) 자신의 신체근육(특히 배변시의 괄약근)의 조종과 통제가 중요한 행동요소임
   - 칭찬과 징벌은 중요한 결정인자가 됨
   - 자기통제에 대한 자율성이 형성됨
4) 잘못될 경우 항문기적 성격이 나타남
   - 강박성, 완벽성, 죄책감, 가학적 및 피학적 성격, 또는 양가성이 발생
5) 공격성
   - 과도한 방출적 행동화(acting-out) 또는 극단적 보존의 형태로 나타남

2. 에릭순의 항문기

1) 약 1세에서 3세까지
2) 발달과제
   - 자율성(autonomy)의 성취 : 부모가 아이를 자율적으로 기능하도록 적절히 도와줌

11

정상발달을 보이고 있는 만 8세의 아동은 삼단논법과 같은 논리적 사고가 가능하며, 아침 일찍 일어나 학교에 지각하지 않는다. 교통신호를 잘 준수하며, 얼음이 녹으면 물이 되는 사물간의 관계도 이해할 수 있다. 이 아동과 가장 관계 깊은 이론과 발달 단계는?

1) 피아제의 인지발달 이론이며, 전조작 단계이다
2) 피아제의 인지발달 이론이며, 구체적조작 단계이다
3) 피아제의 사회심리발달 이론이며, 남근기 단계이다
4) 피아제의 사회심리발달 이론이며, 잠재기 단계이다
5) 피아제의 정신성적발달 이론이며, 잠재기 단계이다

문제해설

11 해설내용 참조

답 2)

피아제의 구체적 조작 단계

Explanation

1. 대상이나 사건을 구체적이고 실제적으로 이해함
   • 지각되는 대로 이해함
2. 자신 밖의 정보에 좀 더 주의를 기울임
   • 비로써 다른 사람의 관점에서 볼 수 있게 되어 자기중심성으로부터 벗어남
3. 제한된 논리적 사고가 가능함
   1) 더 큰 숫자를 다룰 수 있음
   2) 구체적 내지 법칙적이어서 예외를 이해할 줄 모름
   3) 두 개의 전제로 결론을 내리는 논리 방식이 나타남(syllogistic reasoning)
      (1) 말은 포유류다.
      (2) 포유류는 온혈동물이다.
      (3) 그러므로 모든 말은 온혈동물이다.
4. 규칙을 따르며 자신을 통제할 수 있고 자신 스스로 규범을 만들 수도 있음
5. 대상이 모양이나 형태를 달리해도 같은 특징을 간직한다는 것을 이해함
6. 사물간의 관계를 이해함
   1) 다른 형태로 변화했다가 원래 모습으로 돌아오는 것을 이해함(예 물과 얼음)
      • 외부적 사건 간에 관련을 지을 수 있고 대상을 여러 차원에서 분류할 수 있음

12

다음 중 에릭슨의 심리발달에서 발달과제가 '친밀성(intimacy)의 형성'인 단계는?

1) 잠재기
2) 사춘기
3) 남근기
4) 청년기
5) 중년기

13

에릭슨의 사회심리 발달 중 지적 호기심과 성취동기에 의해 움직이며, 인정과 격려가 주어지면 근면성을 획득하고 그렇지 못할 경우 좌절감을 느끼게 되는 단계는?

1) 구강기
2) 항문기
3) 남근기
4) 잠재기
5) 사춘기

문제해설

12 해설내용 참조

답 4)

13 해설내용 참조

답 4)

에릭슨의 심리발달

Explanation

구순기 : 1단계 (신뢰 vs 불신)	• 출생에서 1세까지 • 발달과제 : 기본적 신뢰(basic trust)의 성취 – 어머니(대리자)의 일관된 애정 어린 돌봄은 기본적 신뢰감을 발달시킴 – 과제를 성취하지 못하면 기본적 불신(basic mistrust)이 발전됨
항문기 : 2단계 (자율성 vs 수치심과 의심)	• 약 1세에서 3세까지 • 발달과제 : 자율성(autonomy)의 성취 – 부모가 아이를 자율적으로 기능하도록 적절히 도와줌 → 아이는 자신과 자신의 세계를 통제할 수 있다고 느낌 – 자율적 행동을 부당하게 통제하거나 벌할 경우 → 아이는 수치심(shame)과 의심(doubt)을 느끼게 됨
남근기 : 3단계 (주도성 vs 죄책감)	• 3세에서 5세까지 • 발달과제 : 주도성(initiative)의 성취 – 주도성의 발달정도는 아이들에게 얼마나 많은 신체적 자유가 주어지고 그의 지적 호기심이 얼마나 많이 만족되는가에 달려 있음 • 이 단계의 말기에는 신체적으로 활발하게 움직일 수 있어 친구들과 놀이를 통해 교제하는 방법을 배움 • 공격적 공상들이 적절히 다루어진다면 주도성과 야심이 잘 발전됨 – 공격적 공상이나 충동의 표현에 대한 지나친 징벌이나 비난은 죄의식(guilt)을 느끼게 함

(계속)

잠재기 : 4단계 (근면 vs 열등)	• 6세에서 11세까지 • 학령기에 해당함 • 발달과제 : 성인의 기술들을 습득하고 자기의 과업을 완수할 수 있는 능력인 근면성(industry)을 성취하는 것 – 생산적인 어린이는 성취의 즐거움과 어떤 일을 잘 해내는 자긍심을 배움 – 학교에서의 냉대, 열등하다는 지적, 가정에서의 과보호, 동성 부모와의 불리한 비교 등은 열등감(inferiority)을 발전시킴
사춘기 : 5단계 (정체감 vs 역할혼동)	• 11세에서 청소년기 말까지 • 발달과제 : 정체성(identity)을 발전시키는 것 – 청소년 후기에 들어서면 지금까지의 발달 단계를 통해 얻은 자신에 대한 이해, 사회적 위치, 장래 직업 등을 생각함 – "나는 누구이며, 내 인생의 목적과 의미는 무엇인가?"라고 질문함 → 이로부터 정체성의 확립이 일어나게 됨 – 정체성 확립을 이루지 못한 경우 → 자아감(sense of self)이 결여됨 → 자기위치에 대한 혼동이 특징인 정체성 산만(identity diffusion)이나 역할 혼동으로 괴로워하게 됨 → 정체성의 산만은 성적 정체성(gender identity)의 장애로 나타날 수 있음 → 역할 혼동은 가출, 범죄, 정신병 등의 행동이상으로 나타날 수 있음
청년기 : 6단계 (친밀성 vs 격리)	• 21세에서 40세까지 • 청소년 후기부터 중년기 초기 • 발달과제 : 친밀성(intimacy)의 형성 – 친밀성을 통해 성적관계, 교우관계 및 다른 깊은 교제관계가 가능하게 됨 → 이를 통해 의미 있는 사회활동이 이루어짐 – 친밀성을 이루지 못한 경우 → 자신에만 몰두하게 되고(self-absorption) 사회로부터 소외되고 격리됨
중년기 : 7단계 (생산성 vs 침체성)	• 40세에서 65세까지 • 발달과제 : 생산성(generativity)의 발휘 – 생산성이란 자식을 낳고 성장시키는 일뿐 아니라 가정 밖에서 다음 세대의 지도편달과 사회개선에 관심을 갖고 성공적으로 참여하는 것을 말함 – 차세대의 지도와 사회개선에 자신의 창의성을 발휘하지 못할 경우 → 삶이 정체(stagnation)상태에 빠지게 됨
노년기 : 8단계 (통합 vs 절망)	• 65세 이상 • 발달과제 : 지금까지 생산적으로 살아온 삶의 단계별 성취에 대한 통합성을 느끼는 일 – 자신이 성취한 결과가 차세대에 의해 선용되고 있다는 보람을 느끼면서 만족할 수 있어야 함 – 자신의 삶이 의미 있었다는 확신이 없으면 절망감(despair)을 느끼게 됨

14

Pavlov의 조건 반사의 기초 이론은?

1) 행동주의적 접근법
2) 심리사회적 접근법
3) 인지발달적 접근법
4) 정신분석학적 접근법
5) 사회학습이론적 접근법

문제해설

14 대표적 사례

2) Erikson
3) Piaget
4) Freud의 심리성적 접근법과 Erikson의 심리사회적 접근법
5) Bandura

답 1)

15

다음 설명하는 내용은 무엇을 의미하는가?

- 긍정적인 반응을 통해 발생된다
- 남근기에 형성되는 자신에 대한 개념이다
- 수용적 놀이를 통해 발달한다

1) 초자아
2) 자율성
3) 근면성
4) 나르시즘
5) 자아형성

문제해설

15 해설내용 참조

답 5)

자아형성

Explanation

1. 남근기(phallic stage)

1) **본능적 욕구**
   (1) 성기가 주된 관심 또는 쾌락의 근거가 됨
   (2) 남자아이들은 자신의 성기를 힘과 우월성의 상징으로 봄
   (3) 여자아이는 그것이 없다는 점에서 남근선망(penis envy)과 더불어 열등감을 가짐

2) **대상관계**
   (1) 자신과 부모의 삼각관계
   (2) 아들은 어머니에 대해 성적 관심을 가지고 독차지하려 함
   - 이를 'oedipus complex'라 함

   (3) 여자아이의 경우 아버지와 가까이 하고 어머니를 적대하는 행동을 보임
   - 이를 'electra complex'라 함

   (4) 점차 아이들은 욕망과 적대행동에 대해 죄책감을 느끼게 됨
   - 남자아이는 아버지의 징벌에 대해 거세공포(castration fear)를 가짐

3) **관련된 성격 특성**
   - 경쟁적, 히스테리성 등

4) **갈등의 해소**
   (1) 갈등들은 차차 욕구를 포기하고 동성의 부모를 닮으면서 해소됨
   (2) 부모의 규범과 그가 속한 사회의 규범을 내재화하면서 자아와 초자아가 발전함

2. 자아개념(self concept)

1) **정의**

(1) 자신에 대한 인식과 해석 능력을 말함

(2) 긍정적 자아개념

- 자신의 능력, 재능, 선호도, 성격, 정서, 이상 등에 대한 긍정적인 개념을 가짐

2) **자아개념 형성의 예**

(1) 운동수행(praxis) 능력의 향상으로 자아개념(self-concept) 발달

(2) 특정 활동의 성공적 수행으로 긍정적 자아감 형성

16

만 3세에서 5세까지의 아동은 주도성(initiative) 성취가 주요 과제이다. 주도성의 발달은 아동에게 제공되는 신체적 자유와 지적 호기심의 충족 정도에 달려 있다. 이 이론의 창시자와 발달단계는?

1) 에릭슨, 남근기
2) 에릭슨, 항문기
3) 프로이드, 남근기
4) 프로이드, 항문기
5) 프로이드, 잠재기

17

어머니로부터 떨어지지 않으려 하며, 낯선 사람을 보면 우는 연령층의 정신성 발달과 인지발달의 단계는?

1) 정신성 발달 : 성숙기, 인지발달 : 형식적 조작기
2) 정신성 발달 : 잠복기, 인지발달 : 구체적 조작기
3) 정신성 발달 : 남근기, 인지발달 : 후조작기
4) 정신성 발달 : 항문기, 인지발달 : 전조작기
5) 정신성 발달 : 구강기, 인지발달 : 감각운동기

문제해설

16 **에릭슨의 남근기 : 발달과제는 주도성(initiative)의 성취**

- 주도성의 발달정도는 아이들에게 얼마나 많은 신체적 자유가 주어지고 그의 지적 호기심이 얼마나 많은 만족이 되는가에 달려 있음
- 이 단계의 말기에는 신체적으로 활발하게 움직일 수 있어 친구들과 놀이를 통해 교제하는 방법을 배움
- 공격적 공상들이 적절히 다루어진다면 주도성과 야심이 잘 발전됨
  - 공격적 공상이나 충동의 표현에 대한 지나친 징벌이나 비난은 죄의식(guilt)을 느끼게 함

답 1)

17

- 정신성 발달단계 : 구강기 0~1세, 항문기 1~3세, 남근기 3~6세
- 인지 발달단계 : 감각운동기 0~2세, 전조작기 2~7세, 구체적 조작기 : 7~11세, 형식적 조작기 11세~성인

답 5)

18

걸음마를 시작한 유아가 자유롭게 탐색하고 충분히 경험을 하며 성취감을 느끼는 시기에 부모의 지나친 통제와 혼냄으로 겪게 되는 심리사회적 갈등은?

1) 불신
2) 열등감
3) 수치심
4) 절망감
5) 역할혼돈

문제해설

18 유아기는 세상을 탐색해 나가며 충분히 경험하고 성취감을 느끼며 자율성이 생기는 시기이나 이 때 부모가 지나치게 통제하고 혼내면 수치심과 의심을 갖게 된다.

답 3)

에릭슨(Erik erikson)의 사회심리 발달

Explanation

- 자아는 소아기 뿐 아니라 성인기를 포함하는 전 생애를 통해 발달된다고 주장함
- 정신성적 발달에 따라 사회심리적으로 8단계를 거치면서 발전한다고 주장함 : 단계마다 극복해야 할 갈등과 과제가 있음, 성공적으로 각 단계를 수행하면 다음 단계로 무난하게 성숙해 나감

항문기 : 2단계 (자율성 Vs 수치심과 의심)	• 약 1세에서 3세까지 • 발달과제 : 자율성(autonomy)의 성취 – 부모가 아이를 자율적으로 기능하도록 적절히 도와줌 ◦ 아이는 자신과 자신의 세계를 통제할 수 있다고 느낌 – 자율적 행동을 부당하게 통제하거나 벌할 경우 ◦ 아이는 수치심(shame)과 의심(doubt)을 느끼게 됨
남근기 : 3단계 (주도성 Vs 죄책감)	• 3세에서 5세까지 • 발달과제 : 주도성(initiative)의 성취 – 주도성의 발달정도는 아이들에게 얼마나 많은 신체적 자유가 주어지고 그의 지적 호기심이 얼마나 많이 만족되는가에 달려 있음 • 이 단계의 말기에는 신체적으로 활발하게 움직일 수 있어 친구들과 놀이를 통해 교제하는 방법을 배움 • 공격적 공상들이 적절히 다루어진다면 주도성과 야심이 잘 발전됨 – 공격적 공상이나 충동의 표현에 대한 지나친 징벌이나 비난은 죄의식(guilt)을 느끼게 함

19

프로이드의 정신성적 발달(psychosexual development) 단계 중 구순기에 해당하는 내용은?

1) 본능적 욕구는 배변이다
2) 고착된 성격은 의존성이다
3) 오디프스 콤플렉스가 나타난다
4) 일렉트라 콤플렉스가 나타난다
5) 성정체성이 형성되는 시기이다

20

다음 설명하는 내용은 누구의 이론인가?

<항문기>
- 약 1세에서 3세까지이다
- 발달과제는 자율성(autonomy)의 성취이다
- 이 시기에 부모는 아이가 자율적으로 기능하도록 도와주어야 한다

1) 피아제
2) 에릭슨
3) 프로이드
4) 파블로프
5) 브런스트롬

21

아래 설명에 해당하는 에릭슨의 정신사회적 발달단계의 과제로 타당한 것은?

초등학생들은 기술을 습득하고 공부하는 습관을 획득하면서, 또래와 자신을 비교한다

1) 통합 대 절망
2) 생산성 대 침체
3) 친밀감 대 격리
4) 정체성 대 역할혼돈
5) 근면감 대 열등감

문제해설

19 정신성적 발달(psychosexual development) 단계

- 구순기(oral stage)
  - 출생부터 1.5세 정도까지의 시기
  - 본능적 욕구로서 입으로 빠는 행동
    - 먹는 데 쾌감을 느끼는 시기
  - 수용적(receptive)이며 대상(object)에 대한 개념이 없어 자기애(narcissism)가 특징적인 시기(예, 손가락 빨기 등)
  - 고착(fixation)된 성격
    - '구순기적 성격(oral personality)'이라고 함
    - 의존성, 자기중심적, 미숙함, 수동성, 먹거나 마시기(알코올 중독 등)를 말함
  - 공격성 : 깨무는 것

답 2)

20 에릭슨의 항문기

- 약 1세에서 3세까지
- 발달과제는 자율성(autonomy)의 성취
- 부모는 아이를 자율적으로 기능하도록 적절히 도와주어야 함
  - 아이는 자신과 자신의 세계를 통제할 수 있다고 느낌

답 2)

21
1) 노년기
2) 중년기
3) 초기 성인기
4) 청소년기
5) 6~12세

답 5)

22

다음 설명하는 학습 이론으로 올바른 명칭은?

- 긍정적 강화
  - 강화가 수반되는 행동은 앞으로 반복되어질 경향이 있다
- 부정적 강화
  - 반응빈도를 감소시키는 것
  - 문제행동을 감소시키는 방법

1) 숀다이크의 시행착오설
2) pavlov의 고전적 조건화
3) pavlov의 조작적 조건화
4) Skinner의 고전적 조건화
5) Skinner의 조작적 조건화

23

Skinner의 조작적 조건화에 사용된 긍정적 강화 조건은?

1) 종을 치면 침이 나온다
2) 연습을 많이 하면 강화한다
3) 만족감이 높으면 효과가 높다
4) 개에게 먹이를 주며 종을 친다
5) 지렛대를 누르면 먹이가 나온다

문제해설

22 Skinner의 조작적 조건화

- 실험 방법
  - 먹이통과 연결되어 있는 지렛대와 먹이 접시가 장치된 스키너상자
  - 상자에 넣어진 쥐는 이리저리 돌아다니며 탐색하기도 하고 바닥을 긁기도 함
  - 우연히 지렛대를 누르게 되고 먹이 접시에 먹이가 나와 먹이를 먹게 됨
  - 결과가 여러 번 계속되고 지렛대 누르기와 먹이와의 관계를 점차 학습하게 됨
- 조작적 조건화 개념
  - 긍정적 강화
    → 강화가 수반되는 행동은 앞으로 반복되어질 경향이 있음
  - 부정적 강화
    → 반응빈도를 감소시키는 것
    → 문제행동을 감소시키는 방법
    예) 나쁜 행동을 하였을 때 벌을 주거나 청소를 시킴

답 5)

23 해설내용 참조

답 5)

Explanation: Skinner의 조작적 조건화와 Pavlov의 고전적 조건화

1. Skinner의 조작적 조건화

1) 실험 방법
- 먹이통과 연결되어 있는 지렛대와 먹이 접시가 장치된 스키너상자
- 상자에 넣어진 쥐는 이리저리 돌아다니며 탐색하기도 하고 바닥을 긁기도 함
- 우연히 지렛대를 누르게 되고 먹이 접시에 먹이가 나와 먹이를 먹게 됨
- 결과가 여러 번 계속되고 지렛대 누르기와 먹이와의 관계를 점차 학습하게 됨

2) 조작적 조건화 개념

긍적적 강화	• 강화가 수반되는 행동은 앞으로 반복되어질 경향이 있음
부정적 강화	• 반응빈도를 감소시키는 것 • 문제행동을 감소시키는 방법(예 : 나쁜 행동을 하였을 때 벌을 주거나 청소를 시킴)

2. Pavlov의 고전적 조건화

1) 실험 방법
- 방음장치가 설비된 실험실에서 배고픈 개를 묶어 놓음
- 배고픈 개에게 먹이를 주며 종소리를 제공함
- 중성 자극인 종소리를 들려 준 후 곧바로 무조건 자극인 먹이를 제공하는 것을 반복함
- 개는 종소리만 듣고도 타액을 분비하게 됨

2) 결과
- 개가 종소리만 듣고도 타액을 분비할 때 그 타액은 조건반응이 됨
- 학습은 조건 자극과 조건 반응이 반복적으로 연결됨으로써 발생함

무조건반사 (unconditioned reflex)	• 무조건 자극에 의한 반응 (예 : 입속의 먹이에 대한 침분비 반응)
조건반사 (conditioned reflex)	• 과거의 경험에 의해 뇌에서 새롭게 형성된 연합 (예 : 종소리를 제공하면 침(조건반응)을 흘림)

24

다음 보기는 전조작기 사고의 사례이다. 무엇인가?

- 인형에게 음식을 주는 행동
- 여자아이가 인형을 재우려고 하는 행동

1) 직관적 사고
2) 상징적 사고
3) 물활론적 사고
4) 인공론적 사고
5) 자기중심적 사고

문제해설

24 과거에 체험한 것을 마음속에서 재생해 그것을 상직적인 형태로 재현하려고 하는 것으로 영아는 천으로 만든 인형인 것은 알지만 인형을 어린 아이의 상징으로 다루는 것이다.

답 2)

25

에릭슨의 이론에 따르면 이 시기에는 자율성(autonomy)의 성취가 중요하며, 부모가 아동의 자율적 행동을 부당하게 통제하면 아이는 수치심(shame)과 의심(doubt)을 가지게 된다고 한다. 이 시기는?

1) 구강기
2) 항문기
3) 남근기
4) 잠재기
5) 사춘기

26

Maslow의 욕구 단계 중 사랑과 소속감에 대한 욕구 단계는?

1) 1단계
2) 2단계
3) 3단계
4) 4단계
5) 5단계

27

피아제의 인지발달 단계에서 추상적 조작기에 해당하는 것은?

1) 가상놀이가 시작된다
2) 들고 있던 딸랑이가 사라지면 찾으려고 둘러보지 않는다
3) 모든 사람이 자신이 보는 대로 세상을 보고 있다고 생각한다
4) 아이가 배를 잡고 우는 것을 보고, 배가 아파서 운다고 생각한다
5) 길이, 크기, 양 수, 무게, 넓이, 부피 등 여러 형태의 보존개념이 습득된다

문제해설

25 항문기 : 2단계

- 약 1세에서 3세까지
- 발달과제 : 자율성(autonomy)의 성취
  - 부모가 아이를 자율적으로 기능하도록 적절히 도와줌
    아이는 자신과 자신의 세계를 통제할 수 있다고 느낌
  - 자율적 행동을 부당하게 통제하거나 벌할 경우
    아이는 수치심(shame)과 의심(doubt)을 느끼게 됨

답 2)

26 Maslow의 욕구 단계 : 계층

- 1단계 : 기본적 욕구
  - 기본적으로 사는 데 필요한 것임
  - 음식, 물, 휴식, 공기, 온기
- 2단계 : 안정에 대한 욕구
  - 신체적이고 정신학적인 안정에 대한 요구함
- 3단계 : 사랑과 소속감에 대한 욕구
  - 개인의 애정, 감정적 지지, 집단의 소속을 촉진시킴
- 4단계 : 자신감 인식의 욕구
  - 자신이 사회에서 가치 있고 능력 있다고 여기는 능력임
  - 성장하면서 증명됨
- 5단계 : 자아실현의 욕구
  - 가장 높은 수준임
  - 개인 목적 성취를 통해 얻어짐

답 3)

27
1) 전조작기
2) 감각운동기
3) 전조작기
4) 추상적 조작기
5) 구체적 조작기

답 4)

28

자아정체성의 발달단계에서 가장 먼저 발달하는 것은?

1) 스스로를 가치있다고 지각하는 능력
2) 자신의 장점과 단점을 지각하는 능력
3) 스스로를 자발적이라고 지각하는 능력
4) 자율적인 정체성을 가진 존재로 스스로를 지각하는 능력
5) 스스로를 생산적이고 사회에 공헌하는 구성원이라고 지각하는 능력

29

Freud의 심리성적 이론에서 다음의 설명에 해당하는 성격의 기본구조는?

> 아동이 무의식적으로 문화나 사회적 가치를 받아들이면서 점차발달하며, '도덕적 의식', '죄의식' 등이 이에 포함된다

1) 리비도(libido)
2) 초자아(super ego)
3) 타나토스(thanatos)
4) 자아(ego)
5) 원초아(id)

30

프로이드의 발달이론에 대한 설명으로 옳은 것은?

1) 잠복기에는 동성 부모의 역할이 매우 중요하다
2) 오이디푸스 콤플렉스와 일렉트라 콤플렉스는 생식기에 나타난다
3) 초자아는 사회적으로 용납되도록 행동을 통제하는 성격을 말한다
4) 구강기에 자극이 지나치면 성인기에 이성에 대한 관심이 지나치게 나타날 수 있다
5) 항문기는 본능적 충동에 대한 만족을 지연하는 훈련을 하게 되어 창의적인 성격 형성에 영향을 미친다

문제해설

28
- 스스로를 가치있다고 지각하는 능력 : 9~12개월
- 자신의 장점과 단점을 지각하는 능력 : 11~15세
- 스스로를 자발적이라고 지각하는 능력 : 20~25세
- 자율적인 정체성을 가진 존재로 스스로를 지각하는 능력 : 35~50세
- 스스로를 생산적이고 사회에 공헌하는 구성원이라고 지각하는 능력 : 30~35세

답 1)

29 **초자아(super ego)**

개인의 '도덕적 의식'과 같은 부분으로, 생후 2년부터 부모나 문화의 도덕적 가치를 아동이 무의식적으로 받아들이면서 점차적으로 발달한다. 사회의 가치에 위반되는 행동을 하면 양심의 가책을 느끼고, 바람직한 행동을 하면 자긍심과 만족을 느끼는 것은 초자아에 의한 것이다.

답 2)

30 항문기는 대소변의 배출을 통해 만족을 얻으며 대소변 가리기의 훈련을 통해 충동과 만족 지연에 대한 통제 방법을 배우는 시기이고 창의적인 성격의 바탕이 된다.

답 5)

31

영아기의 시지각 발달에서 엄마의 얼굴을 인지할 수 있고 비슷하게 생긴 낯선 두 사람의 얼굴을 구분할 수 있는 시기는?

1) 1개월
2) 2개월
3) 3개월
4) 6개월
5) 9개월

32

Freud는 영아가 빨고자 하는 구강욕구를 충족시켜주는 대상과의 사이에서 형성하는 밀접한 관계라고 하였고, Erikson은 영아의 수유욕구를 만족시켜주는 일은 성장한 후 아동이 자신이 몸담고 있는 세계에 대해 느끼는 신뢰감의 기초가 된다고 하였다. 이 과정에서 형성되는 것은?

1) 애착
2) 믿음
3) 사랑
4) 자율성
5) 주도성

33

스키너의 조작적 조건화의 실험 내용 중 긍정적 강화에 해당하는 것은?

1) 종을 치면 침이 나온다
2) 종을 치며 먹이를 준다
3) 연습을 통해 학습을 강화한다
4) 특정 행동 시 억압을 제공한다
5) 지렛대를 누르면 먹이가 나온다

문제해설

31 영아의 시지각 기능은 생후 2개월이 되면 엄마의 얼굴을 인지하고 선호하게 된다. 생후 3개월이 되면 영아들은 서로 다른 얼굴의 미세한 특징도 구별할 수 있어서 낯선 두 사람이 적당히 비슷하게 생겼더라도 그 차이를 알 수 있다.

답 3)

32 애착

한 개인이 자신과 가장 가까운 사람에 대해서 느끼는 강한 감정적 유대관계

답 1)

33 Skinner의 조작적 조건화

- 실험 방법
  - 먹이통과 연결되어 있는 지렛대와 먹이 접시가 장치된 스키너상자
  - 상자에 넣어진 쥐는 이리저리 돌아다니며 탐색하기도 하고 바닥을 긁기도 함
  - 우연히 지렛대를 누르게 되고 먹이 접시에 먹이가 나와 먹이를 먹게 됨
  - 결과가 여러 번 계속되고 지렛대 누르기와 먹이와의 관계를 점차 학습하게 됨
- 조작적 조건화 개념
  - 긍적적 강화
    - ◦ 강화가 수반되는 행동은 앞으로 반복되어질 경향이 있음
  - 부정적 강화
    - ◦ 반응빈도를 감소시키는 것
    - ◦ 문제행동을 감소시키는 방법
      예) 나쁜 행동을 하였을 때 벌을 주거나 청소를 시킴

답 5)

34

프로이드의 구조이론 중 자아(ego)에 대한 설명은?

1) 일차과정사고와 관계된다
2) 개인의 양심이나 도덕심이다
3) 쾌락원칙에 따라 행동하게 만든다
4) 집행, 판단, 중재 기능을 담당한다
5) 개체의 존속을 위한 생물학적 욕구로 구성된다

35

다음은 어떤 용어에 대한 설명인가?

- 무의식적으로 작용한다
- 개인의 특성 중 한 부분으로 행동의 기준을 포함한다
- 부모나 다른 권위에 있는 것들로부터 배운 규칙들에 의해 형성된다

1) 이드
2) 대상
3) 상징
4) 초자아
5) 무의식

36

다음은 Erikson의 정신사회적 발달 단계이다. 해당하는 연령대는?

- 자율성대 수치심과 의심의 정신사회 단계에 해당한다
- 신체 기능에 대한 부모의 태도, 아이가 스스로 조절하도록 허용하는 부모의 마음가짐이 아이의 동기와 의지가 형성된다

1) 출생~18개월
2) 2~4세
3) 3~5세
4) 6~12세
5) 청소년기

문제해설

34 자아

욕구를 지연시키는 능력을 통해 현실원리에 따른 이차적 사고

답 4)

35 이 용어는 초자아에 대한 설명이다. 개인의 특성 중 한 부분으로 행동의 기준을 포함한다. 초자아는 부모나 다른 권위에 있는 것들로부터 배운 규칙들에 의해 형성되며, 무의식적으로 작용한다. 초자아는 처음에는 부모가 아이들에게 사회적인 규칙을 따르게 하지만 이런 규칙들은 점진적으로 아이 성격의 일부분을 형성하게 된다. Freud는 이것을 초자아(superego)라고 명명하였다. 초자아는 사람에게 옳고 그른 것을 결정하거나 의식적인 행동을 하게 한다.

답 4)

36 Erikson의 정신사회적 발달 단계이다.

2~4세, 자율성 대 수치와 의심의 정신사회단계에 해당한다.
이시기에 아이들은 대변과 소변을 조절하는 법을 배우고 환경을 탐험하는 데 더욱 독립적이 된다. 신체 기능에 대한 부모의 태도, 아이가 스스로 자신을 조절하도록 가까이 허용하는 부모의 마음가짐에 의해 아이의 동기와 의지가 형성된다.

답 2)

37

Piaget의 인지발달이론 중 형식적 조직단계에 대한 내용은?

1) 이 시기는 5~10세까지의 시기이다
2) 자기중심성을 벗어나고 다른 사람의 관점에서 볼 수 있다
3) 2개의 전제로 결론을 내리는 논리방식의 삼단논법이 나타난다
4) 가설과 전제를 만들고 이를 사실에 대해 검증하는 인지조직의 최고수준을 획득한다
5) 사물간의 관계를 이해하여 다른 형태로 변화하였다가 원래 모습으로 돌아올 수 있다

38

다음 내용은 에릭슨(Erikson)의 정신사회적 발달 단계에 대한 설명이다. 해당 단계는?

> 역할을 모방하고 무엇인가를 하는데 있어 새로운 방법을 시도하며 자기지도 감각을 개발한다

1) 신뢰 대 불신
2) 근면 대 열등감
3) 주도성 대 죄책감
4) 자율성 대 수치심
5) 정체성 대 역할혼동

39

자아정체성의 발달과정 중 가장 늦게 형성되는 것은?

1) 가치있다고 지각하는 능력
2) 자발적이라고 지각하는 능력
3) 장점과 단점을 지각하는 능력
4) 자율적 정체성을 가진 존재로 지각하는 능력
5) 생산적이고 사회에 공헌하는 구성원이라고 지각하는 능력

문제해설

37 나머지 보기는 구체적 조작 단계에 해당한다.

답 4)

38 **주도성 대 죄책감**

아이들은 어른의 역할을 모방하고 무엇인가를 하는 데 있어 새로운 방법을 시도하며, 자기지도 감각을 개발한다.

답 3)

39
- 스스로를 가치있다고 지각하는 능력 : 9~12개월
- 자신의 장점과 단점을 지각하는 능력 : 11~15세
- 스스로를 자발적이라고 지각하는 능력 : 20~25세
- 스스로를 생산적이고 사회에 공헌하는 구성원이라고 지각하는 능력 : 30~35세
- 자율적인 정체성을 가진 존재로 스스로를 지각하는 능력 : 35~50세
- 자신의 노화과정을 지각하고 인생의 한 부분으로 죽음을 받아들이는 능력 : 45~60세

답 4)

40

학습장애를 가진 12세 아동에게 가장 적절한 활동은?

1) 퍼즐 활동
2) 집단 학습 활동
3) 집단 운동 프로그램
4) 뉴로피드백 집중력 훈련
5) 쓰기향상을 위한 악력 훈련

41

다음에 설명된 콜버그의 도덕발달 수준은?

> 타인으로부터 인정을 받고 사회규범에 동조하는 것을 선한 행동으로 여긴다. 신의, 충성, 감사를 중요한 도덕적 가치로 여긴다

1) 1단계
2) 2단계
3) 3단계
4) 4단계
5) 5단계

42

콜버그의 도덕발달 이론 중 전인습적 도덕 수준에 해당되는 것은?

1) 법에 따른 행동을 도덕적 행동으로 규정한다
2) 행동의 옳고 그름이 결과에 의해서 판단된다
3) 관심과 흥미에 따라 도덕적 행동이 결정된다
4) 착한 아이로 행동하기 위해 옳은 행동을 한다
5) 규칙을 위반하면 무조건 처벌을 받는다고 생각한다

43

피아제의 인지발달 이론에서 구체적 조작기에 형성되는 것은?

1) 상징놀이
2) 보존개념
3) 대상영속성
4) 집단적 독백
5) 자기중심적 사고

문제해설

40 학습장애에 흔히 동반될 수 있는 집중력저하를 위한 집중력 훈련이 도움이 될 수 있다. 집단 프로그램은 자존감을 저하 시킬 수 있고 악력훈련이 필요한 근거는 찾아보기 어려우며, 단순 퍼즐 훈련은 현재 가장 문제가 되는 산술과 쓰기 학습지수 향상에 효과를 기대하기 어렵다.

답 4)

41
- 1단계 : 처벌과 복종 지향
- 2단계 : 쾌락주의 지향
- 3단계 : 착한 아이 지향
- 4단계 : 법과 질서 지향
- 5단계 : 사회 계약 지향
- 6단계 : 보편적 원리 지향

답 3)

42 결과를 토대로 행동을 판단한다. 처벌을 받지 않기 위해 규칙에 복종하며 권위있는 사람에게 맹목적으로 순종한다.

답 2)

43 대상영속성은 감각운동 단계에서 9개월에 출현을 하고 상징놀이, 집단적 독백은 전조작기의 전개념적 사고단계에서 나타나며 자기중심적 사고는 전조작기의 직관적 사고단계에서 나타난다.

답 2)

44

다음에 해당하는 발달단계는?

> 동성의 부모와 동일시하여 행동하거나 부모의 가치와 도덕률을 내면화하여 초자아를 발달시킨다

1) 구강기
2) 항문기
3) 남근기
4) 잠복기
5) 성기기

45

프로이트의 심리성적단계 중 남근기의 연령에 해당되는 피아제의 인지발달 단계의 특징은?

1) 나무토막을 자동차로 여기면서 논다
2) 장난감을 꺼내기 위해 막대기를 사용한다
3) 곰인형 젤리를 색깔별로 분류하면서 먹는다
4) 시야에서 사라진 물체를 찾기 위해 노력한다
5) 엄지손가락을 빠는 행동이 재미있어서 반복한다

46

다음 예시의 아동이 Maslow의 욕구단계에서 해당되는 단계와 항목은?

> 아동은 인라인 스케이트를 탈 때뿐 아니라 달리기를 할 때에도 팔꿈치와 무릎 보호대 그리고 헬멧을 착용을 하였고 높은 곳에 오르는 활동은 기피하였다

1) 1단계
2) 2단계
3) 3단계
4) 4단계
5) 5단계

문제해설

44 남근기

- 남아는 어머니를 애정의 대상으로 추구하고 아버지를 경쟁자로 인식하며 외디푸스 콤플렉스, 거세 불안(castration anxiety)을 경험한다. 반대로 여아는 아버지에 대한 애정 표현이 어머니에 의해 좌절되는 엘렉트라 콤플렉스를 경험하며, 남근 선망(penis envy)을 지니게 된다.
- 이 시기의 콤플렉스를 벗어나기 위해 아동은 동성의 부모와 동일시하여 행동하거나 부모의 가치와 도덕률을 내면화하여 초자아를 발달시킨다.

답 3)

45 남근기 3~6세, 전조작기 2~7세

답 2)

46 Maslow의 욕구단계

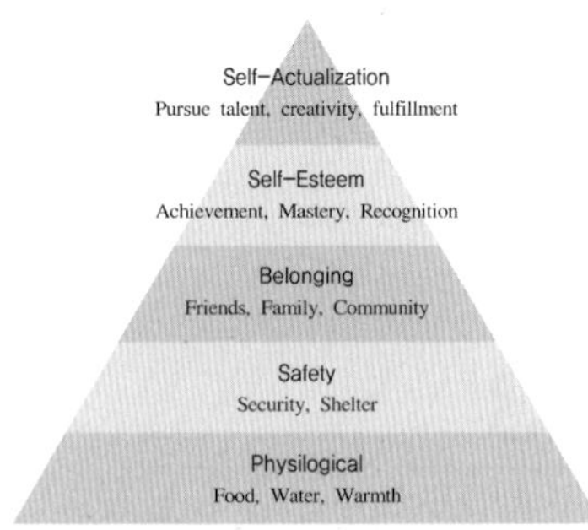
Self-Actualization
Pursue talent, creativity, fulfillment
Self-Esteem
Achievement, Mastery, Recognition
Belonging
Friends, Family, Community
Safety
Security, Shelter
Physiological
Food, Water, Warmth

1) 1단계 : 안전에 대한 욕구
2) 2단계 : 안전에 대한 욕구
3) 3단계 : 자존감에 대한 욕구
4) 4단계 : 안전에 대한 욕구
5) 5단계 : 자아실현

답 2)

47

까꿍 놀이를 즐거워하면서 숨은 사람을 찾을 수 있는 피아제의 발달 이론상의 시기는?

1) 감각운동기
2) 전조작기
3) 구체적 조작기
4) 형식적 조작기
5) 잠복기

48

피아제의 인지발달 단계 중 전조작기에 해당하는 내용은?

1) 자신이 우주 중심에 있다고 본다
2) 대상을 구체적이고 실제적으로 이해한다
3) 두 개의 전제를 통해 결론을 내리는 논리 방식이 나타난다
4) 대상이 모양이나 형태를 달리해도 같은 특징을 간직한다는 것을 이해한다
5) 규칙을 따르며 자신을 통제할 수 있고 자신 스스로 규범을 만들 수도 있다

49

피아제의 전조작기에 해당하는 프로이드의 심리성적 발달 시기는?

1) 잠복기
2) 생식기
3) 청년기
4) 구강기
5) 남근기

문제해설

47 감각운동기

8~12개월 사이 대상 영속성의 개념이 시작되면서 숨은 사람과 물건을 찾을 수 있다.

답 1)

48 전조작단계(preoperational stage)

- 2~4세까지
- 더 많은 상징과 언어를 이해하고 사용함
- 직관적 수준의 사고를 가짐
- 아직 논리적이거나 연역적이지는 못함
- 아직 분류, 관계 등의 개념을 가지지 못함
- 대상을 중요인자(signifier)로 표시할 줄 알게 됨
- 상징이나 신호(언어, 제스처 이미지, 그림 등)로써 대상을 표현함
- 인간관계를 잘 이해하지 못하여 컵을 깨뜨려도 자기 실수인 줄 모름
- 같은 대상이 다른 환경에 있으면 다른 대상인 줄 앎
- 사물의 기능을 인식함
- 두 개의 단어로 된 문장을 쓰기 시작함
- 도덕적 판단 기준을 질보다 양에 둠
  - 일부러 접시 하나를 깬 것보다 실수로 10개를 깬 것이 더 나쁘다고 생각함
- 자신이 우주 중심에 있다고 봄
  - 타인의 역할을 이해 못하는 자기중심성(ego centricity)을 보임
- 타인을 위해 자신의 행동을 변경하지 못함
- 사건이 동시에 일어나면 그 중 하나가 원인이고 다른 것은 결과로 봄
- 'animistic thinking'을 함

답 1)

49 남근기

피아제의 감각운동기는 프로이드의 구강기, 항문기 시기와 유사하며, 전조작기는 남근기, 구체적 조작기는 잠복기, 형식적 조작기는 생식기와 유사한 시기이다.

답 5)

아동작업치료

50

이 시기에 자율성을 성취하지 못하면 강박성, 완벽성, 양가성 등의 행동이 나타나는 프로이드의 정신성적발달 단계는?

1) 구순기　　2) 항문기
3) 남근기　　4) 잠재기
5) 사춘기

51

다음 내용이 설명하는 것은?

> 왓슨(Watson)은 어린 알버트로 하여금 흰쥐에 공포를 나타내도록 파블로프식으로 조건형성을 시켰다. 그 후 알버트는 토끼, 흰 모피코트 등에 공포를 나타냈다

1) 소거　　2) 조성
3) 자극 변별　　4) 자극 일반화
5) 자발적 회복

52

다음 예시에 해당되는 강화 또는 처벌의 유형은?

> 쥐가 스키너 상자에서 레버를 눌렀더니 발에 전기 충격이 주어진다면 레버 누르기는 감소할 것이다

1) 정적 강화　　2) 부적 강화
3) 고정 강화　　4) 정적 처벌
5) 부적 처벌

문제해설

50 프로이드의 항문기

- 1.5~4세까지의 시기
- 본능적 욕구
  - 배변, 배뇨행동이 주된 관심(쾌감의 근원이 됨)
- 자신의 신체근육(배변시의 괄약근)의 조절과 통제가 중요한 행동 요소임
  - 칭찬과 징벌은 중요한 결정인자가 됨
  - 자기통제에 대한 자율성이 형성됨
- 잘못될 경우 항문기적 성격이 나타남
  - 강박성, 완벽성, 죄책감, 가학적 및 피학적 성격, 또는 양가성이 발생
- 공격성
  - 과도한 방출적 행동화(acting-out) 또는 극단적 보존의 형태로 나타남

답 2)

51 Watson의 Little Albert 사례

인간의 정서반응도 학습이 가능하다는 것을 보여줌

답 3)

52

결과 과정	강화(reinforcement) 반응 혹은 행동의 증가	처벌(punishment) 반응 혹은 행동의 감소
정적 : 제공	음식, 칭찬, 상, 안아주기	전기쇼크, 신체적 고통, 야단치기
부적 : 제거	고통스런 결과를 제거 : 잔소리듣기 싫을 때 떼쓰기, 소음없애기 위한 창문닫기	기쁨, 만족주는 것을 제거 : time-out

답 4)

53

법이나 관습 이전에 인간의 생명이 가장 가치 있는 것이라는 윤리를 가지는 수준의 Kohlberg의 도덕발달 수준은?

1) 2단계
2) 3단계
3) 4단계
4) 5단계
5) 6단계

문제해설

53 해설내용 참조

답 5)

6단계 : 궁극화－보편적 원리

Explanation

1. 개요

1) 법이나 관습 이전에 인간생명이 관여된 문제로서 생명의 가치는 무엇보다도 우선함
   - 모든 인간이 따라야 할 보편적 윤리 원칙을 따름
2) 보편적 윤리적 원칙을 수립하기는 어렵기 때문에 6단계의 사고에 도달한 사람은 드묾

2. 옳은 것

1) 무엇인가를 고려하는 데 있어서 단계 6은 보편 윤리적 원리에 의해 인도됨
   (1) 특정한 법이나 사회적 협약은 그런 원리 위에 존재
   (2) 법이 원리를 어길 때는 오히려 원리에 따름
2) 원리
   (1) 정의의 보편적 원리
   (2) 인간 권리의 평등성과 개인으로서 인간의 존엄성에 대한 존경

3. 옳은 것을 행하는 이유

- 합리적 인간으로서 원리의 타당성을 알고 그 원리에 서약함

4. 사회적 조망

1) 사회적 제도가 도출되는 도덕적 관점, 혹은 제도의 근거를 이루는 도덕적 관점의 조망을 취함
   (1) 도덕성의 본질을 인정하는(혹은 다른 사람을 수단으로서가 아니라 목적으로서 존경하는) 조망
   (2) 기본 도덕적 전제를 인식하고 있는 합리적 개인의 조망

54

팀 상호작용 모델 중 'multidisciplinary team'을 가장 잘 설명한 것은?

1) 그룹 시너지(synergy)가 요구된다
2) 타 분야에 대해 서로 충고해 준다
3) 팀의 역할은 융통성이 높고 협력적이다
4) 각 전문가들은 타 분야의 언어를 잘 이해한다
5) 고유의 치료분야에서 자신의 전문성을 발휘한다

문제해설

54 multidisciplinary team

- 각각의 전문가들이 고유의 치료분야에서 자신의 전문성을 발휘함
- 다른 전문가적 치료적 조망을 잘 이해하며 각자의 역할을 수행함
  예) 신생아 집중 치료실(NICU)
  - 영양사는 신생아의 엄마에게 퇴원 전 유아 식사 구성에 대한 정보를 제공함
  - 물리치료사는 부모에게 자세 취하기(positioning)에 대한 정보를 제공
  - 모든 팀 구성원은 각 분야로 나눠지지만 그것을 침범하지 않음

답 5)

팀 상호작용 모델(Team interaction model)

Explanation

1. Multidisciplinary Team

- 각각의 전문가들이 고유의 치료분야에서 자신의 전문성을 발휘함
- 다른 전문가적 치료적 조망을 잘 이해하며 각자의 역할을 수행함
- 예) 신생아 집중 치료실(NICU)
  - 영양사는 신생아의 엄마에게 퇴원 전 유아 식사 구성에 대한 정보를 제공함
  - 물리치료사는 부모에게 자세 취하기(positioning)에 대한 정보를 제공함
- 모든 팀 구성원은 각 분야로 나눠지지만 그것을 침범하지 않음

2. Interdisciplinary Team

- 그룹 시너지(synergy)가 요구됨
- 각 전문가들이 다른 분야의 지식을 가지고 있지만 서로 폭넓은 이해를 가짐
  - 각 전문가들은 타 분야의 언어를 이해함
  - 타 분야에 대해 서로 이야기할 수 있음
- 이 팀의 역할은 보다 융통성이 높고 공평함

3. Transdisplinary team

- 고유의 치료분야를 넘어 타 분야의 역학을 수행하는 팀
- 한 전문가가 여러분야의 업무를 수행할 수 있음

55

Maslow의 욕구단계 중 2단계의 내용은?

1) 안전
2) 성욕
3) 자존감
4) 소속감
5) 자아실현

56

피아제의 전조작기(preoperational stage) 아동의 수준은?

1) 직관적 사고를 한다
2) 논리적 사고를 한다
3) 대상영속성이 시작된다
4) 규칙을 따르며 자신을 통제한다
5) 추상적 사고와 연역적 사고를 한다

57

아동을 전문적으로 중재하는 작업치료사 K씨는 보호자에게 아동이 자신의 세계를 통제할 수 있도록 자율성을 제공해줄 것을 요구하였다. 만 3세인 아동을 강압적으로 통제하려는 부모의 행동이 문제가 되고 있다고 판단하고 있다면, 치료사는 누구의 어떤 이론을 적용한 추론(reasoning)인가?

1) 에릭슨의 항문기
2) Maslow의 1단계
3) 프로이드의 남근기
4) Kohlberg의 윤리발달
5) 피아제의 감각운동 단계

문제해설

55 Maslow의 욕구단계

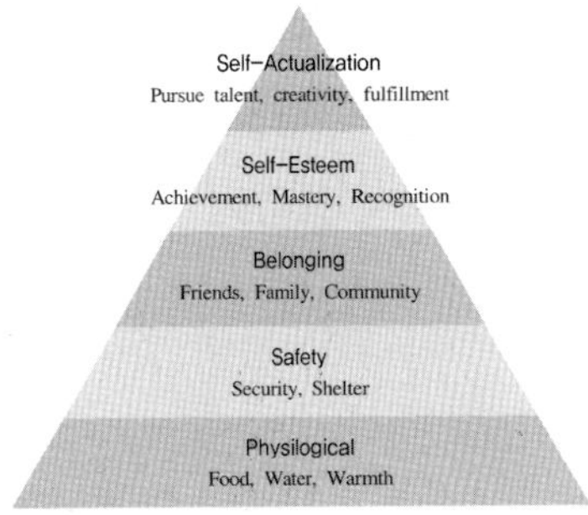

Self-Actualization
Pursue talent, creativity, fulfillment
Self-Esteem
Achievement, Mastery, Recognition
Belonging
Friends, Family, Community
Safety
Security, Shelter
Physiological
Food, Water, Warmth

답 1)

56
- 논리적 사고를 한다. : 구체적조작단계
- 대상영속성이 시작된다. : 감각운동단계
- 규칙을 따르며 자신을 통제한다. : 구체적조작단계
- 추상적 사고와 연역적 사고를 한다. : 형식적조작단계

답 1)

57 에릭슨의 항문기(2단계)
- 약 1세에서 3세까지
- 발달과제 : 자율성(autonomy)의 성취
  - 부모가 아이를 자율적으로 기능하도록 적절히 도와줌
    - ◦ 아이는 자신과 자신의 세계를 통제할 수 있다고 느낌
  - 자율적 행동을 부당하게 통제하거나 벌할 경우
    - ◦ 아이는 수치심(shame)과 의심(doubt)을 느끼게 됨

답 1)

58

행동주의 학습이론의 이론가와 이론의 연결이 바르게 연결된 것은?

1) 프로이드(Freud) — 인지발달
2) 매슬로(Maslow) — 윤리발달
3) 스키너(Skinner) — 시행착오설
4) 파블로프(Pavlov) — 조건반사설
5) 손다이크(Thorndike) — 조작적 조건화

문제해설

58 Pavlov의 고전적 조건화

- 실험 방법
  - 방음장치가 설비된 실험실에서 배고픈 개를 묶어 놓음
  - 배고픈 개에게 먹이를 주며 종소리를 제공함
  - 중성 자극인 종소리를 들려 준 후 곧바로 무조건 자극인 먹이를 제공하는 것을 반복함
  - 개는 종소리만 듣고도 타액을 분비하게 됨
- 결과
  - 개가 종소리만 듣고도 타액을 분비할 때 그 타액은 조건반응이 됨
  - 학습은 조건 자극과 조건 반응이 반복적으로 연결됨으로써 발생함

무조건반사 (unconditioned reflex)	무조건 자극에 의한 반응 (예, 입속의 먹이에 대한 침분비 반응)
조건반사 (conditioned reflex)	과거의 경험에 의해 뇌에서 새롭게 형성된 연합(예, 종소리를 제공하면 침(조건반응)을 흘림)

답 4)

59

다음은 프로이드의 남근기(phallic stage)에 대한 설명이다. (　) 안에 들어갈 말로 가장 적절한 것은?

> 아들은 어머니에 대한 성적 관심을 두며, 독차지 하려는 의지를 가진다. 아버지에게는 적대감을 가지는 이것을 (가)라고 한다. 여자아이의 경우에는 아버지와 가까이 하고 어머니를 적대하는 행동을 보인다. 이것을 (나)라고 한다

	(가)	(나)
1)	oedipus complex	narcissism
2)	oedipus complex	electra complex
3)	narcissism	electra complex
4)	narcissism	oedipus complex
5)	electra complex	oedipus complex

59 해설내용 참조

답 2)

60

남아의 경우는 'Oedipus complex'를, 여아의 경우는 'Electra complex'를 겪게 된다는 이론을 개발한 인물과 해당 발달단계는?

1) 에릭슨의 남근기
2) 에릭슨의 항문기
3) 프로이드의 남근기
4) 프로이드의 항문기
5) 피아제의 구체적 조작

문제해설

60 해설내용 참조

답 3)

프로이드의 남근기(phallic stage)

Explanation

1. 4~7세까지의 시기
2. 본능적 욕구
   1) 성기가 주된 관심 또는 쾌락의 근거가 됨
   2) 남자아이들은 자신의 성기를 힘과 우월성의 상징으로 봄
   3) 여자아이는 그것이 없다는 점에서 남근선망(penis envy)과 더불어 열등감을 가짐
3. 대상관계
   1) 자신과 부모의 삼각관계가 형성됨
   2) 아들은 어머니에 대해 성적 관심과 독차지하려는 의지를 가지게 됨
      (1) 아버지에 대해 적대감과 더불어 제거하고 싶다는 욕구를 가짐
      (2) 이를 'Oedipus complex'라 함
   3) 여자아이의 경우 아버지와 가까이 하고 어머니를 적대하는 행동을 보임
      • 이를 'Electra complex'라 함
   4) 점차 아이들은 욕망과 적대행동에 대한 죄책감을 느끼게 됨
      • 남자아이는 아버지의 징벌에 대해 거세공포(castration fear)를 가짐
4. 관련된 성격 특성 : 경쟁적, 히스테리성 등
5. 갈등의 해소
   1) 갈등들은 차차 욕구를 포기하고 동성 부모를 닮아가면서 해소됨
      • 동일시(identification) 과정
   2) 부모의 규범과 그가 속한 사회의 규범을 내재화하면서 자아와 초자아가 발전함

61

다음 설명은 누구의 이론이며, 어떤 단계에 대한 설명인가?

- 출생부터 1.5세까지의 시기이다
- 먹는 것에 쾌감을 느끼며 공격성은 깨무는 행동이다
- 자기애(narcissism)가 특징인 시기이며, 의존성, 미숙함 등이 관련 성격이다

1) 에릭슨의 구순기
2) 에릭슨의 항문기
3) 에릭슨의 남근기
4) 프로이드의 구순기
5) 프로이드의 항문기

문제해설

61 해설내용 참조

답 4)

프로이드의 구순기와 항문기

Explanation

1. 구순기(oral stage)

- 출생부터 1.5세 정도까지의 시기
- 본능적 욕구로서 입으로 빠는 행동 : 먹는 데 쾌감을 느끼는 시기
- 수용적(receptive)이며 대상(object)에 대한 개념이 없어 자기애(narcissism)가 특징적인 시기
  예) 손가락 빨기 등
- 고착(fixation)된 성격
  - '구순기적 성격(oral personality)'이라고 함
  - 의존성, 자기중심적, 미숙함, 수동성, 먹거나 마시기(알코올중독 등)를 말함
- 공격성 : 깨무는 것

2. 항문기(anal stage)

- 1.5～4세
- 본능적 욕구 : 배변, 배뇨행동이 주된 관심(쾌감의 근원이 됨)
- 자신의 신체근육(배변시의 괄약근)의 조절과 통제가 중요한 행동 요소임
  - 칭찬과 징벌은 중요한 결정 인자가 됨
  - 자기통제에 대한 자율성이 형성됨
- 잘못될 경우 항문기적 성격이 나타남
  - 강박성, 완벽성, 죄책감, 가학적 및 피학적 성격, 또는 양가성이 발생
- 공격성 : 과도한 방출적 행동화(acting-out) 또는 극단적 보존의 형태로 나타남

62

다음 중 '팀 역동모델(model of team dynamic)에 대한 설명으로 옳은 것은?

1) 병원의 팀구조는 치료사가 리더이다
2) 재활 센터의 팀 상호 모델은 'trans disciplinary'팀이다
3) 팀 역동모델은 팀의 임무와 구조를 보여준다
4) 'multidisciplinary'팀의 전형적인 형태는 공립특수학교이다
5) 지역사회의 조기치료센터의 리더는 일반적으로 의사이다

63

다음 중 보육시설의 '팀모델'로 가장 타당한 형태는?

가. Transdisciplinary team
나. Interdisciplinary team
다. Multidisciplinary team

1) '가'와 '나'가 사용된다
2) '가'와 '다'가 사용된다
3) '나'와 '다'가 사용된다
4) '가, 나, 다' 모두 사용된다
5) '다'만 사용된다

문제해설

62 병원의 팀구조는 의사가 리더이며, 재활센터에서는 'disciplinary'팀 또는 'multi disciplinary'팀 구조이며, 공립특수학교는 'interdisciplinary'팀이며, 지역사회 조기치료센터의 리더는 유동적이며, 특정 리더가 없다.

답 3)

63 해설내용 참조

답 1)

조기치료 시스템(Early intervention system)

Explanation

Team Mission	• 장애를 가진 영유아의 발달을 촉진시키는 가족 중심의 치료 제공
Team Structure	• 유동적임 • 리더가 없음 • 한 주요 서비스 제공자에 의해
Model of Team Interaction	• Transdisciplinary • Interdisiciplinary

64

에릭슨의 이론 중 '근면과 열등'이 과제인 시기는?

1) 0～1세
2) 1～3세
3) 3～5세
4) 6～11세
5) 11세～청소년기

65

다음 설명하는 에릭슨(Erikson)의 심리사회발달 단계는?

> 발달과제는 성인의 기술들을 습득하고 자기의 과업을 완수할 수 있는 능력인 근면성을 성취하는 것이다. 그러나 학교에서의 냉대, 열등하다는 지적, 가정에서의 과보호, 동성 부모와의 불리한 비교 등은 열등감을 발전시킨다

1) 구순기
2) 항문기
3) 남근기
4) 잠재기
5) 사춘기

문제해설

64 해설내용 참조

답 4)

65 해설내용 참조

답 4)

에릭슨(Erik erikson) 심리사회적 발달

Explanation

1. 구순기 : 1단계

1) 출생에서 1세까지
2) 발달과제
   (1) 기본적 신뢰(basic trust)의 성취
      ① 어머니(대리자)의 일관된 애정 어린 돌봄은 기본적 신뢰감을 발달시킴
      ② 과제를 성취하지 못하면 기본적 불신(basic mistrust)이 발전됨

2. 항문기 : 2단계

1) 약 1세에서 3세까지
2) 발달과제
   (1) 자율성(autonomy)의 성취
      • 부모가 아이를 자율적으로 기능하도록 적절히 도와줌

(2) 아이는 자신과 자신의 세계를 통제할 수 있다고 느낌
- 자율적 행동을 부당하게 통제하거나 벌할 경우

(3) 아이는 수치심(shame)과 의심(doubt)을 느끼게 됨

3. 남근기 : 3단계

1) 3세에서 5세까지
2) 발달과제
   (1) 주도성(initiative)의 성취
   - 주도성의 발달정도는 아이들에게 얼마나 많은 신체적 자유가 주어지고 그의 지적 호기심이 얼마나 많은 만족이 되는가에 달려 있음
3) 이 단계의 말기에는 신체적으로 활발하게 움직일 수 있어 친구들과 놀이를 통해 교제하는 방법을 배움
4) 공격적 공상들이 적절히 다루어진다면 주도성과 야심이 잘 발전됨
   - 공격적 공상이나 충동의 표현에 대한 지나친 징벌이나 비난은 죄의식(guilt)을 느끼게 함

4. 잠재기 : 4단계

1) 6세에서 11세까지
2) 학령기
3) 발달과제
   (1) 성인의 기술들을 습득하고 자기의 과업을 완수할 수 있는 능력인 근면성(industry)을 성취하는 것
   ① 생산적인 어린이는 성취의 즐거움과 어떤 일을 잘 해내는 자긍심을 배움
   ② 학교에서의 냉대, 열등하다는 지적, 가정에서의 과보호, 동성 부모와의 불리한 비교 등은 열등감(inferiority)을 발전시킴

5. 사춘기 : 5단계

1) 11세에서 청소년기 말까지
2) 발달과제
   (1) 정체성(identity)을 발전시키는 것
   ① 청소년 후기에 들어서면 지금까지의 발달 단계를 통해 얻은 자신에 대한 이해, 사회적 위치, 장래 직업 등을 생각함
   ② "나는 누구이며, 내 인생의 목적과 의미는 무엇인가"라고 질문함
   - 이로부터 정체성의 확립이 일어나게 됨

   (2) 정체성 확립을 이루지 못한 경우
   ① 자기감(sense of self)의 결여
   ② 자기위치에 대한 혼동이 특징인 정체성 산만(identity diffusion)이나 역할 혼동으로 괴로워하게 됨

③ 정체성의 산만은 성적 정체성(gender identity)의 장애로 나타남
④ 역할 혼동은 가출, 범죄, 정신병 등의 행동이상으로 나타날 수 있음

6. 청년기 : 6단계

1) 21세에서 40세까지
2) 청소년 후기부터 중년기 초기
3) 주요발달과제
   (1) 친밀성(intimacy)의 형성
      • 친밀성을 통해 성적 관계, 교우관계 및 다른 깊은 교제관계가 가능하게 됨
   (2) 이를 통해 의미 있는 사회 활동이 이루어짐
      • 친밀성을 이루지 못한 경우
   (3) 자신에만 몰두하게 되고(self-absorption) 사회로부터 소외 및 격리됨

7. 중년기 : 7단계

1) 40세에서 65세까지
2) 발달과제
   • 생산성(generativity)의 발휘

8. 노년기 : 8단계

1) 65세 이상
2) 발달과제
   • 지금까지 생산적으로 살아온 삶의 단계별 성취에 대한 통합성을 느끼는 일

66

다음 발달단계에 해당하는 에릭슨의 주요 과제는?

> • 목표를 달성하기 위해 활동을 계획하고 시도한다
> • 3~5세 사이 아동으로 어른을 모방하고 자기지도 감각을 개발한다

1) 신뢰 대 불신
2) 자율성 대 수치심
3) 주도성 대 죄책감
4) 근면성 대 열등감
5) 정체성 대 역할혼동

문제해설

66 3~6세 사이에 주요사건은 독립성으로 목표 달성을 위해 활동을 계획하고 시도하며, 어른을 모방하고 자기 지도 감각을 개발하는 단계는 주도성 대 죄책감 시기이다.

답 3)

67

마슬로우(Maslow)가 제시한 욕구이론의 단계 중 가장 상위의 단계는?

1) 사랑
2) 자아실현
3) 기본적 욕구
4) 생산적 욕구
5) 안전에 대한 욕구

문제해설

67 해설내용 참조

답 2)

Maslow의 욕구 피라미드

Explanation

1. 1단계 : 생리적 욕구

- 음식, 물, 온도 등

2. 2단계 : 안전에 대한 욕구

- 신체적 위험 없음, 정신적 안정

3. 3단계 : 사랑과 소속감에 대한 욕구

- 친구, 가족, 지역사회

4. 4단계 : 자존감에 대한 욕구

- 성취감, 타인으로부터의 인정 등

5. 5단계 : 인지적 욕구와 미적 욕구

- 물리적, 사회적 환경에 대한 인식 및 탐구

6. 6단계 : 자아실현

- 자신의 가능성을 알고 실천
- 창조성, 재능

68

아동이 도덕적 판단 기준을 질보다 양에 두는 피아제의 인지 발달 단계는?

1) 구강기
2) 전조작단계
3) 감각운동단계
4) 구체적조작단계
5) 형식적조작단계

문제해설

68 해설내용 참조

답 2)

69

다음 내용에 해당하는 피아제의 발단 단계는?

- 학습한 것을 전이 시키지 못한다
- 자신이 우주 중심에 있다고 본다
- 도덕적 판단 기준을 질보다 양에 둔다

1) 전 조작 단계
2) 구체적 조작 단계
3) 일차 순환반응 단계
4) 이차 순환반응 단계
5) 삼차 순환반응 단계

69 해설내용 참조

답 1)

Explanation 전조작단계

- 2～4세까지
- 더 많은 상징과 언어를 이해하고 사용함
- 직관적 수준의 사고를 가짐
- 아직 논리적이거나 연역적이지는 못함
- 아직 분류, 관계 등의 개념을 가지지 못함
- 대상을 중요인자(signifier)로 표시할 줄 알게 됨
- 상징이나 신호(언어, 제스처 이미지, 그림 등)로써 대상을 표현함
- 인간관계를 잘 이해하지 못하여 컵을 깨뜨려도 자기 실수인 줄 모름
- 같은 대상이 다른 환경에 있으면 다른 대상인 줄 앎
- 사물의 기능을 인식함
- 두 개의 단어로 된 문장을 쓰기 시작함
- 도덕적 판단 기준을 질보다 양에 둠
  - 일부러 접시 하나를 깬 것보다 실수로 10개를 깬 것이 더 나쁘다고 생각함

- 자신이 우주 중심에 있다고 봄
  - 타인의 역할을 이해 못하는 자기중심성(ego centricity)을 보임
- 타인을 위해 자신의 행동을 변경하지 못함
- 사건이 동시에 일어나면 그 중 하나가 원인이고 다른 것은 결과로 봄
- 'animistic thinking'을 함

70

자아와 초자아, 의식과 무의식 등의 내용을 정의한 학자는?

1) Piage
2) Frued
3) Allen
4) Maslow
5) Erickson

문제해설

70 해설내용 참조

답 2)

Frued

Explanation

- 4가지 전제를 토대로 출발
  - 무의식이란 주로 과거 경험에 의한 그리고 역동적이고 무의식적인 동기에서 기인함
  - 인격의 구조는 자아, 이드, 초자아로 구성되어 있음
  - 인간은 불쾌를 최소화하고 쾌락을 최대화하는 쪽으로 심리작용을 나타냄
  - 소아기 발달의 성숙에 중요

1. 지형학적 이론

- 인간의 정신이 의식, 전의식, 무의식 세 가지 영역으로 구성되어 있음

2. 주조적 이론

1) 이드 : 본능으로 구성된, 거의 전적으로 무의식적이고 복합적인 구조
2) 자아 : 현실을 감지하는 데서 형성되기 시작, 그 현실에 맞도록 개인을 조정
3) 초자아 : 개인의 양심, 도덕심, 이상이 되며 주로 무의식적인 구조

3. 본능이론

- 이드 또는 본능을 개인의 존속과 만족을 위한 생물학적 내지 신경생리학적 욕구로 봄

4. 정신성적 발달

- 구순기, 항문기, 남근기, 잠재기, 사춘기

71

아내를 위해 너무 비싼 약을 살돈이 없어 약을 훔친 남편의 이야기를 들은 아동은 "아내가 죽으면 슬플 테니 약을 훔쳐서라도 아내를 구하는 게 맞아요."라고 답하였다, 아동의 콜버그 도덕발달 단계는?

1) 1단계 – 벌과 복종
2) 2단계 – 도구적 목적과 교환
3) 3단계 – 착한아이 지향
4) 4단계 – 사회질서 및 권위 유지
5) 5단계 – 민주적 법률

72

인지기능의 발달 단계를 다음과 같이 4단계로 정의한 사람은 누구인가?

감각운동기 → 전조작기 → 구체적 조작기 → 형식적 조작기

1) Freud
2) Piaget
3) Rogers
4) Kohlberg
5) Erikson

문제해설

71 가장 중요한 판단 기준이'나의욕구'가 되는 시기로 '이득'이나 '보상'이 있는 행동이 '옳은 행동'으로 인식되는 시기이다.

답 2)

72 해설내용 참조

답 2)

피아제의 인지발달 단계

Explanation

1. 감각운동단계(sensorimotor stage)

- 출생 후 2세까지
- 보고, 만짐, 움직임 등 지각
- 행동을 통하여 대상물에 대한 개념을 가짐

2. 전조작단계(preoperational stage)

- 2~4세까지
- 더 많은 상징과 언어를 이해하고 사용함
- 직관적 수준의 사고를 가짐

- 아직 논리적이거나 연역적이지는 못함
- 아직 분류, 관계 등의 개념을 가지지 못함
- 대상을 signifier로 표시할 줄 알게 됨
- 상징이나 신호(언어, 제스처 이미지, 그림 등)로써 대상을 표현함

3. 구체적 조작단계(concrete operational stage)

- 5~10세
- 대상이나 사건을 구체적으로, 실제적으로 이해함
- 자신 밖의 정보에 좀 더 주의를 기울임
- 제한된 논리적 사고가 가능함
- 규칙을 따르며 자신을 통제할 수 있고 자신 스스로 규범을 만들 수도 있음
- 대상이 모양이나 형태를 달리해도 같은 특징을 간직한다는 것을 이해함
- 사물간의 관계를 이해함

4. 형식적 조작단계(formal operational stage)

- 11세 이후
- 추상적 사고, 연역적(deductive)사고, 이상과 현실에 대한 개념이 발달함
- 형식적, 체계적, 상징적 방식으로 사고할 줄 알게 됨
- 언어는 논리적 형식을 따르며 문법적이 됨
- 순열(permutation)과 조합(combination)의 개념을 이해함
- 자료나 사건을 설명함에 있어 확률, 관계, 가설 등의 개념을 사용함
- 철학, 종교, 윤리, 정치 등의 개념을 이해함
- 가설 또는 전제를 세우고 검정할 수 있는 능력이 생김

73

다음 기능이 가능한 정상발달 아동에게 해당하는 Erikson의 발달 과제는?

- 아동은 스스로 먹음
- 스스로 옷을 입기 시작함
- 용변처리가 훈련되고 환경에 대해 이동이 가능
- 직접 놀이를 지휘하진 못함

1) 신뢰 대 불신　　2) 자율성 대 수치심
3) 주도성 대 죄책감　　4) 근면성 대 열등감
5) 자아정체성 대 역할혼란

문제해설

73 위 설명의 시기는 2~4세에 할 수 있는 활동이다. 따라서 이 시기는 자율성 대 수치심이다.

답 2)

74

이 시기는 자식을 키우고 다음 세대를 지도하는 위치에 있으며, 사회개선에 자신의 창의성을 발휘하며, 이것을 수행하지 못할 경우 삶이 정체에 빠지게 된다. 관련 이론가와 단계는?

1) 에릭슨－청년기
2) 피아제－중년기
3) 에릭슨－중년기
4) 피아제－노년기
5) 프로이드－노년기

문제해설

74 에릭슨의 중년기(7단계)

- 40세에서 65세까지
- 발달과제 : 생산성(generativity)의 발휘
  - 생산성이란 자식을 낳고 성장시키는 일 뿐 아니라 가정 밖에서 다음 세대의 지도편달과 사회개선에 관심을 갖고 성공적으로 참여하는 것을 말함
  - 차세대의 지도와 사회개선에 자신의 창의성을 발휘하지 못할 경우
    - 삶이 정체(stagnation)상태에 빠지게 됨

답 3)

75

아동이 태어나서 처음 체험하게 되는 사회적 경험은?

1) 자율성의 형성
2) 성정체성 형성
3) 사회적 규범의 습득
4) 동성 부모와의 동일시
5) 부모와의 애착관계 형성

75 해설내용 참조

답 5)

Explanation 태생기 관련 이론들

1. 프로이드의 구순기(oral stage)

1) 출생부터 1.5세 정도까지의 시기
2) 본능적 욕구로서 입으로 빠는 행동
   - 먹는 데 쾌감을 느끼는 시기
3) 수용적(receptive)이며 대상(object)에 대한 개념이 없어 자기애(narcissism)가 특징적
   예) 손가락 빨기 등
4) 고착(fixation)된 성격형태
   - 구순적 성격(oral personality)이라 함
     - 의존성, 자기중심, 미숙, 수동성, 먹거나 마시기(알코올중독 등)를 말함
5) 공격성 : 깨무는 것

2. 에릭슨(Erik Erikson)의 구순기

1) 출생에서 1세까지
2) 발달과제
   (1) 기본적 신뢰(basic trust)의 성취
      ① 어머니(대리자)의 일관된 애정 어린 돌봄은 기본적 신뢰감을 발달시킴
      ② 과제를 성취하지 못하면 기본적 불신(basic mistrust)이 발전됨

3. 피아제의 인지발달 1단계(감각운동단계 : sensorimotor stage)

1) 출생 후 2세까지
2) 보고, 만짐, 움직임 등 지각
3) 행동을 통하여 대상물에 대한 개념을 가짐
4) 분류(세분화)
   (1) 출생~2개월
      ① 외부세계와 상호작용
      ② 동화 및 조절을 위해 타고난 운동 및 감각 반사를 사용함
         예 빨기, 잡기, 보기 등
   (2) 2~5개월
      ① 1차 순환반응(primary circular reaction)을 보임
      ② 자신의 신체와 5감각을 협응시킴
         예 엄지손가락 빨기
      ③ 현실을 주관적으로 인식함
      ④ 자신의 시야 밖 자극은 찾지 않음
      ⑤ 호기심을 보임
   (3) 5~9개월
      ① 2차 순환반응(secondary circular reaction)을 보임
      ② 환경으로부터의 새로운 자극을 찾음
      ③ 자신의 행동에 대한 결과를 예견함
      ④ 환경을 변화시키기 위한 목적 있는 행동을 시작함
         • 의도적 행동이 시작됨
   (4) 9개월~1년
      • 대상 영속성(object permanence)의 징후를 나타남

76

피아제의 인지발달 이론은 어떤 종류의 이론의 틀(FOR)인가?

1) MOHO FOR
2) Rehabilitation FOR
3) Biomechanical FOR
4) Developmental FOR
5) Neurodevelopmental FOR

문제해설

76 해설내용 참조

답 4)

발달 FOR(Frame of reference)

Explanation

1. 발달 이론(FOR)의 대표적 사례

이론가	Freud	Erikson	Piaget
FOR	심리성적발달	심리사회적발달	인지발달

2. 피아제의 인지발달 이론

1) **감각운동단계**(sensorimotor stage)
   (1) 출생 후 2세까지
   (2) 보고, 만짐, 움직임 등 지각
   (3) 행동을 통하여 대상물에 대한 개념을 가짐
   (4) 분류(세분화)
      ① 출생~2개월
         - 외부세계와 상호작용
         - 동화 및 조절을 위해 타고난 운동 및 감각 반사를 사용
           예 빨기, 잡기, 보기 등
      ② 2~5개월
         - 1차 순환반응(primary circular reaction)을 보임
         - 자신의 신체와 5감각을 협응시킴
           예 엄지손가락 빨기
         - 현실을 주관적으로 인식함
         - 자신의 시야 밖 자극은 찾지 않음
         - 호기심을 보임
      ③ 5~9개월
         - 2차 순환반응(secondary circular reaction)을 보임
         - 환경으로부터의 새로운 자극을 찾음

- 자신의 행동에 대한 결과를 예견함
- 환경을 변화시키기 위한 목적 있는 행동을 시작함
  - 의도적 행동이 시작됨

④ 9개월~1년
- 대상 영속성(object permanence)의 징후를 나타남
- 대상이 자신과는 떨어져 있음을 희미하게 느낌
- 짝꿍놀이를 하며 새로운 행동을 흉내냄

⑤ 1~1.5년
- 3차 순환반응(tertiary circular reaction)을 보임
- 새로운 경험을 찾고 새로운 행동을 보임

⑥ 1.5~2년
- 상징적 사고(symbolic thought)가 나타남
  - 사건이나 대상을 상징적 대치물로 사용함
- 이성의 징후를 보임
  예 한 도구를 사용하여 다른 장난감을 손에 넣음
- 대상영속성을 획득함
  - 자신과 관련 없이 대상이 존재할 수 있다는 개념 즉 대상 영속성의 개념을 갖게 됨
- 자신과 세상을 구분하게 되며 정신적 이미지를 가질 수 있게 됨
- 18개월이 되면 소아는 상징화과정을 가짐
  - 정신적 상징을 발달시키며 단어를 사용하기 시작함

2) **전조작단계**(preoperational stage)

(1) 2~4세까지
(2) 더 많은 상징과 언어를 이해하고 사용함
(3) 직관적 수준의 사고를 가짐
(4) 아직 논리적이거나 연역적이지는 못함
(5) 아직 분류, 관계 등의 개념을 가지지 못함
(6) 대상을 'signifier'로 표시할 줄 알게 됨
(7) 상징이나 신호(언어, 제스처 이미지, 그림 등)로써 대상을 표현함
(8) 인간관계를 잘 이해하지 못하여 컵을 깨뜨려도 자기 실수인 줄 모름
(9) 같은 대상이 다른 환경에 있으면 다른 대상인 줄 앎
(10) 사물이 기능으로 인식함
(11) 두 개 단어로 된 문장을 쓰기 시작함
(12) 도덕적 판단의 기준을 질보다 양에 둠
- 일부러 접시 하나를 깬 것보다 실수로 10개를 깬 것이 더 나쁘다고 생각함

(13) 자신이 우주 중심에 있다고 봄
- 타인역할을 이해 못하는 자기중심성(ego centricity)을 보임

(14) 타인을 위해 자기 행동을 변경하지 못함
(15) 사건이 동시에 일어나면 그 중 하나가 원인이고 다른 것은 결과로 봄
(16) 'animistic thinking'을 함

3) **구체적 조작단계**(concrete operational stage)

(1) 5~10세
(2) 대상이나 사건을 구체적으로, 실제적으로 이해함
- 지각되는 대로 이해함

(3) 자신 밖의 정보에 좀 더 주의를 기울임
① 그것들을 다룸
② 다른 사람의 관점에서 볼 수 있어 자기중심성을 벗어남

(4) 제한된 논리적 사고가 가능함
① 더 큰 숫자를 다룸
② 구체적 내지 법칙적이어서 예외를 이해할 줄 모름
③ 두 개의 전제로 결론을 내리는 논리 방식이 나타남(syllogistic reasoning)
예) 말은 포유류다 → 포유류는 온혈동물이다 → 그러므로 모든 말은 온혈동물이다

(5) 규칙을 따르며 자신을 통제할 수 있고 자신 스스로 규범을 만들 수도 있음
(6) 대상이 모양이나 형태를 달리해도 같은 특징을 간직한다는 것을 이해함
(7) 사물간의 관계를 이해함
- 다른 형태로 변화했다가 원래 모습으로 돌아오는 것을 이해함
  예) 물과 얼음

(8) 외부적 사건 간에 관련을 지을 수 있고 대상을 여러 차원에서 분류할 수 있음

4) **형식적 조작단계**(formal operational stage)

(1) 11세 이후
(2) 추상적 사고, 연역적(deductive)사고, 이상과 현실에 대한 개념이 발달함
(3) 형식적, 체계적, 상징적 방식으로 사고할 줄 알게 됨
(4) 언어는 논리적 형식을 따르며 문법적이 됨
(5) 순열(permutation)과 조합(combination)의 개념을 이해함
(6) 자료나 사건을 설명함에 있어 확률, 관계, 가설 등의 개념을 사용함
(7) 철학, 종교, 윤리, 정치 등의 개념을 이해함
(8) 가설 또는 전제를 세우고 검정할 수 있는 능력이 생김

77

다음은 에릭슨의 심리발달이다. 어떤 단계인가?

- 주된 관심은 배변, 배뇨 활동이다
- 자율성에 따른 칭찬과 징벌이 중요하다
- 자신의 신체근육 조종과 통제가 중요한 행동요소이다

1) 구순기
2) 항문기
3) 남근기
4) 사춘기
5) 성인기

문제해설

77 에릭슨(Erik Erikson)의 항문기
- 약 1세에서 3세까지
- 발달과제
  - 자율성(autonomy)의 성취
    - 부모가 아이를 자율적으로 기능하도록 적절히 도와줌
  - 아이는 자신과 자신의 세계를 통제할 수 있다고 느낌
    - 자율적 행동을 부당하게 통제하거나 벌할 경우
  - 아이는 수치심(shame)과 의심(doubt)을 느끼게 됨

답 2)

항문기

Explanation

1. 프로이드의 항문기

1) 1.5~4세 시기
2) 본능적 욕구
   (1) 배변, 배뇨행동이 주된 관심
      - 쾌감의 근원이 됨
3) 자신의 신체근육(특히 배변시의 괄약근)의 조종과 통제가 중요한 행동요소임
   (1) 칭찬과 징벌은 중요한 결정인자가 됨
   (2) 자기통제에 대한 자율성이 형성됨
4) 잘못될 경우 항문기적 성격이 나타남
   - 강박성, 완벽성, 죄책감, 가학적 및 피학적 성격, 또는 양가성이 발생
5) 공격성
   - 과도한 방출적 행동화(acting-out) 또는 극단적 보존의 형태로 나타남

2. 에릭슨(Erik Erikson)의 항문기

1) 약 1세에서 3세까지
2) 발달과제
   (1) 자율성(autonomy)의 성취
      - 부모가 아이를 자율적으로 기능하도록 적절히 도와줌
   (2) 아이는 자신과 자신의 세계를 통제할 수 있다고 느낌
      - 자율적 행동을 부당하게 통제하거나 벌할 경우
   (3) 아이는 수치심(shame)과 의심(doubt)을 느끼게 됨

78

다음 설명에 부합하는 아동의 연령은?

- 아동은 사회적 규칙과 관습에 대해 알고 있다
- 행동하기 전에 부모에게 시각적으로 체크할 수 있다
- 새로운 요구에 적응하는데 유연성이 제한적이다

1) 2～3개월
2) 3～9개월
3) 12～18개월
4) 24～48개월
5) 60개월

79

다음에서 설명하는 이론은?

- 기능적 행동을 위한 감각정보의 신경학적 조직화
- A. Jean Ayres의 대표 이론

1) 인지 발달
2) 사회 발달
3) 놀이 발달
4) 감각 통합
5) 시지각 위계

문제해설

78 위 설명에 가장 근접한 연령대는 24～48개월의 아동이다. 이시기 아동은 자기통제를 습득하는 연령으로 사회적 기대에 부합하며 정체성이 발달한다.

답 4)

79 해설내용 참조

답 4)

SI 치료

Explanation

창시자	• 작업치료사이며 교육심리학자인 Jean Ayres에 의해 시작됨
Ayres의 시각	• 발달, 학습, 감정의 문제를 이해하는데 새로운 방식으로 아동을 바라봄
1960년대 후반～1970년대	• 초기의 치료법과 혁신적 연구는 큰 저항에 부딪히기도 함 • 오늘날에도 여전히 SI에 대한 의구심이 존재함 – 하지만 SI에 대한 지속적 연구가 이루어지고 있으며, 새롭게 재조명되고 있음
SI의 영향	• 작업치료의 기초 중 하나가 됨 • 작업치료의 고유영역으로 자리 잡음 • 소아작업치료에 새로운 영향을 미침

80

다음 설명에 해당하는 Piaget의 인지발달 단계는?

- 논리적으로 추상적 문제해결
- 가설 추리가능
- 종합적 추리가능

1) 청소년기
2) 전조작기
3) 감각운동기
4) 구체적 조작기
5) 형식적 조작기

문제해설

80 해설내용 참조

답 5)

Piaget의 인지발달 단계

Explanation

구체적 조작단계 (concrete operational stage)	7~11세	• 5~10세 • 대상이나 사건을 구체적이고 실제적으로 이해함 − 지각되는 대로 이해함 • 자신 밖의 정보에 좀 더 주의를 기울임 − 비로써 다른 사람의 관점에서 볼 수 있게 되어 자기중심성으로부터 벗어남 • 제한된 논리적 사고가 가능함 − 더 큰 숫자를 다를 수 있음 − 구체적 내지 법칙적이어서 예외를 이해할 줄 모름 − 두 개의 전제로 결론을 내리는 논리 방식이 나타남(syllogistic reasoning) → 말은 포유류다. → 포유류는 온혈동물이다. → 그러므로 모든 말은 온혈동물이다. • 규칙을 따르며 자신을 통제할 수 있고 자신 스스로 규범을 만들 수도 있음 • 대상이 모양이나 형태를 달리해도 같은 특징을 간직한다는 것을 이해함 • 사물간의 관계를 이해함 − 다른 형태로 변화했다가 원래 모습으로 돌아오는 것을 이해함(예 : 물과 얼음) • 외부적 사건 간에 관련을 지을 수 있고 대상을 여러 차원에서 분류할 수 있음
형식적 조작단계 (formal operational stage)	11세 이후	• 11세 이후 • 추상적 사고, 연역적(deductive) 사고, 이상과 현실에 대한 개념이 발달함 • 형식적, 체계적, 상징적 방식으로 사고할 줄 알게 됨 • 언어는 논리적 형식을 따르며 문법적이 됨 • 순열(permutation)과 조합(combination)의 개념을 이해함 • 자료나 사건을 설명함에 있어 확률, 관계, 가설 등의 개념을 사용함 • 철학, 종교, 윤리, 정치 등의 개념을 이해함 • 가설 또는 전제를 세우고 검정할 수 있는 능력이 생김

81

프로이드의 심리성적 발달 단계에 대한 설명으로 옳은 것은?

1) 잠복기는 13~18세이다
2) 구강기의 고착화로 고집이 형성된다
3) 남근기에는 오이디푸스 콤플렉스가 나타난다
4) 항문기에는 부모에 대한 애정과 증오가 동시에 형성된다
5) 구강기에서 자아통제가 형성되며 부모의 칭찬과 처벌이 영향을 미친다

82

다음 아동의 생각을 통해 판단할 수 있는 콜버그의 도덕 단계는?

> "넌 사형에 대해 어떻게 생각하니?"
> "아무리 잘못을 했더라도 인간을 죽이는 것은 나쁜 행위야. 사람의 생명보다 소중한 것은 없어"

1) 보편원리 지향
2) 사회계약 지향
3) 법과 질서 지향
4) 벌과 복종 지향
5) 대인관계조화 지향

83

다음 내용과 사례에 해당하는 Maslow의 욕구 단계는?

> • 정의 : 사랑과 소속감에 대한 욕구
> • 사례 : 친구, 가족, 지역사회

1) 1단계
2) 2단계
3) 3단계
4) 4단계
5) 5단계

문제해설

81 잠복기는 6~12세에 나타난다. 항문기의 고착은 고집, 잔학 등이 나타난다. 항문기에서 자아통제가 형성되며 부모의 칭찬과 처벌이 영향을 미친다. 구강기에서 부모에 대한 애정과 증오가 동시에 형성된다.

답 3)

82 콜버그의 도덕성 발달

수준	내용
전인습적 수준	• 벌과 복종 지향 • '벌 받지 않기 위해 질서는 지켜야 해!'
	• 개인적 보상 지향(=목적과 상호교환 지향) • '규칙 잘 지키면 선물 주신다고 했어'
인습적 수준	• 대인관계조화 지향(=착한아이 지향) • '질서를 잘 지켜서 선생님께 칭찬 받아야지'
	• 법과 질서 지향 • '규칙이니까 지켜야 해'
후인습적 수준	• 사회계약 지향 • '다른 사람들에게 피해를 주지 말아야 해'
	• 보편원리 지향 • 사람의 인권, 생명 윤리 등

답 1)

83 Maslow의 욕구 단계

단계	내용
1단계	• 생리적 욕구 – 음식, 물, 온도 등
2단계	• 안전에 대한 욕구 – 신체적 위험 없음, 정신적 안정
3단계	• 사랑과 소속감에 대한 욕구 – 친구, 가족, 지역사회
4단계	• 자존감에 대한 욕구 – 성취감, 타인으로부터의 인정 등
5단계	• 인지적 욕구와 미적 욕구 – 물리적 사회적 환경에 대한 인식 및 탐구

답 3)

84

다음에서 설명하는 에릭슨의 발달 단계는?

> 발달과제는 자율성(autonomy)의 성취이다. 부모가 아이를 자율적으로 기능하도록 적절히 도와주게 되면 아이는 자신과 자신의 세계를 통제할 수 있다고 느낌을 가지게 된다. 하지만 자율적 행동을 부당하게 통제하거나 벌할 경우 아이는 수치심(shame)과 의심(doubt)을 가지게 된다

1) 출생~1세　　2) 1세~3세
3) 3세~5세　　4) 5세~8세
5) 8세~11세

문제해설

84 해설내용 참조

답 2)

에릭슨의 사회심리발달

Explanation

구순기 : 1단계 (신뢰 vs 불신)	• 출생에서 1세까지 • 발달과제 : 기본적 신뢰(basic trust)의 성취 – 어머니(대리자)의 일관된 애정 어린 돌봄은 기본적 신뢰감을 발달시킴 – 과제를 성취하지 못하면 기본적 불신(basic mistrust)이 발전됨
항문기 : 2단계 (자율성 vs 수치심과 의심)	• 약 1세에서 3세까지 • 발달과제 : 자율성(autonomy)의 성취 – 부모가 아이를 자율적으로 기능하도록 적절히 도와줌 ◦ 아이는 자신과 자신의 세계를 통제할 수 있다고 느낌 – 자율적 행동을 부당하게 통제하거나 벌할 경우 ◦ 아이는 수치심(shame)과 의심(doubt)을 느끼게 됨
남근기 : 단계 (주도성 vs 죄책감)	• 3세에서 5세까지 • 발달과제 : 주도성(initiative)의 성취 – 주도성의 발달정도는 아이들에게 얼마나 많은 신체적 자유가 주어지고 그의 지적 호기심이 얼마나 많이 만족되는가에 달려 있음 • 이 단계의 말기에는 신체적으로 활발하게 움직일 수 있어 친구들과 놀이를 통해 교제하는 방법을 배움 • 공격적 공상들이 적절히 다루어진다면 주도성과 야심이 잘 발전됨 – 공격적 공상이나 충동의 표현에 대한 지나친 징벌이나 비난은 죄의식(guilt)을 느끼게 함
평가	해당 전문의의 order에 의해 평가 후 반드시 평가결과지에 counter sign(처방의사 sign / 작업치료사 sign)이 들어가야 한다. 급여평가는 월 1회 이상 실시하더라도 1회만 산정된다.

85

다음 내용과 가장 관계 깊은 Kohlberg의 윤리/도덕 발달 단계는?

> • 법이나 관습 이전에 인간생명이 관여된 문제로서 생명의 가치는 무엇보다도 우선한다
> • 사례 : "양심에 따라 이것만은 지켜야 한다."

1) 벌과 복종지향
2) 사회계약 지향
3) 법과 질서 지향
4) 개인적 보상지향
5) 보편적 원리 지향

문제해설

85 해설내용 참조

답 5)

Kohlberg의 윤리/도덕 발달 단계

Explanation

전인습적 수준	• 1단계 : 처벌과 복종 지향 – 벌과 복종지향 : 벌을 받지 않기 위해 질서는 지켜야 해 • 2단계 : 쾌락주의 지향 – 개인적 보상지향 : 규칙을 잘 지키면 선물주신다고 했어
인습적 수준	• 3단계 : 착한 아이 지향 – 대인관계조향 : 질서를 잘 지켜서 선생님께 칭찬 받아야지 • 4단계 : 법과 질서 지향 – 법과 질서지향 : 규칙이니까 지켜야 해
후인습적 수준	• 5단계 : 사회 계약 지향 – 사회계약지향 : 다른 사람들에게 피해를 주지 말아야 해 • 6단계 : 보편적 원리 지향 – 보편적 원리 지향 : 양심이 있으니 지켜야 해

1. 6단계 : 보편적 원리 지향

1) 개요

- 법이나 관습 이전에 인간생명이 관여된 문제로서 생명의 가치는 무엇보다도 우선함
  - 모든 인간이 따라야 할 보편적 윤리 원칙을 따름
- 보편적 윤리적 원칙을 수립하기는 어렵기 때문에 6단계의 사고에 도달한 사람은 드묾

2) 옳은 것

- 무엇인가를 고려하는 데 있어서 단계 6은 보편 윤리적 원리에 의해 인도됨
  - 특정한 법이나 사회적 협약은 그런 원리 위에 존재
  - 법이 원리를 어길 때는 오히려 원리에 따름

• 원리
  - 정의의 보편적 원리
  - 인간 권리의 평등성과 개인으로서 인간의 존엄성에 대한 존경

3) **사회적 조망**

• 사회적 제도가 도출되는 도덕적 관점, 혹은 제도의 근거를 이루는 도덕적 관점의 조망

86

다음에 내용에 부합하는 Freud의 정신성적 발달단계는?

> 본능적 욕구가 잠재화되어 이성에 대한 관심이 줄어들고 동성의 아이들과 어울리게 되는 시기로 자신의 성적 정체성을 확립하는 시기이다

1) 구강기
2) 항문기
3) 남근기
4) 잠복기
5) 사춘기

87

프로이드의 'ego'에 대한 설명으로 옳은 것은?

1) 무의식이다
2) 방어기제를 사용하지 않는다
3) 자아와 초자아의 사이에서 갈등을 조정한다
4) 자아를 능가하며 제도와 규율 위의 상위 개념이다
5) 본능적 욕구의 즉각적인 만족을 얻으려고 하는 것이다

88

다음 콜버그의 도덕발달 수준에서 후인습적 수준의 내용은?

1) 벌과 복종 지향
2) 법과 질서 지향
3) 개인적 보상 지향
4) 대인관계조화 지향
5) 보편적 도덕원리 지향

문제해설

86 잠복기는 6~12세의 시기로 본능적 욕구가 잠재화되어 이성에 대한 관심은 줄어들고 동성의 아이들과 어울리게 되며 친구들에 대한 관심이 특징적이다.

답 4)

87 ego는 자아를 말한다. 때때로 의식적이거나 무의식적이다. 방어기제를 사용하여 개체를 보호한다. 이드와 초자아의 사이에서 갈등을 조정한다. 개인으로 하여금 현실을 고려하지 않고 본능적 욕구의 즉각적인 만족을 얻으려고 하는 것은 이드에 대한 설명이다.

답 3)

88
• 전인습적 수준 : 외부요인에 의해 도덕적 가치를 판단 - 벌과 복종 지향, 개인적 보상 지향
• 인습적 수준 : 자신이 속한 집단에 동조하는 행동이 바른 것이라고 간주 - 대인관계조화 지향, 법과 질서 지향
• 후인습적 수준 : 자신의 판단과 양심에 따라 행동 - 사회계약 지향, 보편적 도덕원리 지향

답 5)

89

다음 설명에 해당하는 에릭슨의 사회심리발달 단계의 과제는?

- 6세에서 11세 사이의 학령기의 과제이다
- 성인의 기술들을 습득하고 자기의 과업을 완수할 수 있는 능력을 성취하게 된다

1) 신뢰 vs 불신
2) 근면성 vs 열등감
3) 주도성 vs 죄책감
4) 자율성 vs 수치심
5) 정체감 vs 역할혼동

문제해설

89 해설내용 참조

답 2)

에릭슨의 사회심리발달

Explanation

구순기 : 1단계 (신뢰 vs 불신)	• 출생에서 1세까지 • 발달과제 : 기본적 신뢰(basic trust)의 성취 – 어머니(대리자)의 일관된 애정 어린 돌봄은 기본적 신뢰감을 발달시킴 – 과제를 성취하지 못하면 기본적 불신(basic mistrust)이 발전됨
항문기 : 2단계 (자율성 vs 수치심과 의심)	• 약 1세에서 3세까지 • 발달과제 : 자율성(autonomy)의 성취 – 부모가 아이를 자율적으로 기능하도록 적절히 도와줌 ◦ 아이는 자신과 자신의 세계를 통제할 수 있다고 느낌 – 자율적 행동을 부당하게 통제하거나 벌할 경우 ◦ 아이는 수치심(shame)과 의심(doubt)을 느끼게 됨
남근기 : 3단계 (주도성 vs 죄책감)	• 3세에서 5세까지 • 발달과제 : 주도성(initiative)의 성취 – 주도성의 발달정도는 아이들에게 얼마나 많은 신체적 자유가 주어지고 그의 지적 호기심이 얼마나 많이 만족되는가에 달려 있음 • 이 단계의 말기에는 신체적으로 활발하게 움직일 수 있어 친구들과 놀이를 통해 교제하는 방법을 배움 • 공격적 공상들이 적절히 다루어진다면 주도성과 야심이 잘 발전됨 – 공격적 공상이나 충동의 표현에 대한 지나친 징벌이나 비난은 죄의식(guilt)을 느끼게 함
잠재기 : 4단계 (근면 vs 열등)	• 6세에서 11세까지 • 학령기에 해당함 • 발달과제 : 성인의 기술들을 습득하고 자기의 과업을 완수할 수 있는 능력인 근면성(industry)을 성취하는 것 – 생산적인 어린이는 성취의 즐거움과 어떤 일을 잘 해내는 자긍심을 배움 – 학교에서의 냉대, 열등하다는 지적, 가정에서의 과보호, 동성 부모와의 불리한 비교 등은 열등감(inferiority)을 발전시킴

사춘기 : 5단계 (정체감 vs 역할혼동)	• 11세에서 청소년기 말까지 • 발달과제 : 정체성(identity)을 발전시키는 것 – 청소년 후기에 들어서면 지금까지의 발달 단계를 통해 얻은 자신에 대한 이해, 사회적 위치, 장래 직업 등을 생각함 – "나는 누구이며, 내 인생의 목적과 의미는 무엇인가?"라고 질문함 ◦ 이로부터 정체성의 확립이 일어나게 됨 – 정체성 확립을 이루지 못한 경우 ◦ 자아감(sense of self)이 결여됨 ◦ 자기위치에 대한 혼동이 특징인 정체성 산만(identity diffusion)이나 역할 혼동으로 괴로워하게 됨 ◦ 정체성의 산만은 성적 정체성(gender identity)의 장애로 나타날 수 있음 ◦ 역할 혼동은 가출, 범죄, 정신병 등의 행동이상으로 나타날 수 있음

90

다음 아동의 생각을 통해 판단할 수 있는 콜버그의 도덕 단계는?

> '법이 만들어진 것에는 다 이유가 있는 거야. 무조건 지켜야 해!'

1) 보편원리지향
2) 법과 질서지향
3) 사회계약 지향
4) 벌과 복종지향
5) 대인관계조화지향

91

넓이와 깊이가 다른 비커 A와 B가 있다. A에 담긴 일정양의 주스를 B비커로 옮겨 담고 주스의 양이 같은지 묻는 질문에 승환이는 B비커의 양이 많다고 답했다. 이때 확인할 수 있는 인지 개념은?

1) 시각적 사실성
2) 불확실한 사실성
3) 자기중심적 사고
4) 불완전한 분류 능력
5) 보존개념의 결여

문제해설

90 콜버그의 도덕성 발달

전인습적 수준	벌과 복종지향	'벌 받지 않기 위해 질서는 지켜야 해!'
	개인적 보상지향 (=목적과 상호 교환지향)	'규칙 잘 지키면 선물 주신다고 했어'
인습적 수준	대인관계조화지향 (=착한아이지향)	'질서를 잘 지켜서 선생님께 칭찬 받아야지'
	법과 질서지향	'규칙이니까 지켜야해'
후인습적 수준	사회계약지향	'다른 사람들에게 피해를 주지 말아야 해'
	보편원리지향	사람의 인권, 생명 윤리 등

답 2)

91 문제의 실험은 Piaget의 인지 발달 전조작기 단계에서 아동이 보이는 직관적 사고에 대한 액체량 보존실험이다. 이 실험에서 보존개념이 형성되지 않는 아동은 똑같은 양의 주스를 따라낸 높이와 넓이가 바뀐 비커에 담긴 주스의 양이 다르다고 판단한다.

답 5)

92

에릭슨의 발달주기에서 "친밀감 대 고립감"에 해당하는 연령은?

1) 12～19세
2) 30～39세
3) 40～49세
4) 50～59세
5) 60～69세

93

다음 중 가장 성숙한 단계의 놀이는?

1) 콜라주
2) 소꿉놀이
3) 인형놀이
4) 핑거페인팅
5) 비눗방울 불기

94

에릭슨 심리사회적 발달단계이다. 프로이드의 잠복기에 해당하는 것은?

1) 자율성 대 수치심
2) 주도성 대 죄책감
3) 근면성 대 열등감
4) 정체감 대 정체혼미
5) 친밀감 대 고립감

95

Maslow의 욕구에서 대한 위계구조 중 가장 두 번째 욕구에 해당되는 것은?

1) 소속감에 대한 욕구
2) 수면에 대한 욕구
3) 성취에 대한 욕구
4) 안정에 대한 욕구
5) 자아실현에 대한 욕구

문제해설

92 친밀감 대 고립감(20～40세)

또래집단 동조 이전 단계만큼 중요치 않다. 친밀감은 반드시 자아정체감 성취가 선행되어야 한다. 영구적 정체감에 기인하지 않은 친밀감은 대인관계 문제(고립, 고독)를 유발한다.

답 2)

93 단계별 놀이

- 1단계 : 감각/촉감/구강기/나르시즘 — 비눗방울 불기, 마른 모래놀이
- 2단계 : 운동/항문기/전 오디프스기 — 핑거페인팅, 찰흙놀이, 젖은 모래놀이 등
- 3단계 : 표현/남근기/오디프스기 — 인형놀이, 병원놀이, 자동차 놀이 등
- 4단계 : 구조적/잠재기/후 오디프스기 — 콜라주, 조립장난감, 퍼즐 등

답 1)

94 잠복기, 근면성 대 열등감 : 6～11세

답 3)

95

- 1단계 : 생리적 욕구
- 2단계 : 안전 욕구
- 3단계 : 사랑과 소속감에 대한 욕구
- 4단계 : 자아존중감 욕구
- 5단계 : 자아실현 욕구

답 4)

96

다음 설명에 해당하는 발달 연령은?

- 가장 나중에 사라진 곳에서 물건을 찾으려 한다
- 보이지 않는 이동에 대해서는 대처하거나 탐색하지 못 한다

1) 12～18개월
2) 18～24개월
3) 24～30개월
4) 30～36개월
5) 36～40개월

97

다음 설명에 해당하는 프로이드의 심리성적 발달단계는?

아동은 동성의 부모와 동일시하여 행동하거나 부모의 가치와 도덕률을 내면화하여 초자아를 발달시킨다

1) 구강기
2) 항문기
3) 남근기
4) 잠재기
5) 성기기

98

경직형 마비 유형의 뇌성마비 아동의 옷입기 운련 시 엉덩관절, 무릎관절, 발목관절을 굽힌 자세로 앉혀 비정상적인 근 긴장을 억제하는 자세를 취하게 하였다. 이때 사용된 이론은?

1) PEO Model
2) CO-OP
3) Motor learning
4) Sensory Integration
5) Neurodeveopmental Theory

문제해설

96 대상영속성 object permanence 개념의 발달

대상이 지각되지 않을 때에도 그 대상이 여전히 존재함을 이해하는 것

답 2)

97 남근기－남아는 어머니를 애정의 대상으로 추구하고 아버지를 경쟁자로 인식하며 외디푸스 콤플렉스, 거세 불안(castration anxiety)을 경험한다. 반대로 여아는 아버지에 대한 애정 표현이 어머니에 의해 좌절되는 엘렉트라 콤플렉스를 경험하며, 남근 선망(penis envy)을 지니게 된다. 이 시기의 콤플렉스를 벗어나기 위해 아동은 동성의 부모와 동일시하여 행동하거나 부모의 가치와 도덕률을 내면화하여 초자아를 발달시킨다.

답 3)

98 문제의 치료는 비정상적인 움직임을 유도하는 근 긴장도를 억제하고 정상적인 자세와 움직임을 촉진하는 신경발달이론을 적용하고 있다.

1) PEO Model : 사람, 환경, 작업 간의 역동적 상호작용 원리를 설명하는 이론
2) CO-OP : 인지를 기반으로 한 매일의 작업수행을 기초로 한 인지적 접근법
3) Motor learning : 반복적인 움직임 학습의 원리를 기반으로 한 이론
4) Sensory Integration : 환경으로부터 들어오는 감각을 처리하고 통합하는 감각통합 발달과정에 기초한 이론
5) Neurodeveopmental Theory : 비정상적인 움직임을 억제하고 전형적이고 정상적인 움직임을 촉진하는 신경발달 이론

답 5)

3

C·H·A·P·T·E·R

아동을 위한 평가

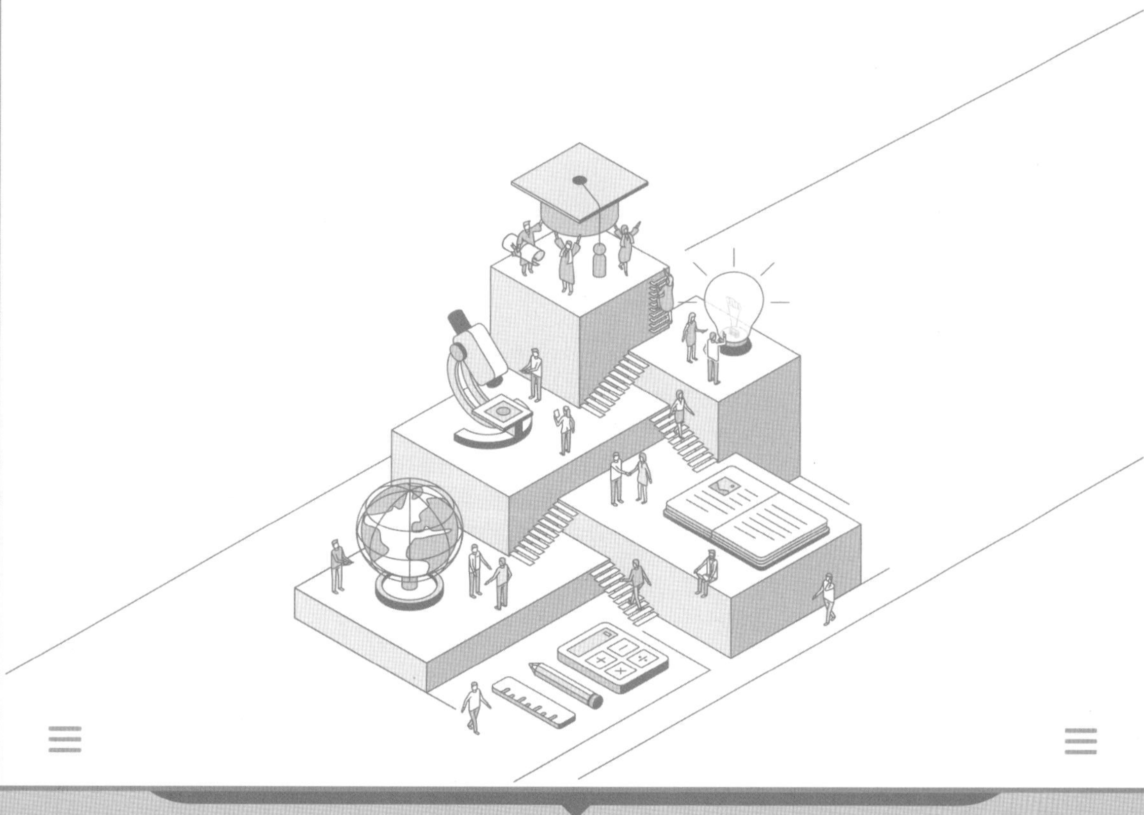

예·상·문·제·풀·이

01

다음에서 설명하는 아동평가 도구는?

1. 검사 항목(8 subtests)
   - ① 눈-손 협응(Eye-Hand coordination : EH)
   - ② 공간위치(Position in Space : PS)
   - ③ 따라 그리기(Copying : CO)
   - :
   - :
   - ⑦ 시각운동 속도(Visual-Motor Speed : VMS)
   - ⑧ 형태 항상성(Form Constancy : FC)

2. 검사 수행 원칙
   - 검사의 목적을 달성하기 위해 아동이 검사에 즐겁게 임하도록 아동과 친밀감을 형성해야 함
   - 아동의 피로 정도를 잘 살피고, 피로한 기색이 있거나 흥미가 없다는 기색이 보이면 검사를 중단함
   - 피검자를 일관되게 칭찬하고 격려해야 함

1) MVPT 4
2) DDST 2
3) DTVP 2
4) MMSE-K
5) LOTCA 2

문제해설

01 DTVP 2

- 정의 : 시지각 및 시각-운동장애 수준을 파악하는 검사, 시지각 기관 결함 가능성에 관한 증거를 제공하는 시지각 발달검사
- 대상 : 4~10세 유아
- 검사 시간 : 약 30~60분 정도 소요됨, 검사자는 불필요한 지연을 피하기 위해 아동이 특정 문항에서 많은 시간을 보내지 않게 함, 검사 전체를 빠르고 일관성 있게 진행하도록 피험자를 격려해야 함, 일반적으로 DTVP-2는 한 번에 모든 검사를 마칠 수 있지만, 피험자에 따라서는 몇 번으로 나누어 실시할 수도 있음
- 활용 : 아동의 시지각 또는 시각-운동에 특별한 문제가 있는지 그리고 만약 문제가 있다면 어느 정도 있는지를 실제로 확인하고자 할 때, 심각한 문제가 있을 수도 있는 아동을 찾아내어 타 전문기관에 의뢰하고자 할 때, 시지각 중재 프로그램의 효과를 검증하고자 할 때, 시지각과 관련된 연구에서 연구도구로 사용하고자 할 때
- 특징 : 비교적 간단한 절차를 통해 시각과 지각에 결함이 있는 아동을 선별함, 시지각 및 시각-운동장애 수준을 파악함, 시지각 결함 가능성의 증거를 제공함, 관련 프로그램의 효과성을 입증함
- 검사자의 자격 : 심리검사에 대한 체계적인 훈련을 받아야 함
- 기본적인 검사 실시 절차 : 검사요강, 그림책, 반응기록용지, 채점기록지를 사용하여 검사를 실시함, 검사 실시 연습은 적어도 3번 이상을 해야 함, 검사는 항상 1 : 1 개별적으로 실시함, 검사 환경은 산만함이 없고, 환기가 잘되며, 밝고, 조용하며, 비밀이 보장되는 편안한 곳이어야 함
- Subtest 항목 : 눈-손 협응(Eye-Hand coordination : EH), 공간위치(Position in Space : PS), 따라 그리기(Copying : CO), 도형-배경(Figure-Ground : FG), 공간관계(Spatial Relations : SR), 시각폐쇄(Visual Closure : VC), 시각운동 속도(Visual-Motor Speed : VMS), 형태 항상성(Form Constancy : FC)

답 3)

02

다음 중 아동의 감각 통합을 검사하기 위해 125가지의 질문으로 구성된 평가도구는?

1) SIPT
2) AMPS
3) Sensory profile
4) Degangi-berk test
5) Bruininks-oseresky test

03

대동작, 소동작, 움직임의 속도, 눈-손 협응, 균형잡기 등에서 발달의 지연을 보이는 14세 학습장애아의 수행능력 평가에 적합한 도구는?

1) BOTMP
2) Functional Capacity Evaluation
3) Denver Development Screening Test
4) Canadian Occupational Performance Measure
5) Southern California Sensory Integration and Praxis Test

문제해설

02 Sensory profile

- 매일의 일상생활에서 감각정보처리 과정을 평가하기 위해
- 다양한 감각에 대한 아동의 반응을 125가지 질문으로 보호자에게 답을 요구함

답 3)

03 해설내용 참고

답 1)

아동 평가 도구

Explanation

1. Bruininks-Oseretsky Test of Motor Proficiency(BOTMP)

1) 저자
   - Bruininks, R.(1978)
2) 4.5세에서 14세
3) 내용
   - 대운동, 상지 및 소운동의 영역을 평가함

2. 기타 평가도구

1) Sensory Integration and Praxis Tests(SIPT)

(1) 목적

① 학습장애, 정서장애, 미세 뇌기능장애와 같이 기질적 문제를 동반한 아동의 감각통합 과정을 검사하고 규명하기 위한 것

② 남가주 감각통합 검사(southern california sensory integration test)를 개정 → 돌림 후 안구진탕 검사(postrotatory nystagmus test)를 포함시킴

(2) 대상

• 4~8세 11개월

(3) 내용

• 감각지각, 시-공간 지각, 협응 동작, 운동계획 등 17개의 영역으로 구성됨

2) COPM(Canadian Occupational Performance Measure)

(1) 목적

• 일상생활의 독립성을 측정함

(2) 대상

• 작업치료를 받는 모든 클라이언트

(3) 특징

① 클라이언트 중심의 접근방법

② 작업수행은 객관적 관찰보다 클라이언트의 주관적 결정에 의함

3) Denver developmental screening test(revised)

(1) 출판

① Denver Developmental Screening Test(DDST)

• 아동의 잠재적 발달 문제를 판별하기 위해 1967년 처음으로 출판됨

(2) 목적

① 발달장애가 의심되는 아동을 조기 판별(screen)하기 위하여 사용됨

② 진단 평가도구가 아님

(3) 대상

• 신생아에서 6세까지의 아동

4) 내용

(1) enverⅡ는 125개의 항목으로 구성됨

(2) 4개의 영역으로 배열됨

(3) 영역

① 개인-사회(personal-social) : 사람들과 사이좋게 지내고 개인의 필요 관리

② 소 운동-적응력(fine motor-adaptive) : 눈-손 협동(eye-hand coordination), 작은 물건 조작, 문제 해결

③ 언어(language) : 듣기, 이해하기 그리고 언어 사용

④ 대 운동(gross motor) : 앉기, 걷기, 뛰기 그리고 전체에 걸친 큰 근육의 움직임

04

소아정신과 환자에게 적용하는 검사도구로 가장 거리가 먼 것은?

1) MVPT
2) Dynamometer test
3) Bayley infant scale
4) Social maturity test
5) Frostig's visual perception test

문제해설

04 Dynamometer test

- grip strength(장악력 또는 쥐는 힘) 측정
- 표준형 'adjustable-handle dynmometer'를 사용
- 측정 자세
  - 어깨관절 모음(shoulder adduction) + 자연스런 돌림(neutrally rotation)
  - 팔꿉관절 90°굽힘(elbow 90° flexion) 아래팔의 중립(forearm neutral position)
  - 손목 관절 0～30° 폄(wrist extension) + 자뼈 편위 0～15°(ulnar deviation)
- 각 손을 3번 측정 후 평균을 계산

답 2)

평가도구

Explanation

1. Dynamometer Test

1) 'grip strength(장악력 또는 쥐는 힘)' 측정
2) 표준형 'adjustable-handle dynamometer'를 사용
3) 측정 자세
   - 어깨관절 모음(shoulder adduction) + 자연스런 돌림(neutrally rotation) + 팔꿉관절 90° 굽힘(elbow 90° flexion) + 아래팔의 중립(forearm neutral position) 손목 관절 0～30° 폄(wrist extension) + 자뼈 편위 0～15°(ulnar deviation)
4) 각 손을 3번 측정 후 평균을 계산

2. Bayley Scale of Infant Development-Ⅱ

1) **저자**
   - 'Nancy Bayley(1993)'
2) **목적**
   (1) 아동의 초기 발달 상태를 검사하여 수준을 측정
   (2) 지적 능력과 운동 능력의 지연 정도를 수치로 알아보기 위한 것
3) **대상**
   - 1～42개월까지의 아동
4) **내용**
   (1) 지능(178항목), 운동(111항목), 유아행동기록(30항목)의 세 부분으로 구성
   (2) 유아행동기록
   - 수행에 관한 검사 중 행동항목에 따라 아동을 관찰

3. Marianne Frostig Developmental Test of Visual Perception

1) 저자

• Marianne Frostig(1966)

2) 목적

• 학습 장애 아동의 시지각 손상정도를 평가하는 것이 주목적

3) 진단 및 판별용

• 치료방법 제시

4) 대상

(1) 지각 손상 아동
(2) 학습 장애 아동
(3) 신체적 장애를 가진 아동
(4) 3～9세

5) 내용 : 5개 영역으로 구성

(1) 눈 운동의 협응(eye-motor coordination)
(2) 전경배경(figure ground)
(3) 형태 항상성(constancy of shape)
(4) 공간내 위치감각(position in space)
(5) 공간관계(spatial relationship)

6) 신뢰도

• 검사－재검사 신뢰도 : 0.98

4. 사회성숙도 검사

1) 개요

(1) 미국에서 Doll이 1935년 발표함
(2) 1947년에 3판이 나옴
(3) 1965년에 5판이 출판됨
(4) 5판을 기준으로 1977년 국내에서 표준화됨
(5) 목적
① 개인의 성장 또는 변화를 측정함
• 개인차를 측정하는 도구로 사용할 수 있음
② 아동 및 성인의 치료 및 훈련 향상을 측정함
③ 사회적으로 무력하지 않은 정신지체를 구별하는 도구로도 사용함
④ 생활 지도와 아동 훈련의 기초 자료 수집 도구로 사용함

2) **내용**

(1) 자조, 이동, 작업, 의사소통, 자기관리, 사회화 등

• 적응행동의 표본이 되는 117개의 문항으로 구성됨

(2) 대상

① 피검자를 잘 아는 부모 또는 가족, 친척이나 후견인

② 면접을 통해 검사

(3) 채점

① +, +F, +NO, ±, −

② '+'는 1점, '+F'는 1점 등

05

심도 있는 감각통합 평가를 위해 특별히 고안된 표준화된 도구이며, 평가 시간은 약 2시간 정도 소요되는 것은?

1) SFA
2) SIPT
3) Miller assessment for preschoolers
4) Bruininks oseresky test of motor proficiency
5) Developmental test of visual motor integration

06

4세 뇌성마비 아동에게 적용할 수 있는 시지각 검사도구로 타당한 것은?

1) DAP(draw a person test)
2) DeGangi Berg sensory integration test
3) DDST(Denver developmental screening test)
4) KDTVP-3(Korean development test of visual perception)
5) LOTCA-G(Loewenstein occupational therapy cognitive assessment-geriatric)

문제해설

05
• Miller assessment for preschoolers : 평가−입체지각(stereognosis), 촉각지각(tactile perception), 전정감각기능(vestibular function)
• Bruininks oseresky test of motor proficiency : 평가 내용−대운동 및 소운동 기술을 평가함, 감각 통합 기능과 관계된 기술을 평가함
• Developmental test of visual motor integration
  − 평가 내용 : 시지각 기술 및 지각/운동 기술을 평가함
• SFA(school function assessment) : SI 문제가 아동의 작업에 미치는 영향을 평가함
• SIPT : 심도 있는 SI 평가를 위해 특별히 고안된 표준화된 유일한 평가도구임, 평가에 필요한 시간은 약 2시간이며, 점수를 얻는데 약 30~45분의 시간이 더 필요함, SIPT의 사용과 점수해석을 위해 특별한 훈련 과정이 필요함, 매우 복잡한 구성으로 독학으로 수행할 수 없는 평가임

답 2)

06 KDTVP-3는 4~8세 아동의 시지각 발달검사, DDST는 3세에서 6세까지 아동의 발달검사, DeGangi Berk test는 3~5세 이상 아동의 감각통합을 검사, DAP는 연령은 무관한 성격검사, LOTCA-G는 노인의 인지평가 도구이다.

답 4)

07

3~10세 아동의 일상의 감각처리 과정을 평가하기 위해 제작된 평가도구로 125가지 질문으로 구성된 평가도구는?

1) Sensory profile
2) Alberta infant motor scales
3) Childhood autism rating scale
4) Sensory integration and praxis test
5) DeGangi-berk test of sensory integration

08

다음 평가 영역으로 구성된 평가도구는?

> 참여(particpation), 과제 지지(task supports), 과제 수행(activity performance)

1) Wee-FIM
2) Klein-Bell ADL Scale
3) School Function Assessment
4) Assessment of Motor and Process Skills
5) Pediatric Evaluation of Disability Inventory

09

다음에서 설명하는 검사도구는?

> • 평가자는 뻗기, 잡기, 놓기와 조작등의 16개 항목을 실시함
> • 운동범위, 정확성, 유연성, 민첩성의 질을 평가함
> • 원점수 122점을 산출함

1) sensory profile
2) school assessment function
3) Jebson taylor test of hand function
4) Quality of upper extremity skills test(QUEST)
5) melbourne assessment of unilateral upper limb function(MUUL)

문제해설

07 sensory profile

목적	• 매일의 일상 상황에서 감각정보 처리 과정을 평가하기 위함 • 기능적 수행에 있어 감각체계의 영향을 알아보기 위함
대상	• 3~10세
내용	• 다양한 감각에 대한 아동의 반응을 125가지 질문으로 구성된 질문지로 보호자에게 답을 요구함 • 'sensory processing, modulation, behavior & emotional responses'로 구성

답 1)

08 School Function Assessment은 초등학생들의 학업과 사회기술을 수행도를 측정하기 위한 도구로서, 참여, 과제 지지, 과제 수행을 평가한다.

답 3)

09 MUUL

• 상지의 손상과 활동 제한을 평가함
• 평가자는 뻗기, 잡기, 놓기와 조작등의 16개 항목을 실시함
• 채점하여 운동범위, 정확성, 유연성, 민첩성의 질을 평가하는 최대 원점수 122점을 산출함

답 5)

10

다음 중 아동의 공간지각, 전경배경, 시지각기억, 시각완성을 평가하는 도구는?

1) CARS
2) MVPT
3) COPM
4) DDST
5) HOME

11

다음 설명에 부합하는 검사도구는?

- 내용 : 소근육 운동 하위검사, 대근육 운동 하위검사
- 대상 : 1~42개월 아동 대상
- 검사시간 : 15~20분

1) Miller function 참가 척도
2) Peabody 발달 운동 척도 2판
3) Bayley의 유아 및 영아 발달 운동 척도
4) Bruininks-Osereysky 운동 능숙도 검사
5) 장애 인벤토리에 대한 아동 평가(PEDI-CAT)

문제해설

10 MVPT 아동용 검사의 내용
- 공간관계
- 시각구별
- 전경배경
- 시각완성
- 시각기억

답 2)

11 보기에서 설명하는 검사도구는 Bayley 영유아 발달 검사이다.

답 3)

작업치료 보험 수가

Explanation

1. Bayley scales of Infant development Ⅱ(second edition)

저자	• Nancy Bayley(1993)
목적	• 아동의 초기 발달 상태를 검사하여 수준을 측정함 • 지적능력과 운동능력의 지연 정도를 수치로 알아보기 위한 것
대상	• 1~42개월까지의 아동
내용	• 지능(178항목), 운동(111항목), 유아행동기록(30항목)의 세 부분으로 구성 • 유아행동기록 - 수행에 관한 검사 중 행동항목에 따라 아동을 관찰

2. Bruininks – oseretsky test of motor proficiency

저자	• Bruininks, R.(1978)
대상	• 4.5세에서 14세
내용	• 대운동, 상지 및 소운동 영역을 평가

3. Peabody development motor scale(2nd ed) : PDMS Ⅱ

저자	• M. Rhonda Folio, Rebecca R. Fewell, 2002
목적	• 아동의 대운동 및 소운동 기술의 치료 또는 훈련을 위한 평가
대상	• 0~6세
내용	• reflexes, stationary, locomotion, object manipulation, grasping & visual motor integration의 6개의 하부 검사로 구성

12

피검자의 연령이 4세에서 21세까지인 평가도구는?

1) Wolf Motor Function Test
2) Minnesota Manual Dexterity Test
3) Jebson-Taylor Hand Function Test
4) Bayley Scales of Infant Development-Ⅲ
5) Bruininks-Oseretsky Test of Motor Proficiency, Second Edition

13

경직형 편마비(spastic hemiplegia) 진단을 받은 아동이 2017년 12월 20일에 덴버발달평가(DDST)를 위해 치료실을 방문하였다. 생년월일이 2015년 12월 19일인 아동이 35주 4일 만에 태어났다면 이 아동의 교정연령은?

1) 2년 1일
2) 2년 1개월 1일
3) 1년 11개월 1일
4) 1년 11개월 2일
5) 1년 10개월 27일

문제해설

12
- Wolf Motor Function Test
  - 기능이 좋은 만성환자, 상지의 능동적인 운동이 가능한 환자를 대상
- Minnesota Manual Dexterity Test
  - 13세 이상부터 성인까지를 대상으로 함
- Jebson-Taylor Hand Function Test
  - 손기능 장애 환자(아동, 성인 모두 가능)
- Bayley Scales of Infant Development-III
  - 0~42개월 영유아를 대상으로 함

답 5)

13 아동이 생후 2년이 지났으므로 조산교정이 필요 없다.

답 1)

14

학교기능평가(School Function Assessment)에 대한 설명으로 옳은 것은?

1) 평가 대상 연령은 7세에서 12세이다
2) 규준 참조 검사(norm-referenced test)이다
3) 학교 관련 세팅에서 과거에서 현재의 참여 정도를 파악할 수 있다
4) 학생의 과제 지지 정도와 활동 수행의 두 가지 측면을 평가할 수 있다
5) 활동수행영역은 신체적 활동 수행과 인지/행동적 수행으로 나누어 평가한다

15

정신척도, 운동척도, 행동척도로 구성된 아동 평가도구는?

1) Baley Scale of Infant Development
2) Peabody developmental Motor Scales
3) Denver Developmental Screening Test
4) Edhardt Developmental Prehension Assessment
5) Bruininks-Oseretsky Test of Motor Proficiency

16

아동의 먹기, 마시기, 의복관리, 글쓰기와 같은 학교생활 참여에 요구되는 과제 수행을 할 때 도움의 정도를 결정하고자 한다면 가장 적정한 평가 도구는?

1) Sensory Profile
2) Functional Independence Measure for Children
3) DeGangi-Berk Test of Sensory Integration
4) School Function Assessment
5) Bruininks-Oseretsky Test of Motor Proficiency

문제해설

14 School Function Assessment는 준거참조 검사이며, 세 영역으로 나뉜다. 영역 I 은 수행 환경 참여영역, 영역 II는 과제 지원영역, 영역 III은 활동수행영역으로 구성되어 있으며, 영역 I 과 영역 II는 선별도구로 사용하는 것이 가능하며, 이 중 문제가 되는 부분을 영역 III 활동수행 영역을 통해 보다 세밀하게 평가한다.

답 5)

15 Baley Scale of Infant Development

- 정신척도 : 인지, 언어, 개인–사회성
- 운동척도 : 대동작, 소동작, 감각통합, 지각–운동통합
- 행동척도 : 사회적 상호작용, 환경과 사물에 대한 지남력, 흥미, 활동수준, 자극에 대한 요구

답 1)

16 SFA

학교환경에서 먹기, 마시기, 의복관리, 글쓰기 등의 기능적 수행을 평가한다.

답 4)

17

제시된 사례 정보에서 우선적으로 요구되는 평가도구는?

- 장난감을 자주 부수고 미술활동에 참여하는 것이 어렵다
- 율동을 따라 하는 것이 어렵고, 주로 앉아서 책을 읽는 것을 좋아한다

1) Konox Preschool Play Scale
2) Childhood Autism Rating Scale
3) Touch Inventory of Preschoolers
4) Developmental Test of Visual Perception
5) Bruininks-Oseretsky Test of Motor Proficiency

18

평소 다른 사람과 부딪히기, 머리 빗기 등을 싫어하고, 가까이 오면 꼬집으며 회피하는 아동에게 적용해야 하는 평가로 가장 적절한 것은?

1) SIPT
2) Sensory Profile
3) Degangi-Berk Test
4) BOT
5) EDPA

19

Behavioural Inattention Test에서 행동적 하위 검사(Behavioural sub-test)에 해당하는 것은?

1) 선 나누기(Line bisection)
2) 그림 검색(Picture scanning)
3) 별 지우기(Star cancellation)
4) 보고 그리기(Figure and shape copying)
5) 안 보고 그리기(Representational drawing)

문제해설

17 실행장애에 대한 사례이다.
1) 놀이평가
2) 자폐 측정
3) 촉각조절 평가
4) 시지각 평가
5) 실행평가내용이 포함됨

답 5)

18 감각통합 기능장애 중 감각조절장애가 의심되는 아동으로 감각처리를 평가할 수 있는 Sensory Profile을 사용하는 것이 가장 적절하다.

답 2)

19 1), 3), 4), 5)는 일반적 하위 검사(Conventional sub-test)의 항목이다.

답 2)

20

다음 설명의 평가도구는?

- 대상은 3~10세이다
- 일상에서의 감각정보처리 과정을 평가한다
- 감각에 대해 125가지 질문으로 구성되어 있다

1) Sensory profile
2) Alberta infant motor scales
3) Childhood autism rating scale
4) Sensory integration and praxis test
5) DeGangi-berk test of sensory integration

21

감각통합의 진단이나 판별에 사용되며, 취학 전 아동의 감각통합을 측정하는 도구가 된다. 자세조절, 양측운동통합, 반사통합의 세 영역을 평가하며, 36개 항목으로 구성된 이 도구의 이름은?

1) Sensory profile
2) Alberta infant motor scale
3) Childhood autism rating scale
4) Sensory integration and praxis test
5) DeGangi-berk test of sensory integration

22

다음 중 발달장애가 의심되는 아동을 조기에 판별하는 도구는?

1) Sensory Profile
2) DeGangi-Berk Test
3) Bruininks-Oseretsky Test
4) Denver Developmental Screening Test
5) Assessment of Motor and Process Skills(AMPS)

문제해설

20 해설내용 참고

답 1)

21 해설내용 참고

답 5)

22 해설내용 참고

답 4)

아동평가도구

Explanation

1. Sensory Profile

- 매일의 일상 상황에서 감각정보처리 과정을 평가하기 위해서 그리고 기능적 수행에 있어서 감각체계의 영향을 알아보기 위한 검사

2. Adolescent/Adult Sensory Profile

1) 11세 이상 아동을 위한 설문지
2) 매일 일상의 수행 패턴의 감각 과정의 특성을 평가

3. DeGangi-Berk Test of Sensory Integration

1) **목적**
   (1) 감각 통합의 진단이나 판별을 목적으로 사용함
   (2) 취학 전 아동의 감각 통합 정도를 측정함
   (3) 조기 감각 통합 치료의 기회를 제공하기 위함
2) **내용**
   (1) 자세 조절, 양측 운동 통합, 반사 통합의 3가지 영역
   (2) 36개 항목으로 구성
   (3) 평가 시간은 약 30분 정도

4. Sensory Integration and Praxis Tests(SIPT)

1) **목적**
   (1) 학습장애, 정서장애, 미세 뇌기능장애와 같이 기질적 문제를 동반한 아동의 감각 통합 과정을 검사하고 규명하기 위한 것
   (2) 남가주 감각통합 검사(southern california sensory integration test)를 개정한 → 돌림 후 안구진탕 검사(postrotatory nystagmus test)를 포함시킴
2) **내용**
   - 감각지각, 시-공간 지각, 협응 동작, 운동계획 등 17개의 영역으로 구성됨

5. Ages & Stages Questionnaires

1) 부모를 대상으로 한 설문지
2) 출생 후 5세까지
3) 의사소통, 대운동, 소운동, 문제해결능력, 사회발달을 평가

6. Alberta Infant Motor Scales

1) 아동의 운동발달 평가
2) 상대평가
3) 출생 후 18개월까지
4) 대운동 지연을 평가

7. Assessment of Motor and Process Skills(AMPS)

1) Aisher, A.G.(1999)
2) 가사 및 일상생활 활동 중 목적지향적 활동을 사용함
3) 수행의 질을 평가하는 관찰 평가
4) 혁신적인 관찰 평가도구(innovative observational assessment)
5) ADL의 질적 수준을 평가 할 수 있음
   (1) 노력 정도(effort), 효율성(efficiency), 안전성(safety), 독립성 정도를 평가함
   (2) 16가지 ADL 운동 기술(motor skills)과 20가지 ADL 처리기술(process skill)

8. Battelle Developmental Inventory(BDI)

1) 출생 후 8세까지 평가
2) 아동발달을 평가
3) 상대평가 도구
4) 평가 영역
   • 사회성적응, 운동, 의사소통, 인지

9. Bayley Scales of Infant Development Ⅱ(second edition)

1) **목적**
   (1) 아동의 초기 발달 상태를 검사하여 수준을 측정함
   (2) 지적 능력과 운동 능력의 지연 정도를 수치로 알아보기 위한 것
2) **내용**
   (1) 지능(178항목), 운동(111항목), 유아행동기록(30항목)의 세 부분으로 구성됨
   (2) 유아행동기록
      • 수행에 관한 검사 중 행동항목에 따라 아동을 관찰함

10. Bruininks-Oseretsky Test of Motor Proficiency

• 대운동, 상지, 및 소운동 영역을 평가함

11. COPM(Canadian Occupational Performance Measure)

1) **목적**

- 일상생활 독립성을 측정함

2) **특징**

(1) 클라이언트 중심의 접근방법

(2) 작업수행은 객관적 관찰보다 클라이언트의 주관적 결정에 의함

12. Childhood Autism Rating Scale(CARS)

1) **목적**

- 자폐아동 진단용

2) **내용**

- 15문항으로 구성

13. Denver Developmental Screening Test(revised)

1) **목적**

(1) 발달장애가 의심되는 아동을 조기 판별(screen)하기 위하여 사용

(2) 진단 평가도구가 아님

2) **내용**

(1) enverⅡ는 125개의 항목으로 구성됨

- 4개의 영역으로 배열됨

(2) 역할

① 개인－사회(personal-social)

② 소 운동－적응력(fine motor-adaptive)

③ 언어(language)

④ 대 운동(gross motor)

14. Developmental Test of Visual Motor Integration(fourth edition)(VMI-4)

1) 표준화된 검사 도구

2) 학습과 행동 문제 평가, 시운동 검사

- 3세에서 8세

15. Developmental Test of Visual Perception(second edition)(DTVP-2)

- 시운동 통합 기술, 시지각 기술 평가

16. Developmental Test of Visual Perception-Adolescent and Adult

- 6개의 하부검사로 구성 : 시지각, 시운동 평가

17. Early Coping Inventory

1) 관찰을 통한 평가
2) 4개월에서 36개월까지
3) 평가내용 : 감각운동 조직, 대응행동, 대처행동 등을 평가함

18. Erhardt Developmental Prehension Assessment(revised)

1) 관찰을 통한 평가
2) 내용 : 아동의 상지와 손 발달 요소를 평가

19. Erhardt Developmental Visual Assessment

1) 관찰검사 도구
2) 내용 : 시각발달 요소 평가

20. Evaluation Tool of Children's Handwriting(ETCH)

- 글씨쓰기 기술을 1~6등급으로 나누어 평가

21. Frist STEP : Screening Test for Evaluating Preschoolers

1) 표준화된 도구
2) 내용 : 인지, 의사소통, 운동발달 영역을 평가

22. Functional Independence Measure for Children(Wee FIM)

1) 기능적 결과를 측정하는 도구
2) 이동성, 인지 영역 등의 기능 및 장애 정도를 평가함
3) 6개월~7세 사이의 아동

23. Gross Motor Function Measure(revised)(GMFM)

- 대운동 평가

24. Hawaii Early Learning Profile(HELP)

1) 가족의 발달 요구를 확인하기 위해
2) 치료 목표를 결정하기 위해
3) 아동의 경과 과정을 확인하기 위해

25. Home Observation for Measurement of the Environment(HOME)

1) 가정환경에서 가능한 지지와 자극을 평가함
   - 양과 질을 평가함

26. Knox Perschool Play Scale(revised)

1) **목적**
   - 아동의 놀이 행동을 평가함

2) **내용**
   (1) 자연주의적 관찰 도구
   (2) 공간관리, 도구관리, 가장 심볼(pretense-symbolic), 참여를 평가함

27. Miller Assessment for Preschoolers(MAP)

1) **목적**
   - 발달지연 아동의 발달 상태를 평가하기 위한 것

2) **내용**
   (1) 'foundations index'
      - 감각 인식과 기초 운동능력을 평가함
   (2) 'coordination index'
      - 대운동, 소운동, 구강운동 기능을 평가함
   (3) 'verbal index'
      - 기억, 순서화, 이해력, 언어 표현력
   (4) 'nonverbal index'
      - 기억, 순서화, 시각화, 언어가 요구되지 않는 정신적 조작 수행에 대한 평가
   (5) 'complex tasks index'
      - 인지 기능과 함께 관련된 감각운동 기능을 측정하는 항목으로 구성됨

28. Motor-Free Visual Perception Test(MVPT-3)

1) **목적**
   (1) 대상자의 운동능력과 상관없이 실시할 수 있는 빠르고 간단한 시지각 검사
   (2) 판별, 진단, 연구 목적으로 사용함

2) **구성**
   (1) 아동용 검사
      ① 공간관계, 시각구별, 전경배경, 시각 완성, 시각적 기억력에 대한 검사
      ② 5개영역의 36항목으로 구성됨
   (2) 성인용 검사 : 아동용 검사와 동일

29. NCAST Caregiver/Parent-Child Interaction Scales

1) **목적**
   • 보호자와 아동의 상호관계를 평가함

2) **내용**
   (1) 음식 먹기 상황(출생~12개월)
   (2) 교육 상황(출생~3세)

30. Peabody Developmental Motor Scales(2nd Edition)(PDMS-2)

1) **목적**
   • 아동의 대운동, 소운동 기술의 치료나 훈련을 위한 평가를 검사함

2) **내용**
   • reflexes, stationary, locomotion, object manipulation, grasping & visual motor integration의 6개의 하부 검사로 구성됨

31. Pediatric Evaluatiion of Diability Inventory(PEDI)

1) 일상기능 능력 평가와 수행기술을 평가함
2) 표준화된 평가 도구
3) 기능적 능력을 평가함

32. Posture and Fine Motor Assessment of Infants

• 운동기술 발달 지연을 평가하는 조기 치료 및 평가 도구

33. Quality of Upper Extermity Skills Test(QUEST)

1) 운동 패턴과 손 기능 평가
2) 4개 영역을 평가 : 분리된 동작, 쥐기 패턴, 보호폄 반응, 체중지지

34. School Function Assessment(SFA)

1) 학생의 기능적 수행을 평가함
2) 설문지를 이용한 평가

35. School Assessment of Motor and Precess Skills(School AMPS)

1) 전형적인 교실 환경에서 학업을 수행을 평가
2) 자연주의적 관찰 도구

36. Test of Playfulness(ToP)

1) 자연주의적 관찰 도구
2) 3가지 놀이 요소를 평가함
   (1) 지각 조절
   (2) 동기유발 요소
   (3) 실제 suspension

37. Test of Sensory Functions in Infants(TSFI)

1) 심부 압박에 대한 반응
2) 시각 촉각 통합
3) 적응 운동기능
4) 안구운동 조절
5) 전정자극에 대한 반응

38. Test of Visual-Motor Skills(revised)(TVMS-R)

1) 눈과 손의 협응 기술 평가
2) 도형 모방하여 그리기

39. Test of Visual-Motor Skills-Upper Level(TVMS-UL)

1) 눈과 손의 협응 기술 평가
2) 도형 모방하여 그리기

40. Test of Visual-Perceptual Skills(Non-Motor)-Upper Level(TVPS-R : UL)

• 시지각 평가함

41. Toddler and Infant Motor Evaluation(TIME)

• 신경운동 변화를 측정하기 위한 평가함

42. Transdisciplinary Play-Based Assessment(TPBA)

• 인지, 사회 및 정서, 의사소통, 언어, 감각운동 발달을 평가함

43. Vineland Adaptive Behavior Scales(VABS)

• 의사소통, 일상생활, 사회화, 운동기술을 평가함

23

다음에서 설명하는 평가도구는?

> • 개요 : 4영역의 34항목들을 측정
> • 내용 : 분절화된 움직임, 잡기 패턴, 체중지지, 보호신전

1) sensory profile
2) school assessment function
3) Jebson taylor test of hand function
4) Quality of upper extremity skills test(QUEST)
5) melbourne assessment of unilateral upper limb function(MUUL)

24

다음 아동에게 실시해야하는 평가는?

> 현재 초등학생인 김군의 학교 참여정도, 과제수행, 신체적/인지행동적 활동 등에 대한 평가가 필요하다

1) WEE-FIM
2) SFA(School function assessment)
3) KPPS(Knox preschool play scale)
4) PDMS(Peabody development motor scale)
5) PEDI(Pediatric evaluation of disability inventory)

문제해설

23 QUEST

저자	• DeMatteo, C 외. 1992
대상	• 18개월~8세까지 뇌성마비 아동
내용	• 운동 패턴과 손 기능 평가 • 4개 영역을 평가 – 분리된 동작 – 쥐기 패턴 – 보호적 펌 반응 – 체중지지

답 4)

24 SFA(School function assessment)

저자	• Coster, W 외. 1998
대상	• 유치원~6학년(5~12세)
내용	• 학생의 기능적 수행을 평가 • 설문지를 이용한 평가 – 학교환경에서 먹기, 마시기, 의복관리, 글쓰기 등의 기능적 수행을 평가

답 2)

4

C·H·A·P·T·E·R

자세 조절의 발달

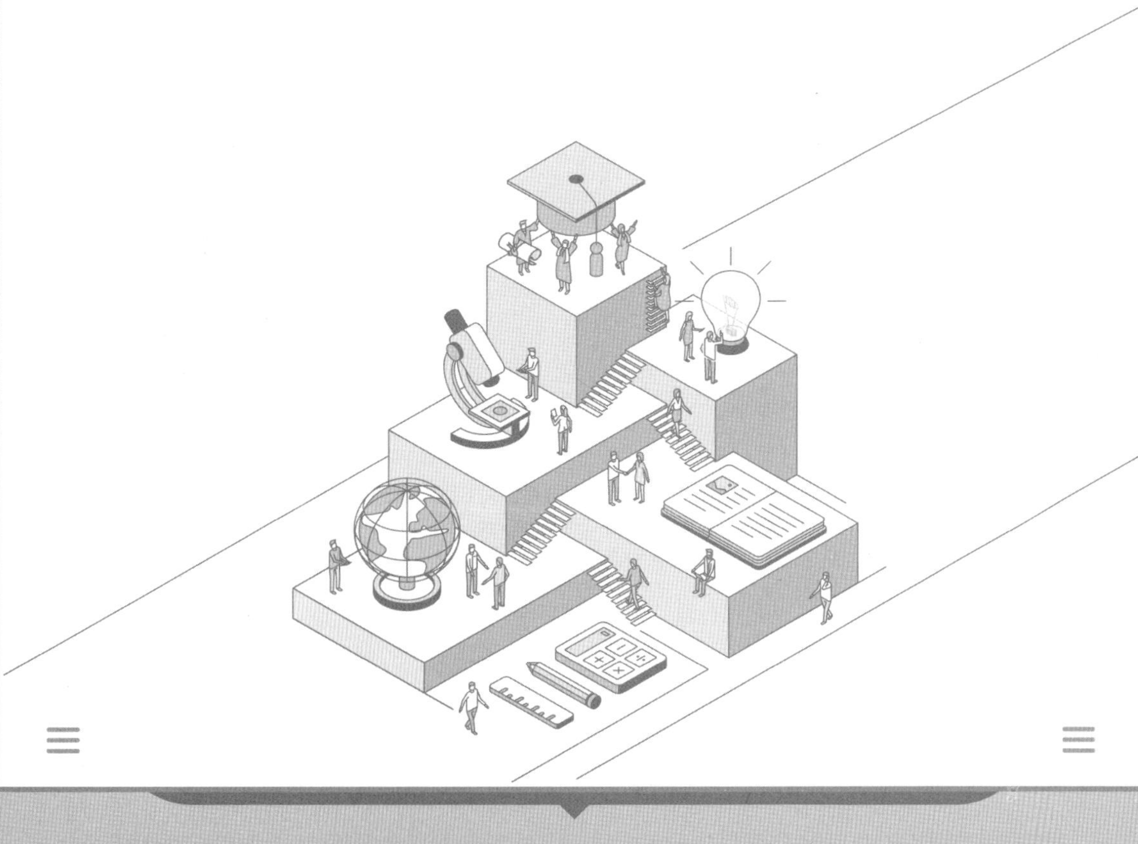

예·상·문·제·풀·이

01

다음 평가의 내용은 어떤 반사인가?

- 검사자세 : 바로 눕힌 반자세(semi-reclined)
- 검사자극 : 머리를 뒤쪽으로 갑자기 젖힘(떨어뜨림)
- 양성반응
  - 양쪽 팔이 벌림, 폄(혹은 굽힘), 바깥돌림이 나타남
  - 손가락에서 벌림, 폄이 나타남

1) ATNR
2) STNR
3) Moro reflex
4) Landau reflex
5) Flexor withdrawal

문제해설

01 해설내용 참조

답 3)

모로반사와 란다우반사

Explanation

	모로반사(moro reflex)	란다우반사(landau reflex)
검사자세	• 바로 눕힌 반자세(semi-reclined)	• 엎드린 자세에서 가슴을 받쳐 들고 들어 올림
검사자극	• 머리를 뒤쪽으로 갑자기 젖힘(떨어뜨림)	• 능동적 또는 수동적으로 머리를 듦
음성반응	• 놀람 반응(startle response)이 없거나 미미함	• 척추와 양 다리가 굽힘 상태로 있음
양성반응	• 양쪽 팔이 벌림, 폄(혹은 굽힘), 바깥돌림이 나타남 • 손가락은 벌림, 폄이 됨	• 척추와 양 다리는 폄이 됨 • 머리를 밑으로 구부리면 척추와 양 다리가 굽힘이 됨
기타	• 양성반응은 정상에서는 출생 시부터 4개월까지 나타남 • 양성반응이 생후 4개월 이후에 나타나면 성숙의 늦어짐을 의미함	• 양성반응은 정상에서는 생후 6개월~2년 반까지 나타남 • 생후 2년 반 이후 양성반응이 보이면 반사성숙이 늦어짐을 의미함 • 음성반응은 출생 시부터 6개월 사이에는 정상임

02

정상발달을 보이는 2개월 된 아동의 한 쪽 다리는 굽히고, 반대편 다리는 폄을 만든 후 폄 상태의 다리를 굽힘시키면 반대쪽 다리가 반사적으로 폄이 된다. 무엇을 평가하는 중인가?

1) ATNR
2) STNR
3) 연합반응
4) 정위반응
5) 교차성 신전 반사

03

치료사는 아동이 바닥을 보게 한 뒤 아동을 들어 올렸다. 아동은 머리를 들어 올려 정면을 향하였다. 어떤 검사이며, 결과로 옳은 것은?

1) 모로반사, 음성
2) 모로반사, 양성
3) 연합반응, 양성
4) 시각정위반사, 음성
5) 시각정위반사, 양성

문제해설

02 척수 레벨의 교차성 신전 반사의 내용이다.

답 5)

03 해설내용 참조

답 5)

시각 정위반사(Optical righting)

Explanation

1. 시각 정위반사 1(optical righting 1)

1) **검사자세**
- 환자를 엎드린 자세로 들어 올림

2) **검사자극**
- 공간에서 엎드린 자세로 있게 함

3) **음성반응**
- 머리를 자동적으로 들어 올리지 못함

4) **양성반응**
- 머리를 들어 올려 정상 위치에 둠

2. 시각 정위반사 2(optical righting 2)

1) **검사자세**
   - 환자를 누운 자세로 들어 올림

2) **검사자극**
   - 누운 자세로 그대로 둠

3) **음성반응**
   - 머리를 정상 위치로 들어 올리지 못함

4) **양성반응**
   - 머리를 들어 올려 정상 위치에 둠(수직)

3. 시각 정위반사 3(optical righting 3)

1) **검사자세**
   - 골반부를 잡고 들어 올림

2) **검사자극**
   - 오른쪽으로 기울임

3) **음성반응**
   - 머리를 들어 올리지 못함

4) **양성반응**
   - 머리를 들어 올려 정상 위치로 만듦

4. 시각 정위 반사 4(optical righting 4)

1) **검사자세**
   - 골반부를 잡고 들어 올림

2) **검사자극**
   - 왼쪽으로 기울임

3) **음성반응**
   - 머리를 자동적으로 정상 위치로 들어 올리지 못함

4) **양성반응**
   - 머리를 들어 올려 정상 위치로 만듦

04

치료사는 공위에 아동을 엎드린 자세로 올려놓고, 체간 폄을 촉진하고자 한다. 이 때 치료사의 손이 위치해야 할 곳은?

1) 목
2) 가슴
3) 어깨
4) 골반
5) 발목

문제해설

04 해설내용 참조

답 4)

항중력(Antigravity) 움직임의 촉진(Facililation)

Explanation

1. 몸통의 굽힘(flexion)과 폄(extension)

1) 아동이 수직(upright) 자세를 성취하기 위해 필요한 움직임
2) 목과 몸통의 근육 : 중력을 이기고 움직임을 만들 수 있을 정도로 충분히 발달해야 함

2. 치료적 도구

- 치료용 공(ball), 웨지(wedge) 등을 이용하여 항중력 움직임을 제공할 수 있음

3. '앉기를 위한 당김(pull to sit)' 활동

- 공이나 인클라인(inline)에서 실시할 수 있음

4. 목과 몸통의 폄(extension) 강화 활동

1) 공, 볼스터, 웨지 등을 이용해 다양한 활동을 수행할 수 있음
2) 아동은 엎드려 누운 자세로 기울기가 있는 면에 놓임
3) 장난감이나 부모의 목소리로 아동을 고무시킬 수 있음
   (1) 아동의 머리 들기를 촉진하기 위해
   (2) 정위 반응을 촉진하기 위해
4) 기울기의 경사는 점차 감소시킴
5) 아동은 한 손 또는 두 손을 사용할 수 있음
6) 치료사의 핸들링을 통해 안정성(stability)이 제공되어야 함

05

다음 중 수준이 다른 반사는?

1) flexor withdrawal
2) associated reaction
3) TNR(tonic neck reflex)
4) STNR(symmetrical tonic neck reflex)
5) positive and negative supporting reaction

06

다음 자세반응검사의 양성반응은?

- 검사자세 : 네발로 기는 자세를 취하도록 함
- 자　　극 : 몸을 옆으로 기울이도록 한쪽을 밈
- 음성반응 : 스스로 균형을 잡는다던가 보호하려는 반응이 없음
- 양성반응 : (　　　　　?　　　　　)

1) 균형을 잡기위하여 발을 앞으로 떼어놓는다
2) 머리와 상체를 바로하며 발끝을 들어올린다
3) 머리와 상체를 스스로 바르게 유지하기 위하여 뒤로 발을 떼어놓는다
4) 머리와 상체를 꼿꼿이 하며 균형을 유지하기 위하여 발을 들어 옆으로 옮긴다
5) 머리와 가슴을 들어 올리려고 하며 한쪽 팔다리를 벌리면서 넘어지려는 쪽을 방어한다

07

다음 중 생후 4개월 정도에 나타나 생후 7개월 정도에 사라지는 반사는?

1) 구토반사
2) 물기반사
3) 빨기반사
4) 먹이찾기반사
5) 혀내밀기반사

문제해설

05 'flexor withdrawal'은 척수 수준이다. associated reaction, TNR(tonic neck reflex), STNR(symmetrical tonic neck reflex), positive and negative supporting reaction은 뇌간 수준이다.

답 1)

06 보기 설명은 네발기기반응에 대한 설명으로 이 반응의 양성반응은 머리와 가슴은 들어올리며 미는 쪽 팔 다리를 벌리면서 뻗고 넘어지려는 쪽은 보호반응이 나타나는 자세이며 8개월부터 평생 지속되는 반사이다.

답 5)

07
- 혀 내밀기 반사 : 비정상으로 나타나는 반사
- 먹이찾기반사(Rooting reflex) : 0개월~4개월
- 물기반사(Biting reflex) : 4개월~7개월
- 빨기반사(Sucking reflex) : 0개월~4개월
- 구토반사(Gag reflex) : 0개월~평생

답 2)

08

10세 아동은 바늘공예 수행 중 바늘에 찔렸을 때 갑자기 손을 떼는 반응을 보였다. 가장 관계 깊은 용어는?

1) STNR
2) ATNR
3) 모로 반사
4) 척수 반사
5) 정위 반응

09

다음 중 가장 늦은 발달을 보이는 사례는?

1) 뒤집기를 시작하며, 누운 자세에서 발을 올릴 수 있다
2) 세발자전거를 탈 수 있고, 한발 뛰기를 하며, 정확한 원을 그릴 수 있다
3) 크레용을 잡고 낙서를 시작하며, 부모로부터 떨어져서 놀고, 퍼즐 맞추기를 시도한다
4) 자신의 이름에 반응을 하며, 어른에게 공을 굴리며, 단순한 제스처를 모방하기 시작한다
5) 책장을 넘길 수 있으며, 계단을 오르내리고, 다양한 단계를 연결하여 놀이를 하고, 구슬에 실을 꿴다

10

다음 중 정상 발달을 보이는 18개월 된 아동의 기능으로 보기 어려운 것은?

1) 엄마 부르기
2) 연필로 낙서하기
3) 숟가락 사용하기
4) 손끝으로 건포도 집기
5) 오버핸드로 테니스공 던지기

문제해설

08 척수 반사

체내·체외에 생기는 환경변화의 감각정보를 대뇌피질을 경유하지 않고 불수의·무의식적으로 척수의 운동세포에 전해 감각정보의 처리를 말한다. 척수반사에는 신장반사와 굴곡반사가 있다. 신장반사는 골격근을 갑자기 뻗으면 그 근육이 즉각 반응해서 수축하는 반응이다. 그 예로 무릎반사가 있다. 무릎반사란 무릎을 치면 그 자극으로 무릎의 슬개근이 신장하고, 그 흥분은 후근의 감각신경을 거쳐 척수후주로 들어가는데, 흥분의 일부는 전각운동성 세포에 전해져 대퇴사두근이 가 수축해 아랫다리가 위로 뻗쳐오르는 반사이다. 굴곡반사는 사지의 피부가 통증을 느끼는 자극을 받았을 때 자극을 받은 부위의 굴근이 수축할 뿐만 아니라 사지 전체의 굴근군이 수축해서 자극을 피하기 위해 사지가 구부러지는 반사이다.

답 4)

09 1번은 0~6개월, 2번은 24~36개월
3번은 12~18개월, 4번은 6~12개월
5번은 18~24개월 사이 발달한다.

답 2)

10
- 엄마 부르기 : 12개월
- 연필로 낙서하기 : 12개월
- 숟가락 사용하기 : 18개월
- 손끝으로 건포도 집기 : 12개월
- 오버핸드로 테니스공 던지기 : 24개월

답 5)

11

중추신경계 반사 검사에서 다음 보기와 같은 양성반응을 얻었다면 어떤 종류의 반사인가?

> 얼굴이 돌아간 쪽의 팔과 다리에 폄근의 긴장이 증가했으며, 반대쪽 팔과에는 굽힘근의 긴장이 증가했다

1) STNR
2) ATNR
3) TLR prone
4) Extensor thrust
5) Flexor withdrawal

문제해설

11 해설내용 참조

답 2)

비대칭성 긴장성 경반사(Asymmetrical Tonic Neck Reflex, ATNR)

Explanation

1. 검사자세

1) 바로 눕힌 자세에서 머리는 중앙에 위치
2) 양측 상지와 하지를 폄시킴

2. 검사자극

• 머리를 한쪽으로 돌림

3. 음성반응

• 양쪽 상지 및 하지에 아무런 반응이 없음

4. 양성반응

1) 얼굴 쪽(머리를 돌린 쪽)의 팔과 다리 폄 또는 폄근의 긴장 증가
2) 머리뒤쪽(반대쪽)의 팔과 다리 굽힘 또는 굽힘근의 긴장 증가

5. 기타

1) 양성반응은 생후 4~6개월까지는 정상
2) 생후 6개월 이후에 양성반응이 나타나면 이는 반사의 성숙이 늦어짐을 의미함

12

정상발달을 보이는 남아는 혼자 화장실을 갈 수 있지만 대변을 본 후 독립적으로 뒤처리를 할 수 없어 도움을 받아야 한다. 이 남아가 수행하기 어려운 기능은?

1) 사각형 보고그리기
2) 손끝으로 건포도 집기
3) 일반 컵으로 물마시기
4) 전방으로 테니스공 던지기
5) 의복 앞쪽에 달린 큰 단추 풀기

13

정상아동의 감각통합 발달단계에서 가장 먼저 나타나는 것은?

1) 신체 양측을 통합하는 능력
2) 정위반응 및 평형반응의 성숙
3) 원시 자세반사를 통합하는 능력
4) 촉각 하위체계를 통합하는 능력
5) 신체 각 부분과 각각의 관계를 인식하고 큰 움직임을 계획하는 능력

14

다음 사례의 원시반사는?

- 연령 : 6개월~2.5세
- 자극 : 능동 또는 수동으로 머리를 폄
- 반응 : 목, 등, 다리의 폄

1) 모로반사
2) 목정위반사
3) 란다우반사
4) 폄 보호반사
5) 미로정위반사

문제해설

12 독립적으로 화장실가기(뒤처리 시 도움을 받음)는 3년 수준의 정상 아동이 보이는 기술이다. 보기의 수행 연령은 다음과 같다.
- 사각형 보고그리기–4년
- 손끝으로 건포도 집기–1년
- 일반 컵으로 물마시기–2년
- 전방으로 테니스공 던지기–2년
- 의복 앞쪽에 달린 큰 단추 풀기–2.5년

답 1)

13 1) 1~2세
2) 9~12개월
3) 3~9개월
4) 0~3개월
5) 1~2세

답 4)

14 위에서 설명하는 반사는 란다우반사에 대한 내용이다.

답 3)

15

다음 중 중뇌 수준의 반사에 해당하는 것은?

1) 연합반응
2) 양서류반응
3) 굴곡회피반사
4) 긴장성미로반사
5) 대칭성긴장성미로반사

16

아동을 바로 눕힌 자세에서 아동의 머리를 한쪽으로 돌렸더니 돌아간 쪽의 팔과 다리에 폄근 긴장이 증가하였다. 이 검사에서 양성반응을 보인 아동의 발달이 정상이라면 예상되는 아동의 나이는?

1) 생후 0~6개월
2) 생후 6~12개월
3) 생후 12~18개월
4) 생후 18~24개월
5) 생후 24~36개월

17

보기의 근육위축가쪽경화증(Amyotrophic Lateral Sclerosis) 중재는 몇 단계인가?

> • 모든 관절의 수동관절운동(PROM)을 지속적으로 실시한다
> • 마사지와 함께 감각자극을 주고, 피부를 관리해야한다

1) 2단계
2) 3단계
3) 4단계
4) 5단계
5) 6단계

문제해설

15 1), 3), 4), 5)는 뇌줄기 단계의 반사이다.

답 2)

16 비대칭성 긴장성 경반사 (Asymmetrical Tonic Neck Reflex, ATNR)

- 검사자세
  - 바로 눕힌 자세에서 머리는 중앙에 위치
  - 양측 상지와 하지를 폄시킴
- 검사자극
  - 머리를 한쪽으로 돌림
- 음성반응
  - 양쪽 상지 및 하지에 아무런 반응이 없음
- 양성반응
  - 얼굴 쪽(머리를 돌린 쪽)의 팔과 다리 폄 또는 폄근의 긴장 증가
  - 머리뒤쪽(반대쪽)의 팔과 다리 굽힘 또는 굽힘근의 긴장 증가
- 기타
  - 양성반응은 생후 4~6개월까지는 정상
  - 생후 6개월 이후에 양성반응이 나타나면 이는 반사의 성숙이 늦어짐을 의미함

답 1)

17 근육위축가쪽경화증(Amyotrophic Lateral Sclerosis) 6단계

- 휠체어 생활/침대에 누워있는 생활을 하고 ADL을 완전 의존을 받는다.
- 중재 : 모든 관절이 수동관절운동을 지속적으로 실시해주며 마사지와 함께 감각자극을 주고 피부를 관리해야 한다.

답 5)

18

정위반응 중 'body on body'의 성숙이 나타나는 시기는?

1) 0～2개월
2) 2～4개월
3) 4～6개월
4) 6～8개월
5) 8～10개월

문제해설

18 해설내용 참조

답 3)

정상아동의 운동발달

Explanation

정위반응(righting reaction)		
neck on body	• 미성숙(immature) • 성숙(mature)	출생 4～5개월
body on body	• 미성숙(immature) • 성숙(mature)	출생 4～5개월
body on head	• 엎드려 누운 자세(prone) • 성숙(mature) • 바로누운자세(supine)	1～2개월 4～5개월 5～6개월
란다우(Landau)	• 미성숙(immature) • 성숙(mature)	3개월 6～10개월
굽힘(flexion)	• 부분적(partial) • 성숙(머리가 앞을 향함)	3～4개월 6～7개월
수직(vertical)	• 부분적(partial) • 성숙(머리가 수직이 됨)	2개월 6개월
방어반응(protective reaction)		
전방(forward) 측방(lateral) 후방(backward)		6～7개월 6～11개월 9～12개월
평형반응(equilibrium reaction)		
엎드려 누움(prone) 바로 누움(supine) 앉기(sitting) 네발기기 자세(quadruped) 서기(standing)		5～6개월 7～8개월 7～10개월 9～12개월 12～21개월

19

바로 눕힌 자세에서 아동의 머리를 한쪽으로 돌렸더니 얼굴 쪽의 팔과 다리에 폄근 긴장 증가되었고, 반대쪽에서는 팔과 다리의 굽힘근 긴장이 증가하였다. 무엇인가?

1) TLR
2) ATNR
3) STNR
4) 연합반응
5) 정위반응

20

생후 7개월 아동의 양성 지지반응(positive supporting reaction)을 평가하고자 한다. 검사자극으로 옳은 것은?

1) 머리를 뒤로 제친다
2) 머리를 옆으로 기울인다
3) 무릎 아래를 들어 올린다
4) 들기와 놓기를 몇 번 반복한다
5) 한 손으로 물건을 꼭 잡게 한다

21

자극을 준 동측에 반응이 나타나는 반사로 구성된 조합은?

1) 연합반사, 양서류반사
2) 굽힘 회피반사, 연합반사
3) 굽힘 회피반사, 폄 밀기반사
4) 유인원자세 반사, 란다우반사
5) 교차 신전반사, 유인원자세 반사

문제해설

19 비대칭성 긴장성 경반사(asymmetrical tonic neck reflex, ATNR)

- 검사자세
  - 바로 눕힌 자세에서 머리는 중앙에 위치함
  - 양측 상지와 하지를 폄시킴
- 검사자극
  - 머리를 한쪽으로 돌림
- 음성반응
  - 양쪽 상지 및 하지에 아무런 반응이 없음
- 양성반응
  - 얼굴 쪽(머리를 돌린 쪽)의 팔과 다리 폄 또는 폄근의 긴장 증가
  - 머리뒤쪽(반대쪽)의 팔과 다리 굽힘 또는 굽힘근의 긴장 증가
- 기타
  - 양성반응은 생후 4~6개월까지는 정상
  - 생후 6개월 이후에 양성반응이 나타나면 이는 반사의 성숙이 늦어짐을 의미함

답 2)

20 양성 지지반응(positive supporting reaction)

- 검사자세 : 환자를 들어서 세움
- 검사자극 : 몇 번 들기와 놓기를 반복함 → 발바닥이 바닥에 닿음
- 음성반응 : 근 긴장의 증가 없음
- 양성반응
  - 양쪽 다리는 폄근의 긴장이 증가함
  - 양 발의 저굴(plantar flexion)이 나타남
- 기타
  - 양성반응은 생후 3개월부터 8개월까지가 정상
  - 생후 8개월 이후에 양성반응이 나타나면 이는 반사의 성숙이 늦어짐을 의미함

답 4)

21

- 연합반사, 교차 신전반사, 유인원자세 반사 : 반대측
- 양서류반사, 굽힘 회피반사, 폄 밀기반사 : 동측

답 3)

22

다음에서 설명하는 반사는?

- 검사자세 : 환자를 바로 눕힌 상태로 그대로 들어 올림
- 자극 : 자세 그 자체
- 음성반응 : 머리를 일으켜 세우지 않음
- 양성반응 : 바른 자세를 위하여 머리를 들어 올리며 입을 수평으로 유지함

1) 모로반사
2) 양서류반응
3) 목정위반사
4) 미로정위반사
5) 시각정위반사

문제해설

22 해설내용 참조

답 5)

시각 정위반사

Explanation

시각 정위반사 1 (optical righting)	① 검사자세 : 환자를 엎드린 자세로 들어 올림 ② 검사자극 : 공간에서 엎드린 자세로 있게 함 ③ 음성반응 : 머리를 자동적으로 들어 올리지 못함 ④ 양성반응 : 머리를 들어 올려 정상 위치에 둠 ⑤ 기타 • 양성반응은 정상인 경우 머리에 대한 미로 정위반사(생후 1~2개월)가 나타난 직후 나타남 – 일생동안 지속됨 • 생후 2개월 이후에 음성반응이 나타나면 반사성숙이 늦어짐을 의미함
시각 정위반사 2 (optical righting 2)	① 검사자세 : 환자를 누운 자세로 들어 올림 ② 검사자극 : 누운 자세로 그대로 둠 ③ 음성반응 : 머리를 정상 위치로 들어 올리지 못함 ④ 양성반응 : 머리를 들어 올려 정상 위치에 둠(수직) ⑤ 기타 • 양성반응은 정상에서는 생후 6개월경에 나타남 – 그 후 일생동안 지속됨 • 음성반응이 6개월 이후에 나타나면 반사의 성숙이 늦어짐을 의미함
시각 정위반사 3 (optical righting 3)	① 검사자세 : 골반부를 잡고 들어 올림 ② 검사자극 : 오른쪽으로 기울임 ③ 음성반응 : 머리를 들어 올리지 못함 ④ 양성반응 : 머리를 들어 올려 정상 위치로 만듦 ⑤ 기타 • 양성반응은 정상에서는 생후 6~8개월경에 나타남 – 그 후 일생동안 지속됨 • 음성반응이 생후 8개월 이후에 나타나면 반사의 성숙이 늦어짐을 의미함

23

다음 중 원시반사의 수준이 다른 하나는?

1) 연합반응
2) 목정위반사
3) 양서류반응
4) 미로정위반사
5) 시각정위반사

24

다음 사례의 반사와 결과로 옳은 것은?

> 만 12개월 된 뇌성마비 아동을 바로 눕게 한 뒤 왼쪽으로 아동의 머리를 돌렸다. 이때 아동의 체간이 왼쪽으로 회전하는 반응을 보였다

1) 양서류반응(amphibian reaction)－반사 통합
2) 목정위반사(neck righting reflex)－반사 통합
3) 양서류반응(amphibian reaction)－반사 미성숙
4) 목정위반사(neck righting reflex)－반사 미성숙
5) 긴장성 미로반사(tonic labyrinthine reflex)－반사 미성숙

25

치료사는 아동을 큰 공위 올려놓고 고리 끼우기 놀이를 하고 있다. 아동의 목과 몸통의 폄을 촉진하고자 한다면 치료사의 손은 어디에 위치해야 하는가?

1) 아동의 어깨 부위
2) 아동의 가슴 부위
3) 아동의 골반 부위
4) 아동의 허벅지 부위
5) 아동의 종아리 부위

문제해설

23 연합반응(associated reactions)

연합반응은 뇌간 수준이며, 나머지 보기는 중뇌 수준이다.

검사자세	• 바로 눕힘
검사자극	• 어떤 물건을 한 손으로 꼭 잡게 함 • 편마비인 경우 – 정상 손에 물체를 꽉 쥐도록 함
음성반응	• 아무 반응 없거나 신체의 다른 부위에서 근긴장 증가가 없음
양성반응	• 반대편 상지나 또는 신체의 다른 부위에서 근긴장이 증가함
기타	• 양성반응에 또 다른 비정상적인 반사작용이 나타나면 반사의 성숙이 늦어짐을 의미함

답 1)

24 목정위 반사(neck righting)

0~6개월 사이에 보이면 정상인 그 이후에 보이면 반사의 성숙이 늦어짐을 의미한다.

검사자세	• 바로 눕힌 자세 • 머리를 중앙에 위치시킴 • 양쪽 팔과 다리를 폄시킴
검사자극	• 능동적 또는 수동적으로 머리를 한 방향으로 돌림
음성반응	• 몸통이 돌아가지 않음
양성반응	• 몸통 전체가 머리가 돌아간 방향으로 동시에 돌아감

답 4)

25 치료사의 핸들링은 안정성을 제공하기 위해 사용되며, 골반을 안정시켜 몸통과 목의 폄을 촉진한다.

답 3)

26

중간 뇌 수준에 해당하는 반사는?

1) 시이소반응
2) 교차폄반사
3) 양서류반응
4) 발등굽힘반응
5) 긴장성 미로반사

27

다음에서 설명하고 있는 아동의 운동장애는?

- 행동이 서툴며 모방하는 것이 어렵다
- 계획을 세우고 새로운 행동을 수행하는 것이 어렵다
- 목적이나 생각을 구성하거나 새로운 운동기술을 만드는 것이 어렵다

1) 실행 장애
2) 감각 저반응
3) 감각 과반응
4) 자세조절 장애
5) 감각구별 장애

28

다음 중재를 통해 가장 기대되는 효과는?

- 공, 볼스터 등을 이용해 다양한 활동을 수행할 수 있다
- 사례
  - 아동을 치료공 위에 엎드려 눕게 하여 'prone extension'을 촉진한다
  - 치료사의 손은 아동의 골반을 지지한다

1) 자세반응 촉진
2) 골반의 유동성 강화
3) 목의 협력수축 유도
4) 목과 몸통의 폄 강화
5) 고유수용성감각 입력

문제해설

26 시이소반응, 발등굽힘반응은 대뇌겉질반사, 교차폄반사는 척수반사, 긴장성 미로반사는 뇌줄기반사이다.

답 3)

27

자세 조절 장애	• 움직일 때나 휴식을 취할 때 몸을 안정화시키기 어려움 • 부적절한 근긴장도를 가짐 • 위치에 적합하게 유지시키거나 움직이는 것이 어려움
감각 구별 장애	• 감각자극에 대한 해석이 어려운 것을 말하며, 유사점이나 차이점을 지각하지 못해 감각이 있는 것은 알지만 그것이 무엇이고 어디에 자극되어 있는지 정확히 알지 못함
감각 저반응	• 감각자극에 대해 반응을 하지 않거나 무시함, 내적 동기가 부족함
감각 과반응	• 감각을 회피하고 감각방어가 나타남

답 1)

28 목과 몸통의 폄 강화

- 공, 볼스터, 웨지 등을 이용해 다양한 활동을 수행할 수 있음
- 아동은 엎드려 누운 자세로 기울기가 있는 면에 놓임
- 장난감이나 부모의 목소리로 아동을 고무시킬 수 있음
  - 아동의 머리 들기를 촉진하기 위해
  - 정위 반응을 촉진하기 위해
- 기울기의 경사는 점차 감소시킴
- 아동은 한 손 또는 두 손을 사용할 수 있음
- 치료사의 핸들링을 통해 안정성(stability)이 제공되어야 함

답 4)

29

다음 중 중뇌 수준의 반사에 해당하는 것은?

1) 연합반응
2) 미로 정위반사
3) 긴장성 미로반사
4) 대칭성 긴장성 목반사
5) 비대칭성 긴장성 목반사

30

다음 사례에 해당하는 자세 반사 및 반응은?

- 자극 : 건측 손에 물건 쥐기
- 반응 : 반대편 상지나 다른 부위에 긴장도의 증가

1) 연합반응
2) 양성지지반응
3) 긴장성 미로반사
4) 대칭성긴장성목반사
5) 비대칭성긴장성목반사

31

다음 평가의 내용은 무엇인가?

- 검사자세 : 한쪽 손과 발을 잡고 엉덩관절과 무릎관절을 굽힘
- 자극 : 팔을 앞쪽과 옆쪽으로 서서히 당김
- 양성반응
  - 머리와 가슴을 똑바로 유지하며 평형을 만들기 위해 굽혔던 무릎이 약간 벌어지며 완전 폄이 됨
  - 양성반응은 생후 15개월경에 나타나 일생동안 지속됨

1) 시소(see-saw) 반응
2) 란다우(landau) 반사
3) 양서류(amphibian) 반응
4) 파라슈트(parachute) 반응
5) 유인원자세(simian position) 반응

문제해설

29 미로정위반사를 제외한 나머지 반사는 모두 뇌줄기 수준의 반사지만 미로정위반사는 중뇌수준의 반사이다.

답 2)

30 위 자극과 반응에 관한 반사는 연합반응에 대한 설명으로 0~8개월 정도에 나타나는 반사이다.

답 1)

31 시소(see-saw) 반응

- 검사자세
  - 환자가 혼자 설 수 있어야 함
  - 환자를 서게 함
  - 한편의 손과 발을 잡고 고관절과 무릎관절을 굽힘 함
- 검사자극
  - 팔을 앞쪽으로 그리고 옆쪽으로 서서히 당김
- 음성반응
  - 머리와 가슴을 똑바로 유지하지 못하고 서 있을 때 균형을 유지하지 못함
- 양성반응
  - 머리와 가슴을 똑바로 유지하고 평형을 유지하기 위해 굽혔던 무릎관절이 약간 벌어지며 완전 폄(extension)이 됨
- 기타
  - 양성반응은 정상에서는 생후 15개월경에 나타남
    - ◦ 일생동안 지속됨
  - 생후 15개월 이후에 음성반

답 1)

32

'Prone extension/Supine flexion'은 각각 어떤 능력을 평가하는 것인가?

1) 실행력 / 근력
2) 유연성 / 근력
3) 지구력 / 근력
4) 지구력 / 실행력
5) 전정기능 / 실행력

33

다음 평가의 명칭 – 결과의 연결이 옳은 것은?

> 생후 5개월 된 아동에게 네발기기 자세에서 머리를 오른쪽으로 돌렸더니 팔과 다리가 구부러져 네발기기 자세를 유지하지 못하였다

1) 양성지지 반응 – 비정상
2) 대칭성 긴장성 목반사 – 정상
3) 비대칭성 긴장성 목반사 – 정상
4) 대칭성 긴장성 목반사 – 비정상
5) 비대칭성 긴장성 목반사 – 비정상

문제해설

32 Prone extension은 전정처리능력을 Supine flexion은 실행력을 검사하는 항목이다. 6세 이상의 아동은 30초 이상 수행할 수 있어야 한다.

답 5)

33 해설내용 참조

답 3)

STNR

Explanation

	대칭성 긴장성 경반사 1 (STNR : symmetrical tonic neck reflex 1)	대칭성 긴장성 경반사 2 (STNR 2)
검사자세	• 네발기기 자세 또는 검사자의 양 무릎 위에 엎드린 자세	• 네발 기기 자세 또는 검사자의 양 무릎 위에 엎드림
검사자극	• 머리를 숙이게 함	• 머리를 뒤로 제침
음성반응	• 양측 팔이나 다리에 변화가 없음	• 양쪽 팔과 다리에 아무런 변화가 없음
양성반응	• 양측 팔이 굽힘 또는 굽힘근 긴장의 증가 • 양측 다리는 폄되거나 폄근 긴장의 증가	• 양쪽 팔이 폄되거나 폄근의 긴장이 증가 • 양쪽 다리가 굽힘하거나 굽힘근의 긴장이 증가
기타	• 양성반응은 생후 4~6개월까지는 정상 • 생후 6개월 이후에 양성반응이 나타나면 이는 반사의 성숙이 늦어짐을 의미함	• 양성반응은 4~6개월까지는 정상 • 생후 6개월 이후에 양성반응이 나타나면 이는 반사의 성숙이 늦어짐을 의미함

34

다음에서 측정하고자 하는 반사/반응 항목은?

- 검사자세
  - 바로 눕힌 자세
  - 양쪽 팔과 다리를 펌시킴
- 검사자극
  - 능동적 또는 수동적으로 머리를 한 쪽으로 돌림
- 양성반응
  - 어깨와 골반 사이의 몸통에서 부분적 회전이 일어남
    ◦ 머리가 돌아간 후 어깨가 돌며, 마지막으로 골반이 돌아감
- 성숙과 미성숙
  - 양성반응은 생후 6개월에 나타나 18개월까지 지속됨
  - 생후 6개월 이후에도 음성반응이 나타나면 반사성숙이 늦어짐을 의미함

1) ATNR
2) STNR
3) 시각 정위반사(optical righting)
4) 몸통에 대한 몸통 정위반사(body righting acting on the body)
5) 머리에 대한 미로 정위반사(labyrinthine righting action on the head)

35

정상 발달 과정에서 평생 지속되는 반응 및 반사는?

1) 미로정위반응, 보호폄반응, 양서류반응
2) 보호폄반응, 몸통정위반응, 양서류반응
3) 시각정위반응, 양성지지반응, 양서류반응
4) 양서류반응, 유인원자세반응, 시소반응
5) 미로정위반응, 목정위반응, 유인원자세반응

문제해설

34 몸통에 대한 몸통 정위반사(body righting acting on the body)

검사자세	• 바로 눕힌 자세 • 머리를 중앙에 위치 • 양쪽 팔과 다리를 폄시킴
검사자극	• 능동적 또는 수동적으로 머리를 한 쪽으로 돌림
음성반응	• 몸통 전체가 머리가 돌아간 쪽으로 돌아감 – 분절형태는 아님
양성반응	• 어깨와 골반 사이의 몸통에서 부분적 회전이 일어남 예) 머리가 돌아간 후 어깨가 돌며, 마지막으로 골반이 돌아감
기타	• 양성반응은 생후 6개월에 나타나 18개월까지 지속됨 • 생후 6개월 이후에도 음성반응이 나타나면 반사성숙이 늦어짐을 의미함

답 4)

35 평생 지속되는 반사

- 자동운동반응 : 보호폄반응(파라슈트반응)
- 중뇌수준의 반사 : 미로정위반사, 시각정위반사, 양서류반응
- 대뇌수준의 반사 : 눕기반응, 엎드리기반응, 네발기기반응, 앉기반응, 무릎서기반응, 발떼기반응, 시소반응, 유인원반응

답 4)

아동작업치료

36

작업치료사는 뇌간 수준의 반사를 확인하기 위해 아동에게 네발기기 자세를 취하게 하고 고개를 앞으로 숙이고 들어 올리면서 사지의 움직임을 관찰하였다. 확인하고자 하는 반사는?

1) 긴장성 미로반사(Tonic Labyrinthine Reflex)
2) 미로 정위 반응(Labyrinthine Righting Reaction)
3) 견인 반응(Traction response)
4) 대칭 긴장성 목반사(Symmetrical Tonic neck Reflex)
5) 비대칭 긴장성 목반사(Asymmetrical Tonic neck Reflex)

37

다음 중 란다우 반사(landau reflex)의 양성 반응에 해당하는 것은?

1) 양 팔에서 굽힘이 나타난다
2) 척추와 양 다리에서 폄이 나타난다
3) 양 팔과 양 다리에서 벌림이 나타난다
4) 양 팔과 양 손가락에서 벌림이 나타난다
5) 양 손가락과 양 팔꿈치에서 굽힘이 나타난다

38

다음의 자세 반사 중 아동의 발달 단계에서 가장 나중에 통합되는 것은?

1) 걷기반사
2) 잡기반사
3) 굴곡회피반사
4) 신전보호반사
5) 교차성신전반사

문제해설

36 Symmetrical Tonic neck Reflex 1

- 검사자세 : Quadruped Position(네발로 균형유지)
- 자극 : 머리를 앞으로 숙인다.
- 반응
  - 음성 : 사지에 반응이 나타나지 않음
  - 양성 : 팔이 구부러지거나 굴곡근 긴장증대, 다리는 펴지거나 신전근 긴장증대
- 소실시기 : 6개월

Symmetrical Tonic neck Reflex 1

- 검사자세 : Quadruped Position(네발로 균형유지)
- 자극 : 머리를 들어 올린다.
- 반응
  - 음성 : 사지에 반응이 나타나지 않음
  - 양성 : 팔이 펴지거나 신근긴장 증대, 다리는 구부러지거나 굴근긴장 증대
- 소실시기 : 6개월

답 4)

37 란다우반사(landau reflex)

- 검사자세
  - 엎드린 자세에서 가슴을 받쳐 들고 들어 올림
- 검사자극
  - 능동적 또는 수동적으로 머리를 듦
- 음성반응
  - 척추와 양 다리가 굽힘 상태로 있음
- 양성반응
  - 척추와 양 다리는 폄이 됨
  - 머리를 밑으로 구부리면 척추와 양 다리가 굽힘이 됨
- 기타
  - 양성반응은 정상에서는 생후 6개월~2년 반까지 나타남
  - 생후 2년 반 이후 양성반응이 보이면 반사성숙이 늦어짐을 의미함
  - 음성반응은 출생 시부터 6개월 사이에는 정상임

답 2)

38 신전보호반사

1) 걷기반사 : 생후~2개월
2) 잡기반사 : 생후~3개월
3) 굴곡회피반사 : 생후~2개월
4) 신전보호반사 : 6개월~평생
5) 교차성신전반사 : 생후~2개월

답 4)

39

다음과 같은 방법의 검사에 해당하는 것은?

- 검사자극
  - 머리를 한쪽으로 돌림
- 양성반응
  - 얼굴 쪽의 팔과 다리에 폄근의 긴장이 증가함
  - 머리뒤쪽의 팔과 다리에 굽힘근의 긴장이 증가함

1) TNR
2) ATLR
3) STNR
4) 놀람 반사
5) 란다우 반사

40

다음과 같은 반사가 정상 발달을 보이는 아동에게 양성으로 나타나는 시기는 언제인가?

① 검사자세 : 바로 눕혀 기울인 자세(semi-reclined)
② 검사자극 : 머리를 뒤쪽으로 갑자기 젖힘(떨어뜨림)
③ 음성반응 : 놀람 반응이 없거나 미미함
④ 양성반응
- 양쪽 팔이 벌림, 폄(혹은 굽힘), 바깥돌림이 나타남
- 손가락은 벌림 또는 폄이 됨

1) 출생~4개월
2) 2개월~6개월
3) 4개월~8개월
4) 6개월~10개월
5) 8개월~12개월

41

다음 중 근육을 수동적으로 빠르게 신장할 때 이에 저항하는 비정상적인 움직임이 항진되는 반사는?

1) Athetoid
2) Rigidity
3) Flaccid
4) Ataxia
5) Spasticity

문제해설

39 ATNR
- 검사자세
  - 바로 눕힌 자세에서 머리는 중앙에 위치
  - 양측 상지와 하지를 펴시킴
- 검사자극 : 머리를 한쪽으로 돌림
- 음성반응 : 양쪽 상지 및 하지에 아무런 반응이 없음
- 양성반응
  - 얼굴 쪽(머리를 돌린 쪽)의 팔과 다리 폄 또는 폄근의 긴장 증가
  - 머리뒤쪽(반대쪽)의 팔과 다리 굽힘 또는 굽힘근의 긴장 증가
- 기타
  - 양성반응은 생후 4~6개월까지는 정상
  - 생후 6개월 이후에 양성반응이 나타나면 이는 반사의 성숙이 늦어짐을 의미함

답 2)

40 모로반사(moro reflex)
- 양성반응은 정상에서는 출생 시부터 4개월까지 나타남
- 양성반응이 생후 4개월 이후에 나타나면 성숙의 지체를 의미함

답 1)

41 Spasticity는 상위운동신경원 병변으로 인한 정상이상으로 근 긴장도가 증가한 상태이며 과다반사 상태이다. 주로 수동적 움직임에 대항하여 저항이 증가하는 특징을 갖고 있다. 또한 근육이 신전되는 속도에 따라 신전반사가 항진되며 힘줄반사의 항진을 동반하는 운동이다.

답 5)

42

정상발달을 보이는 아동을 무릎 위에 올려놓고 목을 굽힘 시키면 아동의 양측 팔에 굽힘근 긴장이 증가되고, 폄 시키면 아동의 양측 팔에 폄근 긴장이 증가된다. 예상되는 이 아동의 연령은?

1) 생후 1개월
2) 생후 5개월
3) 생후 12개월
4) 생후 18개월
5) 생후 24개월

문제해설

42 해설내용 참조

답 2)

STNR : symmetrical tonic neck reflex

Explanation

1. 대칭성 긴장성 경반사 1(STNR : symmetrical tonic neck reflex 1)

1) 검사자세 : 네발기기 자세 또는 검사자의 양 무릎 위에 엎드린 자세
2) 검사자극 : 머리를 숙이게 함
3) 음성반응 : 양측 팔이나 다리에 변화가 없음
4) 양성반응
   (1) 양측 팔이 굽힘 또는 굽힘근 긴장의 증가
   (2) 양측 다리는 폄되거나 폄근 긴장의 증가
5) 기타
   (1) 양성반응은 생후 4~6개월까지는 정상
   (2) 생후 6개월 이후에 양성반응이 나타나면 이는 반사의 성숙이 늦어짐을 의미함

2. 대칭성 긴장성 경반사 2(STNR 2)

1) 검사자세 : 네발 기기 자세 또는 검사자의 양 무릎 위에 엎드림
2) 검사자극 : 머리를 뒤로 제침
3) 음성반응 : 양쪽 팔과 다리에 아무런 변화가 없음
4) 양성반응
   (1) 양쪽 팔이 폄되거나 폄근의 긴장이 증가
   (2) 양쪽 다리가 굽힘하거나 굽힘근의 긴장이 증가
5) 기타
   (1) 양성반응은 4~6개월까지는 정상
   (2) 생후 6개월 이후에 양성반응이 나타나면 이는 반사의 성숙이 늦어짐을 의미함

43

정상발달을 보이는 만 5개월의 아동에게 원시반사를 실시하고자 한다. STNR(symmetrical tonic neck reflex) 평가의 결과로 옳은 것은?

1) 이 아동에게 STNR이 나타나는 것은 정상이다
2) 이 아동의 머리를 숙이면 양측 팔에 폄이 나타난다
3) 이 아동의 머리를 숙이면 양측 다리에 굽힘이 나타난다
4) 이 아동의 머리를 뒤로 제치면 양쪽 팔에 굽힘이 나타난다
5) 이 아동의 머리를 뒤로 제치면 양쪽 다리에 폄이 나타난다

44

다음 반사들 중 통합된 이후 일생을 통하여 반응이 존재하는 반사는?

1) 긴장성 미로반사(Tonic Labyrinthine Reflex)
2) 미로 정위 반응(Labyrinthine Righting Reflex)
3) 빨고 삼키기 반사(Suck-Swallow Reflex)
4) 놓기 반응(Placing Reactions)
5) 굽힘 회피(Flexor withdrawal)

45

아동의 체중지지 부위를 발달 순서대로 바르게 나열한 것은?

가. 가슴	나. 복부
다. 얼굴	라. 아래팔
마. 손바닥	

1) 가－나－다－라－마
2) 나－가－다－마－라
3) 다－가－나－라－마
4) 라－가－나－다－마
5) 마－나－가－다－라

문제해설

43 STNR은 네발 자세 또는 엎드려 들려진 자세에서 아동의 머리를 굽히거나 뒤로 제칠 때 나타나는 반사이다. 4~6개월 사이에 나타나며, 머리를 숙이면 상지에서 굽힘이 하지에서는 폄이 나타난다. 반대로 머리를 뒤로 제치면 상지에서는 폄이 하지에서는 굽힘이 나타난다.

답 1)

44 각 반사의 통합 시기

1) 긴장성 미로반사(Tonic Labyrinthine Reflex) : 6개월
2) 미로 정위 반응(Labyrinthine Righting Reflex) : 출생~2개월에서 발생하여 일생을 통하여 존재한다.
3) 빨고 삼키기 반사(Suck-Swallow Reflex) : 2~5개월
4) 놓기 반응(Placing Reactions) : 3개월간
5) 굽힘 회피(Flexor withdrawal) : 3개월간

답 2)

45 인생 초기에는 턱을 땅에서 뗄 수 없으며, 점차 팔과 손으로 체중을 지지한다. 결국은 하체로 체중을 지지하며 직립보행을 한다.

답 3)

아동작업치료

46

작업치료사 K씨는 생후 4개월 된 아동을 양 무릎 위에 올려 엎드린(네발기기) 자세로 만든 후 머리를 뒤로 제쳐(폄시킴) 양성반응을 이끌어 냈다. 결과로 가장 타당한 것은?

1) 양쪽 팔에 폄근 긴장이 증가한다
2) 양쪽 다리에 폄근 긴장이 증가한다
3) 양쪽 팔다리에 어떠한 변화도 나타나지 않는다
4) 한 팔은 폄근이 증가하고 한 팔은 굽힘근이 증가한다
5) 한 다리는 폄근이 증가하고 한 다리는 굽힘근이 증가한다

47

검사자세는 엎드려 누운 자세에서 양쪽 팔을 머리 위로의 폄시키는 것이다. 검사 자극은 양쪽 발목이나 골반을 잡고 들어 올린 후 갑자기 머리를 발바닥 쪽으로 떨어트리는 것이다. 무엇을 평가하는 것인가?

1) 시소(see-saw) 반응
2) 란다우(landau) 반사
3) 양서류(amphibian) 반응
4) 파라슈트(parachute) 반응
5) 유인원자세(simian position) 반응

48

다음의 설명에 적절한 아동의 대표적인 반사행동은?

> 머리와 몸통을 지지하고 머리를 20~30° 떨어지게 하면 목 근육은 스트레칭되고 팔을 펼쳤다가 굽힘

1) 견인 반사(traction response)
2) 모로 반사(moro reflex)
3) 놓기 반사(placing reaction)
4) 굽힘 회피(flexor withdrawal)
5) 교차성 폄(crossed extension)

문제해설

46 대칭성 긴장성 경반사 2(STNR 2)

- 검사자세 : 네발 기기 자세 또는 검사자의 양 무릎 위에 엎드림
- 검사자극 : 머리를 뒤로 제침
- 음성반응 : 양쪽 팔과 다리에 아무런 변화가 없음
- 양성반응
  - 양쪽 팔이 폄되거나 폄근의 긴장이 증가
  - 양쪽 다리가 굽힘하거나 굽힘근의 긴장이 증가
- 기타
  - 양성반응은 4~6개월까지는 정상
  - 생후 6개월 이후에 양성반응이 나타나면 이는 반사의 성숙이 늦어짐을 의미함

답 1)

47 보호적 폄근 뻗침(파라슈트 반응) (protective extensor thrust : parachute reaction)

- 검사자세 : 엎드려 누운 자세에서 양쪽 팔을 머리 위로 폄시킴
- 검사자극 : 양쪽 발목이나 골반을 잡고 들어 올려 갑자기 머리가 발바닥 쪽으로 떨어지게 함
- 음성반응 : 양쪽 팔로 머리를 보호하려 하지 않음
- 양성반응 : 양팔을 폄시키고 손가락은 벌리고 펴서 머리를 보호하는 자세가 됨
- 기타
  - 양성반응은 정상에서는 생후 6개월경에 나타남(일생동안 지속됨)
  - 생후 6개월 이후에도 음성반응이 나타나면 이는 반사성숙이 늦어짐을 의미함

답 4)

48 모로 반사

- 생후 4개월 정도까지는 양성반응이 정상이며 머리의 위치 변화, 갑작스러운 자극, 소음, 온도변화, 통증 등으로 나타난다. 자극에 반응 시 상지의 끝이 벌림되고 팔꿈치, 손목, 손가락을 폈다가 차후 팔꿈치는 굽혀지고, 어깨는 내전된다.
- 자율운동 반응으로 세반규관, 미로, 목감각 수용기에 의해 나타난다.

답 2)

49

정상발달을 보이는 남아는 이제 막 바로 누운 자세(supine)에서 목을 당겨 머리를 들 수 있으며, 양 손을 잡고 천천히 눕힐 경우 머리가 뒤로 젖혀지지 않는다. 이 아동이 수행하기 가장 어려운 활동은?

1) 공잡기
2) 뒤집기
3) 손뼉 치기
4) 몸통 회전
5) 팔 지지로 앉기

문제해설

49 해설내용 참조

답 3)

나이에 맞는 운동발달 지표(Milestone)

Explanation

운동지표		개월 수
머리조절 (head control)	• 엎드려 누운 자세(prone) – 45° 머리 들기 – 90° 머리 들기	 2개월 4개월
	• 바로 누운 자세(supine) – 정중선(midline) 유지하기 – 머리 들기	 2개월 6개월
구르기 (rolling)	• 엎드려 누운 자세(prone) – 회전(rotation) 없음 – 회전을 동반함	 4~6개월 6~9개월
	• 바로 누운 자세(supine) – 회전(rotation) 없음 – 회전을 동반함	 5~7개월 6~9개월
앉기 (sitting)	• 순간적인 팔 지지(arm support) • 지속적인 팔 지지(arm support)	4~5개월 5~6개월
	• 순간적인 팔 지지 없음 • 지속적인 팔 지지 없음	6~7개월 7~9개월
이동성 (mobility)	• 크롤(crawling) • 기어 다니기(creeping) • 돌아다니기(cruising) • 걷기(walking)	7~9개월 9~11개월 9~13개월 12~14개월

50

정상발달을 보이는 아동을 등으로(supine) 눕히고 양다리를 폄시킨 후 발바닥에 자극을 주어 반사적 굽힘 반응을 얻었다면 이 아동의 반응과 같은 수준의 반사는?

1) TLR
2) ATNR
3) STNR
4) Extensor thrust
5) Associated reaction

51

다음 보기의 용어와 가장 관계 깊은 기능은?

- 굽힘 정위 반응(flexion righting reaction)
- 란다우 반응(Landau reaction)

1) 원시반사
2) 정위반응
3) 평형반응
4) 방어반응
5) 양손협응

문제해설

50
- 생후 2개월 내에 나타나는 'flexor withdrawal'이며, 척수 수준의 반사이다.
- TLR, ATNR, STNR, Associated reaction은 뇌줄기(뇌간) 수준의 반사이다.

답 4)

51 해설내용 참조

답 2)

Explanation 정위반응(righting reaction)의 종류

neck on body	• 아동의 머리를 한 쪽으로 돌리면 구르기(roll)반응이 관찰됨
body on body	• 아동의 골반(hip)을 한 쪽으로 회전시키면 몸통 상부에서 반응이 나타남
body on head	• 아동이 머리를 수직으로 들어 올리고, 그것을 유지하는지 관찰함
란다우(Landau)	• 매달려 엎드린 자세(prone suspension)를 통해 관찰됨 • 아동의 복부 아래를 지지(support)하면 목과 하지(L/E)에서 모두 폄(extension)이 나타남
굽힘 반응(flexion response)	• 바로누운자세(supine)에서 아동의 양팔을 당겨 앉기 자세(sitting)로 가져올 때 나타남
수직 반응(vertical reaction)	• 아동이 수직으로 들려진 후 아동을 측면으로 약 45° 기울임 • 아동의 반응은 머리를 수직으로 세우는 것

52

다음 설명에 해당하는 반사는?

> 머리를 한쪽으로 돌리면 돌린 쪽은 굽힘근의 긴장이 사라져 팔과 다리를 쭉 펴고, 반대쪽은 그대로 구부리고 있는 자세를 취한다

1) 견인 반사 Traction reflex
2) 갈란트 반사 Galant reflex
3) 발내딛기 반사 Placing reflex
4) 긴장성 목반사 Tonic neck reflex
5) 자동보행반사 Automatic walking & stepping reflex

53

치료사는 정상 발달 아동을 두 팔로 들어 올린 후 발바닥이 지면에 닿도록 여러 차례 들고 내리기를 반복하자 아동의 다리에 폄근의 긴장이 증가하였다. 예상되는 아동의 나이는?

1) 0~3개월
2) 3~8개월
3) 8~12개월
4) 12~18개월
5) 18~24개월

54

뇌줄기 수준의 반사는?

1) 연합반응
2) 목정위반사
3) 양서류반응
4) 란다우반응
5) 폄밀기반사

문제해설

52 생후 3~4개월에 소실되고 양측의 대칭적인 체위조절로 대체되며 안정상태의 영아는 팔, 다리의 굽힘근의 긴장도로 유지하고 있음. 신생아기에 불완전하게 나타나며 영아 후기까지 지속되는 경우에는 운동장애를 의미함

답 4)

53 **양성 지지반응 (positive supporting reaction)**

- 검사자세
  - 환자를 들어서 세움
- 검사자극
  - 몇 번 들기와 놓기를 반복함
    → 발바닥이 바닥에 닿음
- 음성반응
  - 근 긴장의 증가 없음
- 양성반응
  - 양쪽 다리는 폄근의 긴장이 증가함
  - 양 발의 저굴(plantar flexion)이 나타남
- 기타
  - 양성반응은 생후 3개월부터 8개월까지가 정상

답 2)

54 **뇌줄기 수준의 반사**

긴장성 목반사, 긴장성 미로반사, 연합반응, 양성지지반응, 음성지지반응

답 1)

55

생후 5개월 아동을 무릎위에 네발자세로 위치시킨 후 머리를 숙이면 양쪽 팔에 굽힘근의 긴장이 증가하는 동시에 양쪽 다리에 폄근의 긴장이 증가한다. 무엇인가?

1) 발달장애를 의미한다
2) ATNR 양성반응이다
3) 비정상적인 반사를 의미한다
4) 4~6개월에 나타나는 원시반사이다
5) 아동의 신체에 평생 남는 정상반응이다

56

생후 5개월 된 정상발달 아동에게 양성으로 나타나는 것은?

1) ATNR
2) Moro reflex
3) Landau reflex
4) Flexor withdrawal
5) Amphibian reaction

문제해설

55 대칭성 긴장성 경반사 1(STNR 1)

- 검사자세 : 네발기기 자세 또는 검사자의 양 무릎 위에 엎드린 자세
- 검사자극 : 머리를 숙이게 함
- 음성반응
  - 양측 팔이나 다리에 변화가 없음
- 양성반응
  - 양측 팔이 굽힘 또는 굽힘근 긴장의 증가
  - 양측 다리는 폄되거나 폄근 긴장의 증가
- 기타
  - 양성반응은 생후 4~6개월까지는 정상
  - 생후 6개월 이후에 양성반응이 나타나면 이는 반사의 성숙이 늦어짐을 의미함

대칭성 긴장성 경반사 2(STNR 2)

- 검사자세 : 네발 기기 자세 또는 검사자의 양 무릎 위에 엎드림
- 검사자극 : 머리를 뒤로 제침
- 음성반응
  - 양쪽 팔과 다리에 아무런 변화가 없음
- 양성반응
  - 양쪽 팔이 폄되거나 폄근의 긴장이 증가
  - 양쪽 다리가 굽힘하거나 굽힘근의 긴장이 증가

답 4)

56 비대칭성 긴장성 경반사(ATNR : asymmetrical tonic neck reflex)

- 검사자세
  - 바로 눕힌 자세에서 머리는 중앙에 위치함
  - 양측 상지와 하지를 펌시킴
- 검사자극
  - 머리를 한쪽으로 돌림
- 음성반응
  - 양쪽 상지 및 하지에 아무런 반응이 없음
- 양성반응
  - 얼굴 쪽(머리를 돌린 쪽)의 팔과 다리 폄 또는 폄근의 긴장 증가
  - 머리뒤쪽(반대쪽)의 팔과 다리 굽힘 또는 굽힘근의 긴장 증가
- 기타
  - 양성반응은 생후 4~6개월까지는 정상
  - 생후 6개월 이후에 양성반응이 나타나면 이는 반사의 성숙이 늦어짐을 의미함

답 1)

57

치료목표가 '근력 및 관절가동범위 증진'이라면 이 아동의 발달영역에서 강조되어야 하는 것으로 타당한 것은?

1) 인지발달
2) 언어발달
3) 대운동발달
4) 소운동발달
5) 사회성발달

문제해설

57 해설내용 참조

답 3)

대표적 운동 요소

Explanation

1. 반사(reflex)

- 감각자극에 의해 비자의적인 근육반응이 나타나는 것

2. 관절가동범위(Range Of Motion : ROM)

- 특정 신체 부위가 궤적(arc)을 지나며 움직이는 것

3. 근 긴장(muscle tone)

- 근육의 저항 또는 긴장정도를 말함

4. 근력(strength)

- 근육의 힘 정도를 말함

5. 대운동 협응력(gross coordination)

- 큰 근육의 그룹을 이용하는 조절되고 목표 지향적인 움직임

6. 소운동 협응력 / 민첩성(fine coordination / dexterity)

- 조절된 움직임을 만들기 위해 작은 근육 군을 사용하는 것(예 작은 물체를 조작하기)

58

치료사는 아동이 양쪽 무릎을 꿇고 서 있게 한 후 한 쪽 팔을 당겨 균형이 무너지도록 하였다. 아동은 머리와 가슴을 똑바로 유지하고, 올라간 쪽의 팔과 다리를 벌리고 폄으로 평형이 유지되도록 하였다. 반대쪽에서는 보호반응의 형태가 나타냈다. 이 아동이 정상발달을 보이고 있다면 이 반응이 나타나는 시기는?

1) 3개월
2) 6개월
3) 10개월
4) 15개월
5) 20개월

59

다음 내용에 해당되는 반사는?

> 아동의 가슴을 받치고 들어 올리는 자세에서 아동 스스로 혹은 검사자가 아동의 머리를 들게 하면 아동이 척추와 양쪽 다리를 쭉 펴는 반응

1) 모로 반사(moro reflex)
2) 란다우 반사(landaw reflex)
3) 양서류 반응(amphibian reaction)
4) 대칭성 긴장성 목반사(symmetrical tonic neck reflex)
5) 폄보호 반사－낙하산 반응(protective extensor thrust-parachute reaction)

문제해설

58 무릎서기(kneel-standing) 반응

- 검사자세 : 양쪽 무릎을 꿇고 서 있는 자세
- 검사자극 : 환자를 한쪽으로 끌어당겨 몸이 기울어지게 함
- 음성반응 : 머리와 가슴을 똑바로 유지하지 못하며 평형 또는 보호반응이 나타나지 않음
- 양성반응 : 머리와 가슴을 똑바로 유지하며 올라간 쪽의 팔과 다리는 벌림 및 폄이(평형반응) 되고 내려간 쪽에서는 보호반응이 나타남
- 기타
  - 양성반응은 정상에서는 생후 15개월경에 나타남(일생동안 지속됨)
  - 생후 15개월 이후에 음성반응이 나타나면 반사성숙이 늦어짐을 의미함

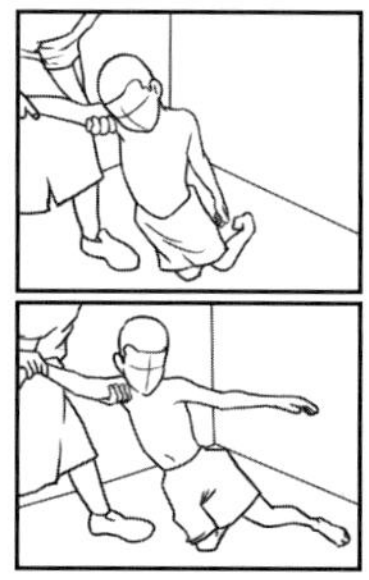

음성반응/양성반응

답 4)

59 Landaw Reflex(란다우 반사)

- 가슴을 받쳐 들고 들어 올린다. 스스로 혹은 검사자가 머리를 들게 한다.
- 양성반응 : 척추와 다리를 쭉 편다.
- 시기 : 생후 6개월에서 2년 반 사이에는 나타나야 정상

답 2)

60

정상 발달을 보이고 있는 아동의 운동발달에 대한 설명이다. 옳은 것은?

1) 걷기는 보통 10개월부터 가능하다
2) 보통 9개월에는 기어다니기가 가능하다
3) 바로 누운 자세에서는 머리들기가 시작되는 나이는 3개월이다
4) 엎드려 누운 자세에서 몸통회전을 동반한 구르기가 가능한 나이는 4개월이다
5) 앉은 상태에서 팔의 지지 없이 지속적으로 앉아 있기가 가능한 나이는 5개월이다

문제해설

60 운동발달

- 걷기는 보통 12개월부터 가능하다.
- 바로 누운 자세에서는 머리들기가 가능한 나이는 6개월이다.
- 엎드려 누운 자세에서 몸통회전을 동반한 구르기가 가능한 나이는 6개월이다.
- 앉은 상태에서 팔의 지지 없이 지속적인 앉아 있기가 가능한 나이는 8개월이다.

답 2)

비대칭성 긴장성 경반사(Asymmetrical Tonic Neck Reflex, ATNR)

Explanation

1. 검사자세

1) 바로 눕힌 자세에서 머리는 중앙에 위치시킴
2) 양측 상지와 하지를 펴시킴

2. 검사자극

- 머리를 한쪽으로 돌림

3. 음성반응

- 양쪽 상지, 하지에 아무런 반응이 없음

4. 양성반응

1) 얼굴 쪽(머리를 돌린 쪽)의 팔과 다리 폄
   - 또는 폄근의 긴장 증가
2) 머리뒤쪽(반대쪽)의 팔과 다리 골곡
   - 또는 굽힘근의 긴장 증가
3) 양성반응은 생후 4~6개월까지는 정상
4) 생후 6개월 이후에 양성반응이 나타나면 이는 반사의 성숙이 늦어짐을 의미함

61

다음 보기 중 척수수준의 반사는?

1) TLR
2) TNR
3) ATNR
4) 평형반응
5) 교차성 폄반사

62

다음 반사 중 중추신경계 수준이 다른 하나는?

1) crossed extension reflex
2) tonic labyrinthine reflex
3) positive supporting reaction
4) symmetrical tonic neck reflex
5) asymmetrical tonic neck reflex

63

다음 중 뇌간(brain stem) 수준의 반사는?

1) grasp reflex
2) standing see saw
3) flexor withdrawal
4) crossed extension reflex
5) tonic labyrinthine reflex

문제해설

61 원시 반사의 수준(primitive reflex levels)

- 척수수준의 반사(spinal cord level reflex)
  - flexor withdrawal
  - extensor thrust
  - crossed extension

답 5)

62 해설내용 참조

답 1)

63 해설내용 참조

답 5)

Explanation 원시 반사의 수준(Primitive reflex levels)

척수 수준의 반사 (spinal cord level reflex)	뇌간 수준의 반사 (brainstem level reflex)	중뇌 (midbrain)	기저핵 (basal ganglia)
• flexor withdrawal • extensor thrust • crossed extension	• Asymmetrical Tonic Neck Reflex(ATNR) • Symmetrical Tonic Neck Reflex(STNR) • Tonic Labyrinthine Reflex(TLR) • positive supporting reaction • associated reaction	• righting reaction	• protective extension • equilibrium reaction

64

정상 발달을 보이는 아동의 팔·다리의 운동발달 순서이다. 바르게 나열된 것은?

1) symmetric – rotation – reciprocal
2) rotation – asymmetric – symmetric
3) symmetric – rotation – asymmetric
4) asymmetric – symmetric – reciprocal
5) symmetric – asymmetric – reciprocal

문제해설

64 해설내용 참조

답 5)

Explanation

아동의 일반적인 운동발달 순서

1. 사지의 움직임

1) 양 사지의 유사한 움직임
2) 양측 사지의 분리된 움직임
3) 양측 사지의 독립적이며 상호작용적 움직임

2. 머리의 움직임

1) 초기 폄 및 굽힘이 불가능함 : 누운 상태에서 약간의 돌림이 일어남
2) 폄의 발달
3) 굽힘의 발달

3. 손의 발달

1) 자뼈 쥐기
2) 손바닥 쥐기
3) 노뼈 쥐기
4) 손끝 쥐기
5) 손가락의 대립

65

5개월 된 아동을 들어 올린 후 발을 바닥에 닿게 했을 때 정상반응으로 발바닥쪽굽힘(plantar flexion)이 나타났다. 어떤 종류의 반사인가?

1) ATNR
2) STNR
3) Landau reaction
4) Positive support reaction
5) Negative support reaction

문제해설

65 해설내용 참조

답 4)

양성 지지반응(Positive supporting reaction)

Explanation

1. 검사자세

- 환자를 들어서 세움

2. 검사자극

- 몇 번 들기와 놓기를 반복함
  - 발바닥이 바닥에 닿음

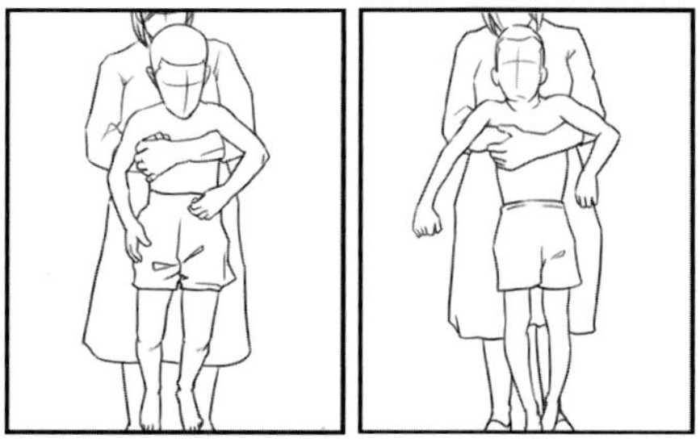

음성반응 양성반응

3. 음성반응

- 근 긴장의 증가 없음

4. 양성반응

- 양쪽 다리는 폄근 긴장의 증가
- 양 발의 발바닥쪽 굽힘(plantar flexion)

5. 기타

- 양성반응은 생후 3개월부터 8개월까지가 정상
- 생후 8개월 이후에 양성반응이 나타나면 이는 반사의 성숙이 늦어짐을 의미함

66

다음 중 양성 지지 반응(positive supporting reaction)에 대한 설명으로 옳은 것은?

1) 중뇌단계의 반사이다
2) 연합반응과 같은 단계의 반사이다
3) 엎드린 자세로 들어 올려 검사한다
4) 출생 시부터 생후 4개월까지 지속된다
5) 발이 바닥에 닿으면 발목은 등쪽굽힘(dorsi flexion)이 된다

문제해설

66 해설내용 참조

답 2)

Explanation

뇌간 수준의 반사

1. 양성 지지반응(positive supporting reaction)

1) **검사자세**
   - 환자를 들어서 세움
2) **검사자극**
   - 몇 번 들기와 놓기를 반복함
     - 발바닥이 바닥에 닿음
3) **음성반응**
   - 근 긴장의 증가 없음
4) **양성반응**
   - 양쪽 다리는 폄근 긴장의 증가
   - 양 발의 저굴(plantar flexion)
5) **기타**
   - 양성반응은 생후 3개월부터 8개월까지가 정상
   - 생후 8개월 이후에 양성반응이 나타나면 이는 반사의 성숙이 늦어짐을 의미함

2. 뇌간 수준의 반사(brainstem level reflex)

1) asymmetrical tonic neck reflex
2) symmetrical tonic neck reflex
3) tonic labyrinthine reflex
4) positive supporting reaction
5) associated reaction

67

중추신경계의 반사 중 '한 쪽 다리를 구부렸을 때 다른 한 쪽에 반사적 폄이 나타나는 반사'의 신경학적 수준은?

1) 척수
2) 뇌간
3) 중뇌
4) 소뇌
5) 대뇌

문제해설

67 척수 수준의 반사(spinal level reflexes)
- flexor withdrawal
- extensor thrust
- 교차성 폄 반사 1(crossed extension 1)
- 교차성 폄 반사 2(crossed extension 2)

답 1)

교차성 폄 반사

Explanation

1. 척수 수준의 반사(spinal level reflexes)

1) flexor withdrawal
2) extensor thrust
3) 교차성 폄 반사 1(crossed extension 1)
4) 교차성 폄 반사 2(crossed extension 2)

2. 교차성 폄 반사 1(crossed extension 1)

1) **검사자세**
   (1) 바로 눕힌 자세
   (2) 머리를 중간에 위치함
   (3) 한쪽 다리는 굴곡 시키고 반대편 다리는 폄시킴
2) **검사자극**
   - 폄된 다리를 굴곡 시킴
3) **음성반응**
   - 폄된 다리를 굴곡 시켜도 반대편 굴곡된 다리는 그 상태를 그대로 유지함
4) **양성반응**
   (1) 폄된 다리를 골곡시킬 때 반대편의 골곡된
   - 다리가 반사적으로 폄됨

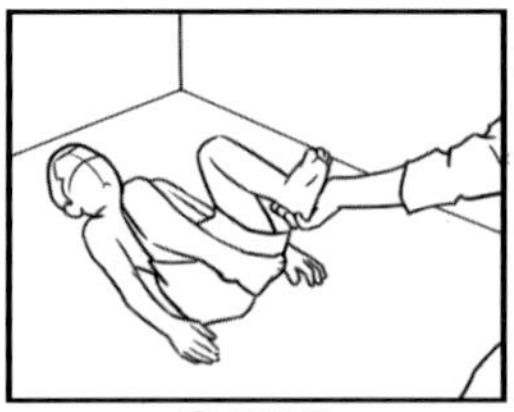
음성반응

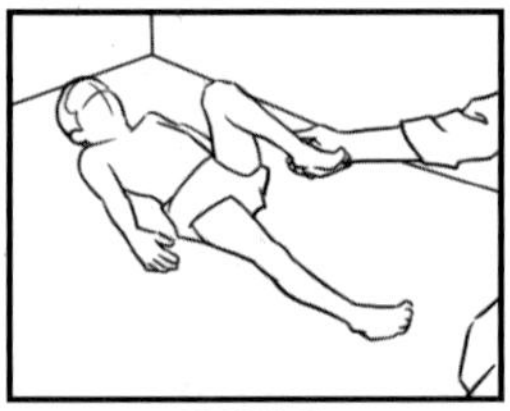
양성반응

   (2) 양성반응은 생후 2개월까지 정상
   (3) 생후 2개월 후에도 양성반응이 나타나면 이는 반사의 성숙이 늦어짐을 의미함

68

정상발달을 보이는 8개월 된 아동을 대상으로 네발 자세를 만든 후 한 쪽 상지를 들어 올렸더니 올라간 쪽의 팔과 다리에서 벌림과 폄 반응이 나타났다. 무엇을 평가하는 내용인가?

1) 시소(see-saw) 반응
2) 발등굽힘(dorsiflexion) 반응
3) 엎드려 누운 자세(prone) 반응
4) 유인원 자세(simian position) 반응
5) 네발 자세(four-foot kneeling) 반응

문제해설

68 해설내용 참조

답 5)

네발 자세 반응(Four-foot kneeling)

Explanation

1. 검사자세

• 사지로 짚기 자세를 취하게 함

2. 검사자극

• 한 쪽 편을 손으로 들어 올림

3. 음성반응

• 머리와 가슴을 똑바로 유지하지 못함
 – 평형 또는 보호반응이 나타나지 않음

4. 양성반응

• 머리와 가슴을 똑바로 유지하며 올라간 쪽의 팔과 다리는 벌림 및 폄(평형반응)되고 내려간 쪽에서는 보호반응이 나타남

5. 기타

1) 양성반응은 정상에서는 생후 8개월경에 나타남
 • 일생동안 지속됨
2) 생후 8개월 이후에 음성반응이 나타나면 이는 반사성숙이 늦어짐을 의미함

69

다음 설명하는 내용의 반사는 무엇인가?

> 발바닥을 긁어주면(stroke) 발등쪽 굽힘(dorsiflexion)이 나타나고, 9개월~1년 사이에 사라진다

1) step reflex
2) moro reflex
3) crawl reflex
4) babinski reflex
5) parachute reflex

70

다음 중 중뇌 수준의 반사는?

1) TLR
2) TNR
3) ATNR
4) righting reaction
5) equilibrium reaction

문제해설

69 영아의 반사(infantile reflexes)

- babinski
- 발바닥을 긁어주면(stroke) 'dorsiflexion'이 나타남(9개월~1년에 사라짐)

답 4)

70 해설내용 참조

답 4)

원시 반사

Explanation

1. 원시 반사의 수준(primitive reflex levels)

척수 수준의 반사 (spinal cord level reflex)	• flexor withdrawal • extensor thrust • crossed extension
뇌간 수준의 반사 (brainstem level reflex)	• asymmetrical tonic neck reflex(ATNR) • symmetrical tonic neck reflex(STNR) • tonic labyrinthine reflex(TLR) • positive supporting reaction • associated reaction
중뇌(midbrain)	• righting reaction
기저핵(basal ganglia)	• protective extension • equilibrium reaction

71

다음 설명은 어떤 반사인가?

> 바로누운자세(supine)에서 머리를 한 쪽으로 돌리면 반대편 팔다리가 구부러진다

1) TLR
2) STNR
3) ATNR
4) neck righting
5) associated reaction

72

다음 중 중뇌수준의 반사는?

1) TLR
2) TNR
3) ATNR
4) STNR
5) Moro reflex

문제해설

71 ATNR
- 양성반응
  - 얼굴 쪽(머리를 돌린 쪽)의 팔과 다리 폄
    - ◦ 또는 폄근의 긴장 증가
  - 머리뒤쪽(반대쪽)의 팔과 다리 굴곡
    - ◦ 또는 굽힘근의 긴장 증가

답 3)

72 해설내용 참조

답 5)

CNS 통합의 수준(Level)

Explanation

1. 척수레벨(spinal level : 무족)

- flexor withdrawal, extensor thrust, crossed extension

2. 뇌간레벨(brainstem level : 무족)

- tonic neck reflexes(TNRs), tonic labyrinthine reflex(TLR), associated reactions, positive and negative supporting reactions

3. 중뇌(midbrain level : 4족)

- neck righting, body righting, labyrinthine righting, optical righting, amphibian reaction, Moro reflex

4. 피질레벨(cortical level)

- equilibrium reactions

73

5개월 된 남아의 반사평가이다. 머리를 숙이면 상지에서 굽힘이, 하지에서는 폄이 나타난다. 반대로 머리를 뒤쪽으로 들면 상지에서는 폄이, 하지에서는 굽힘이 나타난다. 무엇인가?

1) Root reflex
2) Moro reflex
3) Associated reaction
4) TLR(tonic labyrinthine reflex)
5) STNR(symmetrical tonic neck reflex)

74

10세의 아동이 변기를 이용하려 할 때 바로 앉기가 어렵다. 머리를 숙이면 팔에서 굽힘이 나타나고, 하지는 폄이 된다. 어떤 반사인가?

1) TLR
2) ATNR
3) STNR
4) neck righting
5) 미로 정위반사

문제해설

73 STNR은 네발 자세 또는 엎드려 들려진 자세에서 아동의 머리를 굽히거나 뒤로 제칠 때 나타나는 반사이다. 4~6개월 사이에 나타나며, 머리를 숙이면 상지에서 굽힘이 하지에서는 폄이 나타난다. 반대로 머리를 뒤로 제치면 상지에서는 폄이 하지에서는 굽힘이 나타난다.

답 5)

74 해설내용 참조

답 3)

STNR

Explanation

1. STNR 1 : 머리를 숙일 경우

1) 양측 팔이 굽힘 또는 굽힘근 긴장의 증가
2) 양측 다리는 폄 또는 폄근 긴장의 증가

2. STNR 2 : 머리를 들어 올릴 경우

1) 양쪽 팔이 펴지거나 폄근 긴장 증가
2) 양쪽 다리가 굽힘하거나 굽힘근 긴장 증가

75

골반의 전방 기울임(anterior pelvic tilt)을 유지하고 있는 아동의 앉기 자세에 대한 설명으로 옳은 것은?

1) 미추(꼬리뼈)로 앉는다
2) 정상 커브가 사라진다
3) 앉을 수 없는 상태가 된다
4) 요추만곡(lumbar lordosis)이 나타나게 된다
5) 양반다리 자세로 앉을 경우 발생되는 자세이다

문제해설

75 좋은 자세

- 발 : 바닥과 수평(flat)
- 엉덩관절 : 90°에 가까운 굽힘
- 골반 : 약간의 전방 기울임
  - 정상 커브를 형성함
- 무릎과 발목 : 90° 미만의 굽힘
- 몸통 : 폄(흉수 부위의 굽힘은 억제)
- 머리 : 정중선(midline)에 위치
- 체중지지 : 양 하지에 균등하게 위치

답 4)

아동작업치료

앉기의 적절한 자세(Proper positioning)

Explanation

1. 좋은 자세

1) 발 : 바닥과 수평(flat)
2) 엉덩관절 : 90°에 가까운 굽힘
3) 골반 : 약간의 전방 기울임
   - 정상 커브를 형성함

2. 무릎과 발목 : 90° 미만의 굽힘

1) 몸통 : 폄(흉수 부위의 굽힘은 억제)
2) 머리 : 정중선(midline)에 위치
3) 체중지지 : 양 하지에 균등하게 위치

3. 피해야 할 자세

1) 과도한 후방 골반 자세(posterior pelvic tilt)
2) 하지(L/E)의 바깥돌림(external rotation)
3) 몸통과 머리의 비대칭(asymmetry)
4) 어깨뼈의 후퇴(retraction)

76

머리의 위치와 가장 관계 없는 반사는?

1) STNR
2) ATNR
3) 보호 반사
4) 정위 반사
5) 갈란트(Galant) 반사

77

생체 역학적 측면으로 볼 때 앉기 자세의 안정화에 영향을 주는 요소로 가장 거리가 먼 것은?

1) 지각
2) 지지면
3) 체중분포
4) 평형반응
5) 복근과 척추기립근의 조화

78

다음 설명의 평가는 무엇인가?

- 검사자세
  - 엎드린 자세에서 가슴을 받쳐 들고 들어 올림
- 양성반응
  - 척추와 양 다리는 폄이 됨
  - 머리를 밑으로 구부리면 척추와 양 다리가 굽힘이 됨

1) 모로반사
2) 목정위반사
3) 란다우반사
4) 폄 보호반사
5) 미로정위반사

문제해설

76 갈란트반사(Galant Reflex)

- 태생 32주에 관찰되지만 출생 시에 나타나므로 원시반사에 속함(Saint-Anne Dargassies 1966)
  - 원시반사는 출생 시에 또는 출생 전에 나타남
  - 척수 수준의 반사로서 보통 4~6개월에 통합됨
- 검사방법
  - 아기를 손바닥 위나 지지면 위에 엎드려 놓음
  - 손톱으로 가볍게 12번째 늑골에서부터(또는 어깨뼈하각(scapular inferior angle)) 장골능(iliac crest)까지 척추의 측면을 따라 3cm 정도 가볍게 긁어내림
- 반응
  - 자극을 주는 쪽으로 골반과 몸통이 휘어지게 되며 그쪽의 피부가 주름지는 것

답 5)

77 안정성 제공의 요소

- 지지면(base of support)
- COG(center of gravity)
- 체중의 분포
- 기립근들의 기능
- 정위반응(righting reaction) 및 평형반응
- 몸통의 운동조절 등

답 1)

78 란다우반사(landau reflex)

- 검사자세 : 엎드린 자세에서 가슴을 받쳐 들고 들어 올림
- 검사자극 : 능동적 또는 수동적으로 머리를 듦
- 음성반응 : 척추와 양 다리가 굽힘 상태로 있음
- 양성반응
  - 척추와 양 다리는 폄이 됨
  - 머리를 밑으로 구부리면 척추와 양 다리가 굽힘이 됨
- 기타
  - 양성반응은 정상에서는 생후 6개월~2년 반까지 나타남
  - 생후 2년 반 이후 양성반응이 보이면 반사성숙이 늦어짐을 의미함
  - 음성반응은 출생 시부터 6개월 사이에는 정상임

답 3)

OCCUPATIONAL THERAPY

5

C·H·A·P·T·E·R

손 기술의 발달

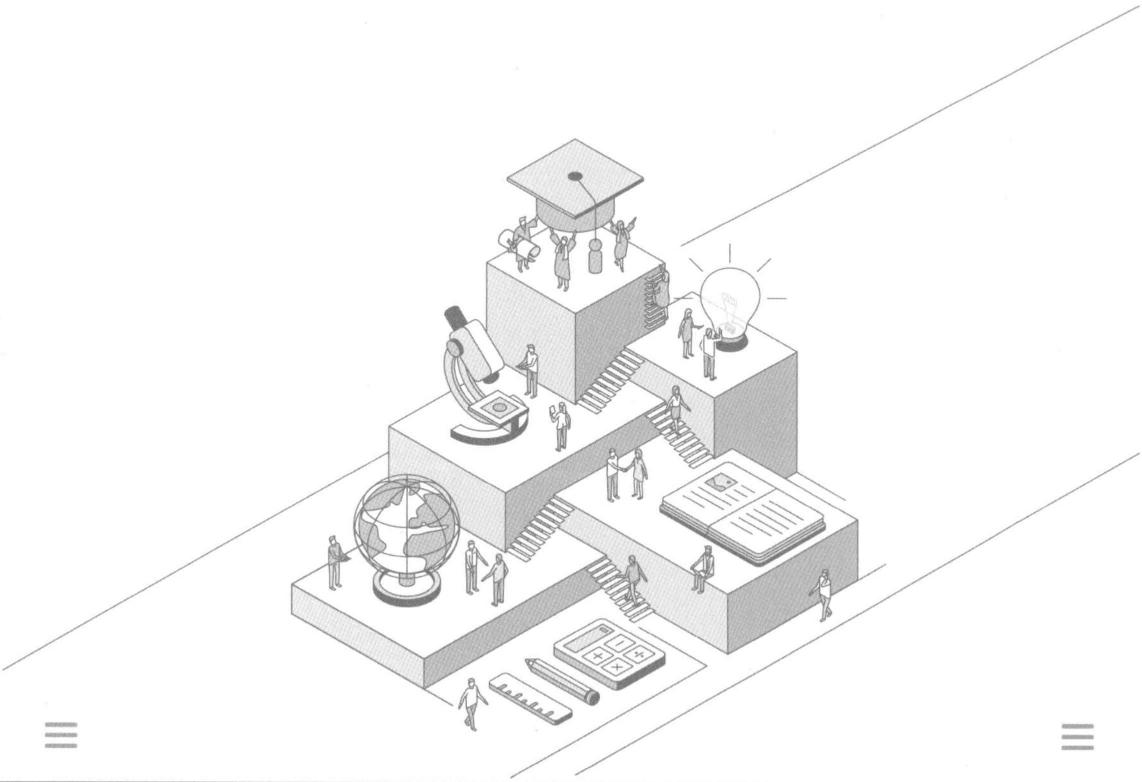

예·상·문·제·풀·이

01

조립 활동(constructive play) 시 문제가 되는 원인 중 손 조작(hand maipulation) 기술의 부재로 인한 원인과 가장 거리가 먼 것은?

1) 감소된 촉각 분별
2) 근육 그룹의 동시수축
3) MCP 관절의 불안정성
4) 손목의 불안정한 중립자세
5) 손가락 관절 움직임의 결핍

문제해설

01 손 조작(hand maipulation) 기술의 부재
- 손목의 불안정한 중립자세 및 폄자세와 굽힘근 사용
- MCP 관절의 불안정성
- 감소된 'tactile discrimination'으로 인한 손가락 인식의 어려움
- 손가락 관절의 중간범위의 움직임 결핍

답 2)

손 조작(hand maipulation) 기술의 부재

Explanation

1. 손목의 불안정한 중립자세 및 폄자세와 굽힘근 사용

1) 폄근의 감소된 긴장도
2) 증가된 굽힘근의 긴장도

2. MCP 관절의 불안정성

1) 손가락 관절의 저하된 동시수축(co-contraction)
2) extensor digitorum의 당김이 증가됨

3. 감소된 'Tactile Discrimination'으로 인한 손가락 인식의 어려움

4. 손가락 관절의 중간범위의 움직임 결핍

1) 감소된 고유수용감각(proprioception)
2) MCP와 IP 굽힘근 및 폄근의 동시수축(co-contraction) 저하
3) 내재근 및 손가락 굽힘근들의 팽팽함(tightness)

02

뇌성마비를 지닌 아동은 색연필로 그림을 그릴 때 손바닥 전체와 손가락 전체를 이용해 색연필을 잡는다. 이 남아의 쥐기 기술과 가장 가까운 정상발달 수준은?

1) 자신의 이름을 쓴다
2) 빨대로 물을 마신다
3) 종이에 십자가를 그린다
4) 손끝으로 건포도를 집는다
5) 숟가락으로 흘리지 않고 음식물을 먹는다

03

정상발달을 보이는 아동이 양손을 이용해 찰흙으로 공 모양을 만들었다면 예상되는 아동의 최소 연령은?

1) 1~2년
2) 2~3년
3) 3~5년
4) 5~6년
5) 6년 이상

문제해설

02
- 손바닥으로 연필을 잡고 낙서를 할 수 있는 시기는 1년 전후이다.
- 자신의 이름을 쓰는 시기는 5~6세이다.
- 빨대로 물을 마시는 시기는 2년 전후이다.
- 종이에 십자가를 그릴 있는 나이는 3~4세이다.
- 손끝으로 건포도를 집는 나이는 1년 전후이다.
- 숟가락으로 흘리지 않고 음식물을 먹을 수 있는 나이는 2년 전후이다.

답 4)

03 해설내용 참조

답 3)

손 조작 기술의 발달

Explanation

구분	활동		6~12개월	1~2년	3~5년	6년 이상
in hand manipulation	• 두 손으로 물체 조작하기		○	○	○	○
	• 손가락에서 손바닥으로(finger to palm) 이동		×	○	○	○
	• 손바닥에서 손가락으로 (palm to finger) 이동	• 한 개의 물체	×	2년	○	○
		• 2~3개의 물체	×	2년	○	○
		• 동전	×	×	○	○
	• 용기의 뚜껑 열기		×	2년	○	○
	• 찰흙을 공 모양으로 만들기		×	×	○	○
	• 회전(rotation)을 사용하여 크레용 집어 들기		×	×	4년	○
	• 연필 'shift' 하기		×	×	5년	○
	• 지우개 연필 돌리기 : 지우기 위해		×	×	×	○

04

다음 보기의 쥐기 기술이 발달 순서대로 바르게 나열된 것은?

가. power grasp	나. pincer grasp
다. spherical grasp	라. intrinsic plus grasp

1) 가—나—다—라
2) 나—다—라—가
3) 다—라—가—나
4) 라—가—나—다
5) 라—다—나—가

05

다음 손 기술 중 가장 늦게 나타나는 것은?

1) pincer pinch
2) power grasp
3) spherical grasp
4) radial digital grasp
5) intrinsic plus grasp

문제해설

04 해설내용 참조

답 2)

05 해설내용 참조

답 2)

손 기술 발달

Explanation

활동		6~12개월	1~2년	3~5년	6년 이상
뻗기 (reach)	• 완전한 ROM을 통한 움직임	○	○	○	○
	• 정중선까지 뻗기 : 팔꿈치 폄	○	○	○	○
	• 정중선 통과하기	×	○	○	○
쥐기 (grasp)	• 완전 손바닥 쥐기의 사용	○	○	○	○
	• 'radial digital grasp'의 사용 9개월	9개월	○	○	○
	• 표준 핀서(pincer) 쥐기의 사용 10개월	10개월	○	○	○
	• 구형 쥐기(spherical grasp)의 사용	×	○	○	○
	• 'intrinsic plus grasp'의 사용	×	○	○	○
	• 'power grasp'의 사용	×	×	○	○

06

다음은 아동의 도구사용 기술의 사례들이다. 정상발달을 보이는 아동에게 가장 늦게 나타나는 기술은?

1) 가위로 직선 자르기
2) 사각형을 보면서 그리기
3) 바닥의 건포도 집어 올리기
4) 앞으로 공을 던져 목표물 맞추기
5) 흘리지 않고 숟가락으로 음식 먹기

문제해설

06 해설내용 참조

답 2)

정상 아동의 발달

Explanation

1. 공 던지기

1) 앞으로 던지기(overhead) : 2세
2) 목표 맞추기 : 1.5~3세
3) 5~7 피트 앞으로 던지기 : 3.5세
4) 5 피트 거리의 목표물 맞추기 : 5세
5) 12 피트 거리의 목표물 맞추기 : 6~7세

2. 도구 사용

1) 숟가락 사용 : 18개월(흘림 없는 숟가락 사용은 24개월)
2) 가위를 사용해 자르기 : 2세(선을 따라가며 자르기는 36개월)
3) 선 따라 자르기 : 3~3.5세(선 → 동그라미 → 사각형 → 삼각형 순으로 발달)
4) 동그라미 자르기 : 3.5~4세
5) 사각형 자르기 : 4.5~5세
6) 복잡한 모양 자르기 : 6~7세

3. 글씨 쓰기

1) 10~12개월 : 낙서하기(손바닥으로 연필을 잡고 낙서함)
2) 2세 : 수직선, 수평선, 원의 흔적이 나타남(수직선 그리기는 30개월)
3) 2.5세 : 수직선, 수평선 그리기
4) 3세 : 동그라미 보고 그리기, 사람 그리기(4부분－머리, 팔, 다리, 눈)
5) 4세 : 십자가 보고 그리기, 사람 그리기(8부분)

6) 4.5세 : 사각형 보고 그리기
7) 5세 : 삼각형 보고 그리기
8) 6세 : 마름모 보고 그리기, 사람 그리기(12부분－눈, 코, 입까지 모두)

07

정상발달을 보이는 아동은 현재 그룹미술활동으로 동그라미와 십자가를 보고 그리기, 사람의 신체 8부분 그리기를 완수하였다. 이러한 활동이 가능한 정상 발달 수준은?

1) 2.5세
2) 3세
3) 4세
4) 4.5세
5) 5세

08

찰흙을 이용해 작은 공을 만드는 활동을 하려고 한다. 정상발달을 보이는 아동을 대상으로 할 때 이 활동을 수행할 수 있는 최소 연령은?

1) 0～1년
2) 1～2년
3) 2～2.5년
4) 3～5년
5) 6～8년

09

다음 중 측면집기(lateral pinch)에 해당하는 사례는?

1) 구슬 집기
2) 열쇠 돌리기
3) 작은 단추 집기
4) 테니스 공 잡기
5) 나비넥타이 매기

문제해설

07 2.5세 : 수직선, 수평선 그리기, 3세 : 동그라미 보고 그리기, 사람 그리기(4부분－머리, 팔, 다리, 눈), 4세 : 십자가 보고 그리기, 사람 그리기(8부분), 4.5세 : 사각형 보고 그리기, 5세 : 삼각형 보고 그리기

답 3)

08
- 손바닥으로 연필을 잡고 낙서를 할 수 있는 시기는 1년 전후이다.
- 자신의 이름을 쓰는 시기는 5~6세이다.
- 빨대로 물을 마시는 시기는 2년 전후이다.
- 종이에 십자가를 그릴 있는 나이는 3～4세이다.
- 손끝으로 건포도를 집는 나이는 1년 전후이다.
- 숟가락으로 흘리지 않고 음식물을 먹을 수 있는 나이는 2년 전후이다.

답 4)

09 'pinch'의 종류
- lateral pinch
  - 부분적 엄지의 모음(partial thumb adduction)
  - MCP 굽힘
  - 약간의 IP 굽힘(slight IP flexion)
- pad-to-pad pinch
  - 'two-point pinch' 또는 'pincer grasp'이라고도 함
- three-point pinch
  - 'three-jaw chuck grasp'이라고도 함
- tip pinch
  - 엄지와 검지의 각각의 굽힘(partly flexed)

답 2)

10

정상발달을 보이는 아동들의 손 기술의 사례이다. 가장 늦게 나타나는 손 기술의 사례는?

1) 용기의 뚜껑 열기
2) 찰흙으로 공 모양 만들기
3) 지우개 연필을 돌려 글씨 지우기
4) 연필 사용 시 'shift' 기술 사용하기
5) 회전 기술을 이용해 크레용 집어들기

11

다음 손 기술들 중 정상발달을 보이는 아동에게 가장 늦게 나타나는 것은?

1) 찰흙으로 공 모양 만들기
2) 지우개 연필을 돌려 지우개로 지우기
3) 회전(rotation)을 이용해 크레용 들기
4) 손바닥의 동전을 손끝으로 이동시키기
5) 연필 잡기 시 이동(shift) 기술 사용하기

12

정상발달을 보이는 만2세 아동이 수행할 수 있는 손 조작 기술(in hand manipulation)의 조합은?

가. 용기의 뚜껑 열기
나. 연필 잡고 이동시키기(shift)
다. palm to finger를 이용한 물체이동
라. 회전(rotation)을 이용해 크레용 집어 올리기

1) 가, 나, 다 2) 가, 다 3) 나, 라
4) 라 5) 가, 나, 다, 라

문제해설

10 해설내용 참조

답 3)

11 해설내용 참조

답 2)

12 해설내용 참조

답 2)

13

다음 손 조작 기술 중 가장 늦게 나타나는 것은?

1) 용기의 뚜껑 열기
2) 연필 지우개 돌리기
3) 찰흙으로 공 만들기
4) 'finger to palm' 이동
5) 두 손으로 물체 조작하기

14

다음 중 정상 발달을 보이는 아동에게 가장 늦게 나타나는 손 기술은?

1) palm to finger
2) finger to palm
3) 용기의 뚜껑 열기
4) 지우개 연필 돌리기
5) 찰흙으로 공 모양 만들기

문제해설

13 해설내용 참조

답 2)

14 해설내용 참조

답 4)

손 조작 기술의 발달

Explanation

<table>
<tr><th colspan="3">활동</th><th>6~12개월</th><th>1~2년</th><th>3~5년</th><th>6년 이상</th></tr>
<tr><td rowspan="10">in hand manipulation</td><td colspan="2">• 두 손으로 물체 조작하기</td><td>○</td><td>○</td><td>○</td><td>○</td></tr>
<tr><td colspan="2">• 'finger to palm' 이동</td><td>×</td><td>○</td><td>○</td><td>○</td></tr>
<tr><td rowspan="3">• 'palm to finger' 이동</td><td>• 한 개의 물체</td><td>×</td><td>2년</td><td>○</td><td>○</td></tr>
<tr><td>• 2~3개의 물체</td><td>×</td><td>2년</td><td>○</td><td>○</td></tr>
<tr><td>• 동전</td><td>×</td><td>×</td><td>○</td><td>○</td></tr>
<tr><td colspan="2">• 용기의 뚜껑 열기</td><td>×</td><td>2년</td><td>○</td><td>○</td></tr>
<tr><td colspan="2">• 찰흙을 공 모양으로 만들기</td><td>×</td><td>×</td><td>○</td><td>○</td></tr>
<tr><td colspan="2">• 회전(rotation)을 사용하여 크레용 집어 들기</td><td>×</td><td>×</td><td>4년</td><td>○</td></tr>
<tr><td colspan="2">• 연필 'shift' 하기</td><td>×</td><td>×</td><td>5년</td><td>○</td></tr>
<tr><td colspan="2">• 지우개 연필 돌리기 : 지우기 위해</td><td>×</td><td>×</td><td>×</td><td>○</td></tr>
</table>

15

정상발달을 보이는 남아는 현재 가위로 사각형을 자를 수 있다. 현재 이 아동이 수행할 수 있는 최고 수준의 쥐기 기술은?

1) 핀서(pincer) 쥐기
2) 파워(power) 잡기
3) 손바닥(palmar) 쥐기
4) 구형(spherical) 쥐기
5) 노뼈쪽 손가락(radial digital) 쥐기

16

운동지체를 보이는 아동의 뻗기, 쥐기, 놓기 등의 손기술을 훈련하고자 한다. 수행하기 전 먼저 수행해야하는 내용으로 가장 타당한 것은?

1) 손기술 일반화시키기
2) 양손사용 기술 증진하기
3) 독립된 손 움직임 촉진하기
4) 손가락 움직임 훈련시키기
5) 머리와 골반의 자세 증진하기

문제해설

15 쥐기의 발달

- 손바닥(palmar) 쥐기 : 5~6개월
- 요골쪽 손가락(radial digital) 쥐기 : 9개월
- 핀서(pincer) 쥐기 : 10개월
- 구형(spherical) 쥐기 : 1~2년
- 파워(power) 쥐기 : 3~5년

답 2)

16 해설내용 참조

답 5)

손 기술 치료의 순서(Sequencing)

Explanation

1. 준비 과정

1) 자세 잡기(positioning)
2) 자세 긴장(postural tone)의 문제 해결하기
3) 자세 조절(골반, 어깨, 머리) 증진시키기

2. 손 기술 개발 과정

1) 독립된 팔과 손의 움직임 증진시키기
2) 뻗기, 쥐기, 놓기, 옮기기 등을 향상시키기
3) 양손 사용 기술을 촉진하기
4) 기술들을 일반화시키기

17

지체된 운동 발달을 보이는 아동은 '사각형 보고 그리기'를 할 수 있다. 이 아동의 발달 수준과 가장 근접한 정상발달 수준은?

1) 자신의 이름을 쓴다
2) 연필을 180도 돌린다
3) 십자가를 보고 그린다
4) 1m 전방의 목표물을 공을 던져 맞힌다
5) 동전을 손가락에서 손바닥으로 가져온다

18

정상발달을 보이는 만 5세 아동은 종이를 자르기 위해 가위를 사용하고 있다. 이 아동에게 기대되는 기능적 동작으로 가장 타당한 것은?

1) 전혀 가위질을 할 수 없다
2) 선, 원, 사각형을 모두 자를 수 있다
3) 선을 자를 수 있지만 원을 자를 수 없다
4) 선을 자를 수 없지만 한 번 자르기는 가능하다
5) 선과 원을 자를 수 있으며 사각형을 자를 수 없다

19

다음 중 발달 연령이 가장 높은 사례는?

1) 수직선 따라 그리기
2) 나무토막으로 4개 탑 쌓기
3) 한 손으로 작은 장난감 2개 잡기
4) 동그라미 모양을 그리면서 낙서하기
5) 엄지와 검지손가락 끝으로 작은 물건 잡기

문제해설

17 사각형 보고 그리기는 약 4세에 완성된다.
- 자신의 이름 쓰기 : 5~6세
- 연필을 180도 돌리기 : 4세
- 십자가를 보고 그리기 : 2.5세
- 1m 전방의 목표물을 공을 던져 맞히기 : 3세
- 동전을 손가락에서 손바닥으로 가져오기 : 2세

답 2)

18 가위사용(scissors skills)

2세까지	가위를 사용하여 자를 수 있음
2.5세까지	6인치 정도 자를 수 있음
3~3.5세	6인치 이상의 선을 자를 수 있음
3.5~4세	원을 자를 수 있음
4.5~5세	사각형을 자를 수 있음

답 2)

19
1) 2.5~3세
2) 18~24개월
3) 12~18개월
4) 2~2.5세
5) 9~12개월

답 1)

20

A 아동은 팔을 이용해 가슴을 지면에서 뗄 수 있으며, 90도 머리 들기를 통해 정면을 응시할 수 있다. B 아동은 바닥에 지지 없이 앉아 양손으로 사용할 수 있다. 두 아동에게 기대되는 잡기 기술로 옳은 것은?

1) A아동은 'ulnar palma grasp'이, B아동은 'tip pinch'가 시작되고 있다
2) A아동은 'ulnar palma grasp'이, B아동은 'tripod pinch'가 시작되고 있다
3) A아동은 'radial digital grasp'이, B아동은 'tripod pinch'가 시작되고 있다
4) A아동은 'radial digital grasp'이, B아동은 'pincer pinch'가 시작되고 있다
5) A아동과 B아동 모두 'radial digital grasp', 'pincer pinch', 'tip pinch'가 가능하다

21

다음 중 가장 늦게 나타나는 운동기술은?

1) 손이 정중선을 통과한다
2) 크레용을 돌려 다시 잡는다
3) 샌드위치를 한 속으로 집는다
4) 한 손으로 테니스공을 잡는다
5) 손바닥 쥐기를 이용해 연필을 쥔다

22

다음 중 정상발달을 보이는 아동에게 가장 늦게 나타나는 손 기술은?

1) 연필로 낙서하기
2) 구형 쥐기의 사용
3) 'power grasp'의 사용
4) 두 손으로 큰 공 옮기기
5) 'intrinsic plus grasp'의 사용

문제해설

20 A아동은 4개월 수준이며, B아동은 9개월 수준이다.

답 2)

21 해설내용 참조

답 2)

22 해설내용 참고

답 3)

다양한 손 기술의 발달

Explanation

활동			6~12개월	1~2년	3~5년	6년 이상
뻗기 (reach)	• 완전한 ROM을 통한 움직임		○	○	○	○
	• 정중선까지 뻗기 : 팔꿈치 폄		○	○	○	○
	• 정중선 통과하기		×	○	○	○
쥐기 (grasp)	• 완전 손바닥 쥐기의 사용		○	○	○	○
	• 'radial digital grasp'의 사용 9개월		9개월	○	○	○
	• 표준 핀서(pincer) 쥐기의 사용 10개월		10개월	○	○	○
	• 구형 쥐기(spherical grasp)의 사용		×	○	○	○
	• 'intrinsic plus grasp'의 사용		×	○	○	○
	• 'power grasp'의 사용		×	×	○	○
놓기 (release)	• 자유롭게 놓기		○	○	○	○
	• 1인치 크기의 물체를 용기 속에 넣기			○	○	○
	• 1인치 크기의 적목을 쌓기		×	○	○	○
	• 작은 물체를 작은 구멍에 넣기		×	○	○	○
	• 3피트 이상 공 던지기		×		○	○
in hand manipulation	• 두 손으로 물체 조작하기		○	○	○	○
	• 'finger to palm' 이동		×	○	○	○
	• 'palm to finger' 이동	• 한 개의 물체	×	2년	○	○
		• 2~3개의 물체	×	2년	○	○
		• 동전	×	×	○	○
	• 용기의 뚜껑 열기		×	2년	○	○
	• 찰흙을 공 모양으로 만들기		×	×	○	○
	• 회전(rotation)을 사용하여 크레용 집어 들기		×	×	4년	○
	• 연필 'shift' 하기		×	×	5년	○
	• 지우개 연필 돌리기 : 지우기 위해		×	×	×	○
양손사용 기술	• 두 손으로 큰 공 운반하기		○	○	○	○
	• 글씨쓰기 시 종이 고정하기		×	×	○	○
	• 가위사용 시 종이 고정하기		×	×	○	○
	• 가위사용 시 종이 조작하기		×	×	×	○
도구 사용	• 가위 사용	• 직선	×	×	3년	○
		• 단순 형태	×	×	4년	○
		• 복잡 형태	×	×	×	○
	• 연필로 낙서하기		○			
	• 형태 따라 그리기			○		
	• 글씨쓰기					○

23

다음 중 24개월 정상발달 아동이 수행하기 어려운 항목은?

1) 적목 2개 쌓기
2) 숟가락 사용하기
3) 엄마 아빠 말하기
4) 빈 종이에 낙서하기
5) 한 발로 1초 동안 서있기

24

아동의 그리기 발달 순서가 바르게 나열된 것은?

1) 수직선 → 수평선 → 십자가 → 동그라미 → 네모
2) 수직선 → 수평선 → 십자가 → 동그라미 → 네모
3) 수평선 → 수직선 → 십자가 → 동그라미 → 네모
4) 수평선 → 수직선 → 동그라미 → 십자가 → 네모
5) 수직선 → 수평선 → 동그라미 → 십자가 → 네모

25

크레파스를 잡은 후 그림을 그리기 위해 다시 고쳐 잡기를 했다면 아동이 사용한 손기술은?

1) Shift
2) Simple rotation
3) Complex rotation
4) Palm to finger translation
5) Finger to palm translation

문제해설

23 한발로 1초 서있기는 보통 36개월 즉 만3세 정도시기에 할 수 있는 활동이다.

답 5)

24 그리기 발달 과정은 수직선 → 수평선 → 동그라미 → 십자가 → 세모 → 네모 → 마름모 순서로 발달한다.

답 5)

25
- finger-to-palm 이동(palm-to-finger 이동)
  - 물체가 손가락에서 손바닥으로 움직임(또는 손바닥에서 손가락 쪽으로 움직임)
  - 직선적 움직임이 특징
- 이동(shift)
  - 직선적 움직임으로 물체가 손가락면(finger surface)에서 손가락 패드(finger pad)로 다시 자리 잡기(repositioning)를 할 때 일어나는 움직임(예 : 펜이나 연필을 잡은 후 글씨를 쓰기 위해 위치 다시 잡기
- 단순회전(simple rotation)
  - 손가락 패드(finger pad)에서 90° 또는 그 이하로 물체를 돌리거나(turning) 굴리(rolling)는 움직임(예 : 작은 병뚜껑 돌리기, 퍼즐 조각 돌리기)
- 복잡회전(complex rotation)
  - 물체를 180~360° 회전시키기(예 : 동전 돌리기, 패그(peg) 돌리기, 지우개 사용을 위한 지우개연필 돌리기)

답 1)

26

다음 사례의 손 조작 기술과 정상발달 연령이 바르게 나열된 것은?

병뚜껑을 열기 위해 손가락의 위치를 재조정하였다

1) shift 2～2.5세
2) shift 3～3.5세
3) simple rotation 1～2세
4) simple rotation 2～2.5세
5) complex rotation 4～5세

27

다음에서 설명하는 쥐기 종류는?

- 물체는 손에 비스듬하게 잡혀있다
- 엄지는 폄되고 모음되어 있다
- 손의 노쪽 측면을 사용해 물체를 조절한다

1) 디스크(disk) 잡기
2) 강한(power) 잡기
3) 갈고리(hook) 잡기
4) 공모양(spherical) 잡기
5) 원통형(cylindrical) 잡기

28

다음 설명에 부합하는 정상발달 아동의 연령은?

- 눈과 손으로 사물을 탐색한다
- 손가락을 사용한 잡기가 가능하다
- 물체를 잡고 유지하면서 꽉 조이고 느슨하게 풀 수 있다

1) 4개월
2) 6～12개월
3) 12～16개월
4) 18～24개월
5) 36개월

문제해설

26 위 설명에 맞는 손 조작 기술은 Shift이다. 따라서 shift의 발달 연령은 3~3.5세이다.

답 2)

27 위 설명은 강하게 잡기(Power grasp)에 대한 내용으로 도구 또는 다른 물체를 통제할 때 사용하고 활동에 손 힘이 필요할 때 사용한다.

답 2)

28 6~12개월 정상발달 아동의 기술 수준에 대한 설명으로 손가락과 사물을 조작할 수 있는 기술을 가지게 된다.

답 2)

29

정상발달을 보이고 있는 12개월 아동의 발달지표(milestone)에 해당하는 것은?

1) 네발기기를 한다
2) 사람을 향해 웃는다
3) 가위로 직선을 자른다
4) 숟가락으로 음식을 먹는다
5) 연필을 잡고 빈 종이에 낙서를 한다

30

소운동 향상을 위해 작업치료를 받고 있는 5세 아동에게 눈－손 협응력 증진을 하고자 한다. 가장 적절한 활동은?

1) 거품 놀이
2) 모래성 쌓기
3) 찰흙으로 공만들기
4) 볼풀에서 블록 찾기
5) 나무 블록으로 구조물 만들기

31

'미네소타 손 검사'의 뒤집기 평가 시 손 안에서 나타나는 기술의 종류는 무엇인가?

1) 이동
2) 단순돌림
3) 복잡돌림
4) 고정과 단순돌림
5) 손바닥에서 손끝으로 이동

32

소근육의 발달 수준이 3세 수준인 6세의 다운증후군 아동에게 가위질을 시켰더니 가위로 간단한 '싹둑 자르기'를 할 수 있었다. 다음 단계의 활동으로 가장 타당한 것은?

1) 직선을 따라 자른다
2) 천이나 카드를 자른다
3) 복잡한 패턴을 자른다
4) 네모나 세모를 따라 자른다
5) 동그라미 곡선을 따라 자른다

문제해설

29 12개월의 발달지표
- 걷기가 시작된다.
- 엄마, 아빠를 말할 수 있다.
- 컵의 사용이 시작되지만 가위, 숟가락 등은 어렵다.
- 숟가락을 잡을 수는 있지만 숟가락을 이용해 음식을 먹을 수는 없다.

답 5)

30 5)을 제외한 나머지 활동은 시각보다는 촉각을 강조하는 활동이다.

답 5)

31 복잡돌림(complex rotation)
- 물체를 180~360° 돌림시키기
  - 동전 돌리기
  - 페그(peg) 돌리기
  - 지우개 사용을 위해 지우개연필 돌리기

답 3)

32 가위사용(scissors skills) 발달
- 2세
  - 가위를 사용하여 자를 수 있음
- 2.5세 까지
  - 6인치 정도 선을 자를 수 있음
- 3~3.5세
  - 6인치 이상의 선을 자를 수 있음
- 3.5~4세
  - 원을 자를 수 있음
- 4.5~5세
  - 사각형을 자를 수 있음

답 1)

33

다음의 아동 뻗기 발달 중 성숙 수준이 가장 높은 것은?

1) 사물을 잡고 흔든다
2) 중앙선(midline)으로 팔을 뻗는다
3) 두 손으로 함께 뻗어 사물을 잡는다
4) 중앙선(midline)을 지나 팔을 뻗는다
5) 다른 공간으로 물건을 이동시켜 놓는다

34

다음과 같은 손 기술을 지닌 아동의 최소 연령(milestone)은?

> • 용기의 뚜껑을 열 수 있다
> • 손바닥 위에 있는 적목을 손 끝으로 이동시킬 수 있다

1) 생후 1년
2) 생후 2년
3) 생후 3년
4) 생후 4년
5) 생후 5년

문제해설

33 1) 사물을 잡고 흔든다. : 1~3개월
2) 중앙선(midline)으로 팔을 뻗는다. : 3~6개월
3) 두 손으로 함께 뻗어 사물을 잡는다. : 6개월
4) 중앙선(midline)을 지나 팔을 뻗는다. : 6개월
5) 다른 공간으로 물건을 이동시켜 놓는다. : 8~9개월

답 5)

34 해설내용 참조

답 2)

In hand manipulation

Explanation

활동		6~12개월	1~2년	3~5년	6년 이상
• 두 손으로 물체 조작하기		○	○	○	○
• 'finger to palm' 이동		×	○	○	○
• 'palm to finger' 이동	• 한 개의 물체	×	2년	○	○
	• 2~3개의 물체	×	2년	○	○
	• 동전	×	×	○	○
• 용기의 뚜껑 열기		×	2년	○	○
• 찰흙을 공 모양으로 만들기		×	×	○	○
• 회전(rotation)을 사용하여 크레용 집어 들기		×	×	4년	○
• 연필 'shift' 하기					
• 지우개 연필 돌리기 : 지우기 위해		×	×	5년	○
		×	×	×	○

35

정상발달을 보이는 아동들의 도구사용 중 가장 먼저 나타나는 것은?

1) 빨대 사용하기
2) 가위 사용하기
3) 연필로 낙서하기
4) 숟가락 사용하기
5) 일반 컵 사용하기

36

다음 사례의 양손 기술을 발달 순서대로 바르게 나열한 것은?

> 가. 두 손으로 큰 공 운반하기
> 나. 글씨쓰기 시 종이 고정하기
> 다. 가위사용 시 종이 조작하기

1) 가－나－다
2) 가－다－나
3) 나－가－다
4) 나－다－가
5) 다－나－가

문제해설

35
• 빨대 사용하기 : 2년
• 가위 사용하기 : 2.5년
• 연필로 낙서하기 : 1년
• 숟가락 사용하기 : 1.5년
• 일반 컵 사용하기 : 2년

답 3)

36 해설내용 참조

답 1)

손 기술 발달

Explanation

	활동		6~12개월	1~2년	3~5년	6년 이상
양손사용 기술	• 두 손으로 큰 공 운반하기		○	○	○	○
	• 글씨쓰기 시 종이 고정하기		×	×	○	○
	• 가위 사용 시 종이 고정하기		×	×	○	○
	• 가위 사용 시 종이 조작하기		×	×	×	○
도구 사용	• 가위 사용	• 직선	×	×	3년	○
		• 단순 형태	×	×	4년	○
		• 복잡 형태	×	×	×	○
	• 연필로 낙서하기		○			
	• 형태 따라 그리기			○		
	• 글씨쓰기					○

37

다음 아동이 사용한 잡기의 형태는?

> 만 12세 남아는 칼로 빵을 얇게 자르고 있다. 자뼈쪽 손가락들은 굽힘 상태이고, 노뼈쪽 손가락들은 상대적으로 굽힘이 적은 편이다

1) Disk Grasp
2) Power Grasp
3) Spherical Grasp
4) Cylindrical Grasp
5) Pad-To-Pad Pinch

38

다음의 아동 발달 중 성숙 수준이 가장 낮은 것은?

1) 양손으로 장난감을 가지고 보거나 핥는다
2) 한쪽에 장난감을 가까이 하면 손을 뻗는다
3) 양손으로 발을 만지고 핥는다
4) 엄지와 검지를 이용해 구슬을 잡는다
5) 손끝에 잡은 블록을 손바닥으로 옮겨 잡는다

39

아동의 글씨쓰기 발달 순서가 바르게 연결된 것은?

> 가. 낙서하기　　나. 십자가 그리기
> 다. 사각형 그리기　　라. 삼각형 그리기
> 마. 동그라미 그리기

1) 가－나－다－라－마
2) 가－나－다－마－라
3) 가－마－나－다－라
4) 나－다－라－마－가
5) 나－라－다－마－가

문제해설

37 Power Grasp

- 손 전체를 사용한 쥐기
- 엄지(thumb)
  - 굽힘된 상태로 유지(held flexed) 또는 나머지 손가락에서 벌림 됨
  - 폄 및 모음(extension and adduction)
- 자뼈측 손가락의 굽힘(flexion of the ulnar finger)
  - 안정성(stability)을 제공함
- 노뼈측 손가락의 굽힘은 적음(less flexion with the radial fingers)
  - 유동성(mobility)을 제공함

답 2)

38 문제에 제시된 보기를 발달 순서에 맞게 나열해보면 2)－1)－3)－4)－5)이다. 2)는 supine 3단계로 가장 낮은 성숙 수준이다.

답 2)

39
- 1세 : 낙서하기
- 3세 : 동그라미 보고 그리기
- 4세 : 십자가 보고 그리기
- 4.5세 : 사각형 보고 그리기
- 5세 : 삼각형 보고 그리기

답 3)

아동작업치료

40

다음 손기술 중 가장 성숙한 손기술은?

1) 연필로 낙서하기 2) 숟가락 사용하기
3) 용기의 뚜껑 열기 4) 지우개 연필 돌리기
5) 찰흙으로 공 모양으로 만들기

41

다음 사례는 어떤 종류의 손안의 물체조작 기술(in-hand manipulation)인가?

- 동전 돌리기
- 지우개 사용을 위해 지우개연필 돌리기

1) 이동(shift) 2) 단순돌림(simple rotation)
3) 복합돌림(complex rotation) 4) 손가락에서 손바닥으로 이동
5) 손바닥에서 손가락으로 이동

문제해설

40 1) 연필로 낙서하기 : 1세 이상
2) 숟가락 사용하기 : 1.5세 이상
3) 용기의 뚜껑 열기 : 2세 이상
4) 지우개 연필 돌리기 : 6세 이상
5) 찰흙을 공 모양으로 만들기 : 3세 이상

답 4)

41 해설내용 참조

답 3)

손안의 물체조작 기술(in-hand manipulation)

Explanation

손가락에서 손바닥으로 (finger-to-palm) 이동 또는 손바닥에서 손가락으로 (palm-to-finger) 이동	• 물체가 손가락에서 손바닥으로의 움직임 또는 손바닥에서 손가락 쪽으로의 이동하는 직선적(linear) 움직임
이동 (shift)	• 직선적 움직임으로 물체가 손가락 면(finger surface)에서 손가락 패드(finger pad)로 다시 자리 잡기(repositioning)를 할 때 일어나는 움직임 예 : 펜이나 연필을 잡은 후 글씨를 쓰기 위해 위치 다시 잡기
단순돌림 (simple rotation)	• 손가락 패드(finger pad)에서 90° 또는 그 이하로 물체를 돌리거나(turning) 굴리(rolling)는 움직임 예 : 작은 병뚜껑 돌리기, 퍼즐 조각 돌리기
복잡돌림 (complex rotation)	• 물체를 180°~360° 회전시키기 예 : 동전 돌리기, 패그(peg) 돌리기, 지우개 사용을 위한 지우개연필 돌리기

42

정상발달은 보이는 있는 현수는 현재 젖병을 스스로 들고 다니며 먹을 수 있고, 앉아서 양손으로 장난감을 두드리기(bang)가 가능하다. 기대되는 현수의 손 기술은?

1) tip pinch
2) spherical grasp
3) thumb opposition
4) radial-digital grasp
5) pronated gross grasp

문제해설

42 해설내용 참조

답 4)

아동작업치료

아동의 식사 발달

Explanation

초기 6개월	• 우유병을 잡고 있을 수 있음 • 인지적 이해(cognitive understanding) 부족한 상태임 • 스스로 우유병 빼기 및 가져오기는 어려움
8개월	• 우유병을 능동적으로 물고 다닐 수 있음 • 보호자는 아동이 적절한 양을 섭취하는지 관찰해야 함 • 손으로 먹기(finger feeding)가 가능함 – 빠르고 자연스럽게 나타남 – 'radial-digital grasp'이 나타남
9~13개월	• 앉기 자세의 조절이 이루어짐 – 앉기 균형(sitting balance)이 향상됨 • 'pincer grasp'의 발달 – 조절된 놓기가 함께 발달됨 • 독립된 아래팔(forearm)과 손목의 움직임(wrist movement)이 발달됨 – 효과적인 'finger feeding'이 이루어짐
12개월	• 'finger-feeding'이 선호되고 즐겨하는 활동이 됨 – 보호자가 먹여주는 것을 거부하게 됨 • 금기해야 할 음식 – 아동에게 땅콩, 딱딱한 캔디, 딱딱한 핫도그, 포도 등을 제공하면 안 됨 → 기도를 막을 수 있음
1년 이후	• 스푼을 잡고, 흔들고, 때리기가 가능해짐 • 스푼의 기능을 이해함 • 음식을 입으로 가져가기 전에 스푼에서 음식물이 이탈됨 – 'pronation'의 미성숙으로 인해
15~18개월	• 숟가락 먹기(spoon-feeding)가 가능해짐 – 끈적끈적한 음식(예, 요거트 등)을 먹을 수 있음 → 최소의 흘림을 유도함 • 'pronated gross grasp'으로 숟가락을 잡음
24개월	• 흘림 없이 숟가락 먹기(spoon-feeding)가 가능해짐
30~36개월	• 포크의 사용이 가능해짐

43

작업치료사 K씨는 아동의 'in hand manipulation'을 촉진하기 위해 고유수용성감각 입력을 제공하고자 한다. 가장 적합한 활동의 사례는?

1) 모래놀이
2) 풍선치기 놀이
3) 핑거페인팅 놀이
4) 찰흙에 손가락 구멍 내기
5) 거울에 면도 거품 문지르기

문제해설

43 해설내용 참조

답 4)

in hand manipulation을 위한 활동들

Explanation

1. 촉각 지각(tactile awareness)이 내포된 활동들

1) 'crazy foam'사용하기
2) 면도 거품 사용하기
3) 핸드로션 사용하기
4) 핑거 페인팅(finger painting) 수행하기

2. 고유수용성감각 입력(proprioceptive input)이 내포된 활동들

1) 체중지지(예, 공위에서의 활동 등)
2) 무거운 물건 밀기(예, 벤치, 박스 등)
3) 손의 여러 부위로 찰흙 누르기
4) 찰흙이나 퓨티(putty)에 손가락 밀어 넣기
5) 구멍난 카드보드(card board)를 밀어(push) 모양 만들기
6) 박스 찢기
7) 박수치기 놀이하기

3. 압박(pressure) 조절이 내포된 활동들

1) 컴퓨터 용지의 끝 부분 찢어내기
2) 찰흙을 밀어 공 모양으로 만들기
3) 스펀지 또는 천을 이용해 물 짜기(squeeze)
4) 스냅(snap) 잠그기(push)

4. 촉각 분별(tactile discrimination)이 내포된 활동들

1) 노래 부르며 손가락 놀이하기
2) 손가락 맞추기 놀이하기
3) 물체 분별하기
4) 모양 분별하기
5) 신체에 글씨쓰기, 그림그리기, 모양그리기
6) 질감 분별하기

44

다음 설명에 해당하는 정상발달 수준은?

> 발을 손에 가져가서 손과 발을 잡고 놀 수 있을 정도로 굽힘근이 발달한다. 손을 허공에 뻗을 수도 있으며, 한 손에 있는 물건을 다른 손으로 옮길 수도 있다. 두 팔을 당기고 앉히면, 머리를 중력에 대항해 들어올리고 스스로 팔을 당기는 것을 볼 수 있다

1) 생후 6～12주
2) 생후 12～18주
3) 생후 18～24주
4) 생후 24～30주
5) 생후 30～36주

45

아동이 낙서를 할 때 연필을 부러뜨리는 모습을 보인다. 어려워하는 수행기술은?

1) handles
2) manipulates
3) grips
4) calibrates
5) moves

문제해설

44 생후 20～24주 바로 누운 자세에서 영아의 운동발달에 대한 설명이다.

답 3)

45 1) handles : 도구나 재료를 떨어뜨리거나 손상되지 않도록 하기 위해 적절한 방법으로 고정, 안정화, 지지하는 것
2) manipulates : 과제수행을 위해 물체를 조작할 때 민첩하게 집기/놓기 패턴사용, 개별적인 손가락 움직임 사용, 손안의 조작 패턴을 사용하는 것
3) grips : 미끄러지지 않고 물체를 효과적으로 잡거나 쥐기
4) calibrates : 과제 수행하는 동안 움직임의 정도, 속도, 힘의 등급을 매기는 것(예, 물체를 부수지 않음, 문을 닫기 위해 적절한 힘으로 밀기)
5) moves : 지지면을 따라 일의 대상을 밀고 당기고 끄는 것

답 4)

46

다음의 아동 발달 순서로 올바른 것은?

가. 양손으로 장난감을 가지고 보거나 핥는다
나. 한쪽에 장난감을 가까이 하면 손을 뻗는다
다. 양손으로 발을 만지고 핥는다
라. 엄지와 검지를 이용해 구슬을 잡는다

1) 가－나－다－라
2) 나－가－다－라
3) 가－나－라－다
4) 나－가－라－다
5) 라－나－가－다

47

다음의 아동 발달 순서로 올바른 것은?

가. 앞에 있는 공을 발로 찬다
나. 한손에서 다른 손으로 장난감을 옮긴다
다. 여러 신체부위의 명칭을 안다
라. 손가락 끝으로 작은 물건을 잡는다

1) 가－나－다－라
2) 나－가－다－라
3) 가－나－라－다
4) 나－가－라－다
5) 나－라－다－가

48

바로 누운 자세(supine position)에서 머리를 지면에서 들어 올릴 수 있는 아동의 손 발달 수준은?

1) 쥐기 반사가 나타난다
2) 삼점 쥐기가 나타난다
3) 손끝 쥐기가 나타난다
4) 손가락 대립이 나타난다
5) 손바닥 잡기가 나타난다

문제해설

46
- b : supine 3단계
- a, c : supine 4단계. a는 손만 이용하는 c보다 쉬워 먼저 발달하는 단계
- d : 구슬과 같은 작은 물체를 손가락만으로 집는 것은 내재근이 발달하는 12개월 이후에 가능

답 2)

47
가. 앞에 있는 공을 발로 찬다(18~24개월).
나. 한손에서 다른 손으로 장난감을 옮긴다(0~6개월).
다. 여러 신체부위의 명칭을 안다(12~18개월).
라. 손가락 끝으로 작은 물건을 잡는다(6~12개월).

답 5)

48
- 쥐기 반사가 나타난다. : 0~2개월
- 삼점 쥐기가 나타난다. : 10개월
- 손끝 쥐기가 나타난다. : 12개월
- 손가락 대립이 나타난다. : 1년 이상
- 손바닥 잡기가 나타난다. : 4~5개월

답 5)

49

손 조작의 발달순서가 바르게 나열된 것은?

가. 손톱깎이를 사용할 수 있다
나. 큰 구슬에 줄 꿰기가 가능하다
다. 1인치 크기의 적목을 3~5개 정도 쌓을 수 있다
라. 큰 단추를 끼우고 풀 수 있다
마. 포크와 칼을 사용하여 고기를 자를 수 있다

1) 나－다－라－마－가
2) 다－나－라－마－가
3) 나－다－마－가－라
4) 다－나－마－가－라
5) 나－다－마－라－가

50

정상발달을 보이는 아동에게 가장 먼저 나타나는 잡기(또는 쥐기)의 형태는?

1) pincer pinch
2) lateral prehension
3) palmar prehension
4) ulnar palmar grasp
5) pronated gross grasp

51

다음 내용 중 손 기술을 위한 근골격계의 기능과 가장 거리가 먼 것은?

1) ROM 제공
2) 근력(strength) 제공
3) 섬세한 감각자극 전달
4) 근 지구력(muscle endurance) 제공
5) 손의 사용과 팔의 위치에 대한 정보제공

문제해설

49
- 1~2세 : 1인치 크기의 적목을 3~5개 정도 쌓을 수 있다.
- 2~3세 : 큰 구슬에 줄 꿰기가 가능하다.
- 3~4세 : 큰 단추를 끼우고 풀 수 있다.
- 4~6세 : 포크와 칼을 사용하여 고기를 자를 수 있다.
- 7~10세 : 손톱깎이를 사용할 수 있다.

답 2)

50
1) pincer pinch : 11~12개월
2) lateral prehension : 9~10개월
3) palmar prehension : 약 10개월
4) ulnar palmar grasp : 4~5개월
5) pronated gross grasp : 약 18개월

답 4)

51 신경/근육/골격 및 기능과 관련된 움직임
- 관절 및 뼈의 기능
  - 관절의 ROM 제공
    - 뻗기(reaching)나 운반(carrying) 기술에 중요한 역할
    - 손의 사용과 팔의 위치에 중요한 역할
- 근육의 기능
  - 내용
    - 근력(strength)
    - 근 긴장(muscle tone)
    - 근 지구력(muscle endurance)

답 3)

아동작업치료

52

다음 중 소운동 발달 순서가 바르게 배열된 것은?

A. 본능적 잡기(instinctive grasp)
B. 손끝 잡기(tip pinch)
C. 스크래칭(scratching)
D. 세손가락 잡기(three-jaw chuck)

1) A－B－C－D　　2) A－C－D－B
3) C－A－D－B　　4) C－D－B－A
5) C－A－B－D

53

다음 손기술 지표 중 가장 늦게 나타나는 것은?

1) 삼점 쥐기(3point pinch)
2) 단순회전(simple rotation)
3) 손바닥 잡기(palmar grasp)
4) 머리 위로(over head) 공 던지기
5) 음식물을 흘리며 숟가락으로 식사하기

문제해설

52 해설내용 참조

답 3)

53 해설내용 참조

답 2)

손 기술 발달

Explanation

1. 쥐기의 발달

1) 0~1개월 : 원시적인 쥐기(primitive grasp)
2) 3~4개월 : 스크래칭(scratching)
3) 4~5개월 : 미성숙한 손바닥 잡기(crude palmar grasp)
4) 5~6개월 : 손바닥 잡기
5) 6~7개월 : 요골측 손바닥 잡기(radial palmar grasp)
6) 7~8개월 : 손가락 찌르기(index probing)
7) 8~9개월 : 요골측 측면 잡기(radial distal grasp)

8) 9～10개월 : superior pinch, 삼점쥐기(three-Jaw chuck)
9) 11～12개월 : 정교한 손끝잡기(fine pincer perhension), tip pinch

2. 손안의 물체조작(in-hand manipulation)

1) 손가락에서 손바닥으로 이동(finger to palm translation) : 12～15개월
2) 손바닥에서 손가락으로 이동(palm to finger translation) : 2～2.5세
3) 이동(shift) : 3～3.5세
4) 단순회전(simple rotation) : 2～2.5세
5) 복잡회전(complex rotation) : 3.5～5.5세

3. 공 던지기

1) 앞으로 던지기(overhead) : 2세
2) 목표 맞추기 : 1.5～3세
3) 5～7피트 앞으로 던지기 : 3.5세
4) 5피트 거리의 목표물 맞추기 : 5세
5) 12피트 거리의 목표물 맞추기 : 6～7세

4. 도구 사용

1) 숟가락 사용 : 18개월(흘림 없는 숟가락 사용은 24개월)
2) 가위를 사용해 자르기 : 2세(선을 따라가며 자르기는 36개월)
3) 선 따라 자르기 : 3～3.5세(선 → 동그라미 → 사각형 → 삼각형 순으로 발달)
4) 동그라미 자르기 : 3.5～4세
5) 사각형 자르기 : 4.5～5세

54

신체가 건강한 30대 여성은 빵을 자르기 위해 칼자루를 잡고 있다. 엄지와 검지는 칼자루를 매우 약하게 잡고 있어 칼의 방향을 조절하고 있으며 나머지 손가락들은 칼자루를 강하게 잡고 있어 칼자루를 고정하고 있다. 이 여성이 사용하고 있는 쥐기 형태는?

1) disk grasp
2) power grasp
3) cylindrical grasp
4) radial palmar grasp
5) intrinsic plus grasp

문제해설

54 power grasp

- 손 전체를 사용한 쥐기
- 엄지(thumb)
  - 굽힘 상태 유지(held flexed) 또는 나머지 손가락들은 벌림이 됨
  - 폄 및 모음(extension and adduction)
- 물체나 도구를 사용할 때 사용됨
  - 자뼈쪽 : 자뼈쪽 손가락의 굽힘(flexion of the ulnar finger)
    - 안정성(stability) 제공
  - 노뼈쪽 : 노뼈쪽 손가락의 적은 굽힘(less flexion with the radial fingers)
    - 유동성(mobility) 제공

답 2)

55

생후 1년 된 아동은 음식을 숟가락으로 떠서 입안으로 가져가지 못한다. 그 이유로 가장 타당한 것은?

1) 엎침 미성숙
2) 집중력 발달 미성숙
3) 시지각 발달 미성숙
4) 손가락 잡기 미성숙
5) 손목 조절의 미성숙

56

손 안에서의 조작능력 중, 회전(rotation) 증진을 위한 활동은?

1) 구슬 꿰기
2) 책장 넘기기
3) 카드 나누기
4) 과자를 입으로 옮겨 먹기
5) 청소기 관이 꼬인 것을 정리하기

57

잡기(grasp) 패턴의 사례로 적절한 것은?

1) palmar grasp－공잡기
2) lateral pinch－가방들기
3) hook grasp－열쇠잡기
4) power grasp－칼자루잡기
5) tip pinch－접시잡기

문제해설

55 pronated grasp의 미성숙이 원인이다.

답 1)

56 1), 2), 3), 4)는 이동(shift) 증진을 위한 활동이다.

답 5)

57
- 공잡기는 구형잡기(spherical grasp)임
- 가방들기는 갈고리쥐기임
- 열쇠잡기는 측면쥐기임
- 접시잡기는 내재근 잡기임

답 4)

잡기(grasp) 패턴

Explanation

1. 4～5개월 : 미성숙한 손바닥 잡기(crude palmar grasp)
2. 5～6개월 : 손바닥 잡기
3. 6～7개월 : 노뼈측 손바닥 잡기(radial palmar grasp)
4. 발달 순서
   1) 자뼈잡기(ulnar grasp)
   2) 손바닥잡기(palmar grasp)
   3) 노뼈잡기(radial grasp)

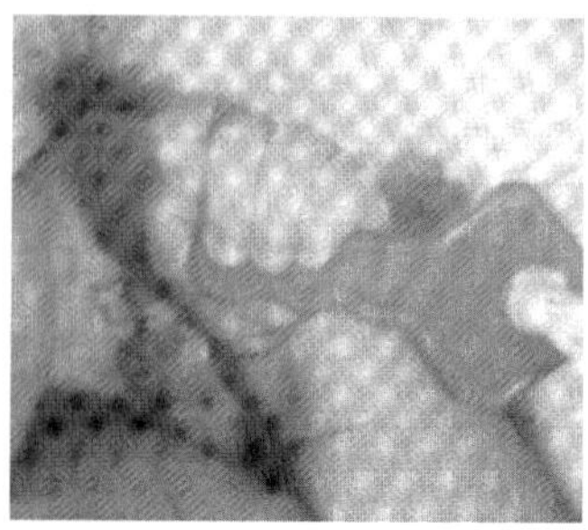

58

손바닥에 있는 동전을 손끝으로 옮기는 기술은?

1) shift
2) simple rotation
3) complex rotation
4) palm to finger translation
5) finger to palm translation

문제해설

58 해설내용 참조

답 4)

In-Hand Manipulation 기술

Explanation

1. 손가락에서 손바닥으로(Finger-to-Palm) 이동 또는 손바닥에서 손가락으로(Palm-to-Finger) 이동

- 물체가 손가락에서 손바닥으로의 움직임 또는 손바닥에서 손가락 쪽으로의 이동하는 직선적(linear) 움직임

2. 쉬프트(shift)

- 직선적인 움직임으로 물체가 손가락 면(finger surface)에서 손가락 패드(finger pad)로 다시 자리 잡기(repositioning)가 일어나는 움직임
- 펜이나 연필을 잡은 후 글씨를 쓰기위해 위치를 다시 잡는 것을 말함

3. 단순돌림(simple rotation)

- 손가락 패드(finger pad)에서 90° 또는 그 이하 수준으로 물체를 돌리거나(turning) 굴리기(rolling)
  예 작은 병뚜껑 돌리기, 퍼즐 조각 돌리기

4. 복잡돌림(complex rotation)

1) 물체를 180°～360° 돌림시키기
   (1) 동전 돌리기
   (2) 패그(peg) 돌리기
   (3) 지우개 사용을 위해 지우개연필 돌리기

59

철수는 정상발달을 보이는 아동이다. 빵에 딸기 잼을 발라 먹기 위해 철수는 'power grasp'과 'disk grasp'을 사용하였다. 각 동작의 사례로 올바르게 연결(power grasp-disk grasp)된 것은?

1) 딸기 잼 용기를 잡고 뚜껑 열기 — 칼로 빵 자르기
2) 칼로 빵 자르기 — 딸기 잼 용기를 잡고 뚜껑 열기
3) 칼로 빵 자르기 — 빵에 잼을 바르기 위해 칼 잡기
4) 딸기 잼 용기를 잡고 뚜껑 열기 — 양손으로 빵 잡기
5) 양손으로 빵 잡기 — 딸기 잼 용기를 잡고 뚜껑 열기

문제해설

59 해설내용 참조

답 2)

60

코트에 달린 큰 단추를 잠글 때 가장 많이 사용하는 집기의 방법은?

1) hook grasp
2) spherical grasp
3) tenodesis grasp
4) cylindrical grasp
5) three-jaw chuck grasp

60 해설내용 참조

답 5)

다양한 쥐기 및 잡기

Explanation

1. Disk Grasp

1) 사물의 크기에 따라 손가락이 벌림 됨(finger abduction)
2) MCP 관절의 과도한 폄(hyperextension)
3) IP 관절의 굽힘
4) 물체에 손가락의 패드(finger pad) 부분만 접촉함

2. Power Grasp

1) 손 전체를 사용한 쥐기
2) 엄지(thumb)
   (1) 굽힘된 상태로 유지(held flexed) 또는 나머지 손가락에서 벌림 됨
   (2) 폄 및 모음(extension and adduction)

3) 다른 물체나 도구를 사용할 때 사용함
4) 자뼈측 손가락의 굽힘(flexion of the ulnar finger)
   • 안정성(stability)을 제공함
5) 노뼈측 손가락의 굽힘은 적음(less flexion with the radial fingers)
   • 유동성(mobility)을 제공함

3. Hook Grasp

1) 'transverse metacarpal arch'는 평평함(flat)
2) 손가락
3) 모음+IP 관절의 굽힘(flexion at the IP joint)
4) MCP 관절
   • 굽힘 또는 폄(flexion or extension)

4. Lateral Pinch

1) 부분적 엄지의 모음(partial thumb adduction)
2) MCP 굴곡
3) 약간의 IP 굽힘(slight IP flexion)

5. Pad-To-Pad Pinch

• 'two-point pinch' 또는 'pincer grasp'이라고도 함

6. Three-Point Pinch

1) 'three-jaw chuck grasp'이라고도 함
2) 엄지, 검지, 중지를 이용한 집기

7. Tip Pinch

• 엄지와 검지의 각각의 굽힘(partly flexed)

8. Spherical Grasp

1) 손목의 폄(wrist extension)
2) 손가락의 벌림(finger abduction)
3) MCP 및 IP 관절의 약간의 굽힘(some degree of flexion)
4) longitudinal arch의 안정성(stability)이 필요함

9. Cylindrical Grasp

1) transverse arch가 펴짐(flattened)
2) IP와 MCP 관절은 사물의 크기에 따라 굽힘 됨

61

정상 발달 아동에게 '손바닥에서 손가락으로의 이동(palm to finger)'이 나타나는 시기는?

1) 1～6개월
2) 7～12개월
3) 1.0～1.5년
4) 2.0～2.5년
5) 3.0～4.0년

62

다음 그리기 기술 중 정상발달을 보이는 아동들에게 가장 늦게 나타나는 기술은?

1) 원 그리기
2) 십자 그리기
3) 네모 그리기
4) 수직선 그리기
5) 마름모 그리기

문제해설

61 손안의 물체조작(in-hand manipulation)

- 손가락에서 손바닥으로 이동(finger to palm translation) : 12～15개월
- 손바닥에서 손가락으로 이동(palm to finger translation) : 2～2.5세
- 이동(shift) : 3～3.5세
- 단순회전(simple rotation) : 2～2.5세
- 복잡회전(complex rotation) : 3.5～5.5세

답 4)

62 해설내용 참조

답 5)

글씨 쓰기

Explanation

1. **10～12개월** : 낙서하기

2. **2세** : 수직선, 수평선, 원의 흔적이 나타남

3. **2.5세** : 수직선, 수평선 그리기

4. **3세** : 동그라미 보고 그리기, 사람 그리기(4부분－머리, 팔, 다리, 눈)

5. **4세** : 십자가 보고 그리기, 사람 그리기(8부분)

6. **4.5세** : 사각형 보고 그리기

7. **5세** : 삼각형 보고 그리기

8. **6세** : 마름모 보고 그리기, 사람(12부분－눈, 코, 입까지 모두)

63

아동의 발달 중 양 손의 비대칭적 움직임(asymmetric movement)에 대한 설명으로 타당한 것은?

1) 손을 입으로 가져온다
2) 3~10개월에 나타난다
3) 종이를 위아래로 찢는다
4) 중심선으로 손을 모은다
5) 양손의 적목을 서로 부딪치게 한다

64

잡기 패턴의 발달 순서로 옳은 것은?

1) 자뼈잡기(ulnar grasp) → 손바닥잡기(palmar grasp) → 노뼈잡기(radial grasp)
2) 손바닥잡기(palmar grasp) → 노뼈잡기(radial grasp) → 자뼈잡기(ulnar grasp)
3) 노뼈잡기(radial grasp) → 손바닥잡기(palmar grasp) → 자뼈잡기(ulnar grasp)
4) 자뼈잡기(ulnar grasp) → 노뼈잡기(radial grasp) → 손바닥잡기(palmar grasp)
5) 노뼈잡기(radial grasp) → 자뼈잡기(ulnar grasp) → 손바닥잡기(palmar grasp)

65

'hook grasp'에 대한 설명으로 타당한 것은?

1) 손가락은 벌림이 된다
2) IP 관절은 폄이 된다
3) 엄지는 물체를 강하게 쥐게 된다
4) MCP 관절은 굽힘 또는 폄이 된다
5) 'transverse metacarpal arch'는 둥글게 변한다

문제해설

63 양측 손사용

- 3개월 : 비대칭적 운동 패턴
- 3~10개월 : 손을 양측으로 뻗고, 잡고, 손을 입으로 가져가는 대칭적 패턴 나타남
- 9~10개월 : 손안에 있는 물체를 잡아서 손뼉을 칠 수 있음
- 10개월 : 양손 활동은 물체를 한 손으로 구별해서 쥐고 부분적으로 조작
- 17~18개월 : 역할을 구분하는 방법을 사용
  - 한손은 고정하거나 물건을 잡고 다른 손은 조정하거나 조작
- 18~24개월 : 동시에 조작하는 기술의 발달시작
  - 뻗기, 잡기, 놓기, 손안의 조작 기술

답 3)

64 잡기 패턴의 발달순서 (sequential development)

- 자뼈잡기(ulnar grasp) → 손바닥잡기(palmar grasp) → 노뼈잡기(radial grasp)
- 손바닥 접촉(palmar contact) → 손가락 면 접촉(finger surface contact) → 손가락 패드 접촉(finger pad contact)
- 'long finger flexors'의 사용 → 내재근 및 외재근의 사용(long flexors and extensors)

답 1)

65 hook grasp

- transverse metacarpal arch는 평평함(flat)
- 손가락
  - 모음+IP 관절의 굽힘(flexion at the IP joint)
- MCP 관절
  - 굽힘 또는 폄(flexion or extension)

답 4)

아동작업치료

66

손 기술의 요소(component)에 대한 설명으로 옳은 것은?

1) 잡기(grasp) : 손안의 물체를 조작하는 동작
2) 뻗기(reach) : 물체를 잡기위해 팔을 굽히는 동작
3) 운반(carry) : 손에 물체를 쥐고 다른 장소로 이동하는 동작
4) 수의적 방출(voluntary release) : 의도적으로 쥐고 있는 물체를 더 강하게 쥐는 동작
5) 양손사용(bilateral hand use) : 한 손만을 사용해 특정 활동을 완성하는 것

문제해설

66 해설내용 참조

답 3)

손 기술의 요소(Component)

Explanation

1. 뻗기(reach)

- 물체를 위치시키거나 잡기위해 팔을 움직이거나 펴하는 동작

2. 잡기(grasp)

- 안에 물체를 유지하는 동작

3. 운반(carry)

- 손에 물체를 쥐고 한 장소에서 다른 장소로 이동하는 동작

4. 수의적 방출(voluntary release)

- 의도적으로 쥐고 있는 물체를 특정 시간과 장소에 위치시키는 동작

5. 손 내의 조작(in-hand manipulation)

- 손으로 물체를 쥔 후 조작하는 동작

6. 양측 손사용(bilateral hand use)

- 양손을 함께 사용하여 특정 활동(activity)을 완성하는 것

67

'power grasp'에 대한 설명으로 타당한 것은?

1) 손 전체를 사용한 쥐기는 아니다
2) 작은 도구를 사용할 때 사용한다
3) 요리 시 칼자루 잡고 썰기가 예가 된다
4) 자뼈측 손가락은 굽힘하여 유동성(mobility)을 제공한다
5) 노뼈측 손가락은 보다 굽힘이 많으며 안정성(stability)을 제공한다

문제해설

67 해설내용 참조

답 3)

Power Grasp

Explanation

1. 손 전체를 사용한 쥐기

2. 엄지(thumb)

1) 굽힘된 상태로 유지(held flexed) 또는 나머지 손가락에서 벌림 됨
2) 폄 및 모음(extension and adduction)

3. 다른 물체나 도구를 사용할 때 사용

4. 자뼈측 손가락의 굽힘(flexion of the ulnar finger)

- 안정성(stability) 제공

5. 노뼈측 손가락의 굽힘은 적음(less flexion with the radial fingers)

- 유동성(mobility) 제공

68

다음 중 가장 늦게 나타나는 쥐기의 형태는?

1) pincer grasp
2) power grasp
3) cylindrical grasp
4) ulnar palmar grasp
5) radial palmar grasp

문제해설

68 해설내용 참조

답 2)

잡기의 발달 패턴

Explanation

1. 6개월

1) 수의적 손의 사용이 없음(no voluntary hand use)
2) 반복적인 쥐기와 펴기(alternately open and close)
3) 쥐기반사(grasp reflex)는 감소하고 수의적 손바닥잡기(voluntary palmar grasp)가 나타나기 시작함
4) 자뼈측 잡기(radial palmar grasp)가 발달됨

2. 8~9개월까지

- 엄지와 노뼈측 손가락(radial finger)을 사용하여 큰 물체를 잡을 수 있음

3. 12~15개월 사이

- 내재근(intrinsic muscles)의 조절이 향상됨

4. 18개월~3세 사이

1) disk grasp, cylindrical grasp, spherical grasp의 사용이 가능함
2) power grasp의 지속적인 발달

5. 5세까지

1) 모든 잡기 패턴(grasp pattern)은 지속적으로 발달됨
   - 초기 학령기까지 성숙이 지속됨

69

다음은 손 기술과 관련된 내용이다. 가장 관계 깊은 것은?

- 손가락 끝(finger tip)은 다양한 종류의 사물에 관한 정보를 제공한다
- 'haptic perception' 기능을 포함한다

1) 인지
2) 시지각
3) 시각기술
4) 감각통합
5) 체성감각 기능

70

다음 중 정상적인 운동발달을 보이는 아동에게 나타나는 기술 중 가장 늦게 나타나는 것은?

1) 숟가락 사용
2) 컵으로 마시기
3) 가위로 원 자르기
4) 가위로 대각선 자르기
5) 가위로 사각형 자르기

문제해설

69 체성감각 기능(somatosensory functions)

- haptic perception
  - 터치를 통해 물체의 정보를 얻을 수 있는 지각
- 손가락 끝(fingertip)
  - 다양한 종류의 사물에 관한 정보제공에 중요함

답 5)

70 해설내용 참조

답 5)

정상운동 발달

Explanation

1. 가위사용(scissors skills)

1) 2세까지 : 가위를 사용하여 자를 수 있음
2) 2.5세까지 : 6인치 정도 자를 수 있음
3) 3~3.5세 : 6인치 이상의 선을 자를 수 있음
4) 3.5~4세 : 원을 자를 수 있음
5) 4.5~5세 : 사각형을 자를 수 있음

2. 수저 및 컵 사용

1) 18개월
   (1) 스푼 및 컵의 사용이 시작됨
   (2) 더 이상 부모가 안아주지 않음

71

복잡돌림(complex rotation)을 사용하기 시작하는 정상발달 지표는?

1) 6개월
2) 만 1세
3) 만 2세
4) 만 4세
5) 만 6세

문제해설

71 해설내용 참조

답 4)

In-Hand Manipulation의 발달

Explanation

1. 12~15개월

- 손가락에서 손바닥으로 이동(finger-to-palm translation)을 사용하여 작은 음식 조각을 줍거나 손안에 숨길 수 있음

2. 2~2.5세

- 손바닥에서 손가락으로 이동(palm-to-finger translation) 또는 단순돌림(simple rotation)이 가능함

3. 2.5~3세

- 복잡돌림(complex rotation) 기술이 나타남

4. 3세 이후

- in-hand manipulation 기술이 능숙해지고 성숙함

5. 4세

- 복잡돌림(complex rotation)을 사용함

6. 6세까지

- in-hand manipulation 기술의 사용이 다양해지고 안정적임

7. 6~7세

- in-hand manipulation 기술의 사용이 더욱 다양하며 성숙됨

8. 9~10세

- in-hand manipulation 기술의 세련화가 이루어짐

9. 12세까지

- 지속적인 발달

72

정상발달을 보이는 아동의 쥐기 기술 중 가장 늦게 나타나는 것은?

1) 스크래칭
2) 손바닥 잡기
3) 손가락 찌르기
4) 노뼈측 측면 잡기
5) 노뼈측 손바닥 잡기

문제해설

72 해설내용 참조

답 4)

쥐기의 발달

Explanation

1. **0～1개월** : 원시적인 쥐기(primitive grasp)
2. **3～4개월** : 스크래칭(scratching)
3. **4～5개월** : 미성숙한 손바닥 잡기(crude palmar grasp)
4. **5～6개월** : 손바닥 잡기
5. **6～7개월** : 노뼈측 손바닥 잡기(radial palmar grasp)
6. **7～8개월** : 손가락 찌르기(index probing), 본능적 쥐기(instinctive grasp)
7. **8～9개월** : 노뼈측 측면 잡기(radial distal grasp)
8. **9～10개월** : superior pinch, three-Jaw chuck
9. **11～12개월** : fine pincer grasp(perhension, tip pinch)

73

12세 남아는 칼을 잡고 빵을 잘랐다. 칼을 잡은 손은 어떤 잡기를 사용하고 있는가?

1) Power grasp
2) Lateral pinch
3) Spherical grasp
4) Pad-to-pad pinch
5) Three-point pinch

문제해설

73 해설내용 참조

답 1)

Power grasp

Explanation

1. 손 전체를 사용한 쥐기

2. 엄지(thumb)

1) 굽힘된 상태로 유지(held flexed) 또는 나머지 손가락에서 벌림됨
2) 폄 및 모음(extension and adduction)

3. 물체나 도구를 사용할 때 사용함

4. 자뼈측 손가락의 굽힘(flexion of the ulnar finger)

- 안정성(stability) 제공

5. 노뼈측 손가락의 굽힘은 적음(less flexion with the radial fingers)

- 유동성(mobility) 제공

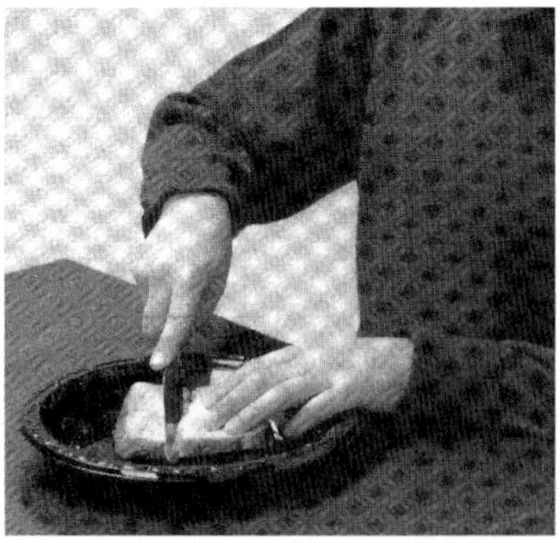

그림 5-27 Power grasp

74

다음과 같은 문제를 지닌 환자에게 가장 필요한 손조작기술(in-hand manipulation) 훈련은?

- 볼트와 너트를 끼워 조이지 못한다
- 연필을 잡은 후 사용하기 좋은 위치로 연필을 고쳐잡지 못한다

1) Shift
2) Simple rotation
3) Complex rotation
4) Palm to finger translation
5) Finger to palm translation

75

다음 사례에 해당하는 '손 안에서 조작하기(in-hand manipulation)' 기술은?

직선적인 움직임으로 물체가 손가락 면(finger surface)에서 움직이는 형태이다. 사례로는 연필을 잡은 후 글씨를 쓰기 위해 다시 위치를 잡는 것이다

1) 이동(shift)
2) 단순한 회전(simple rotation)
3) 복잡한 회전(complex rotation)
4) 손가락에서 손바닥으로 이동(finger to palm translation)
5) 손바닥에서 손가락으로 이동(palm to finger translation)

문제해설

74 손조작기술(in-hand manipulation)

'finger-to-palm 이동' ('palm-to-finger 이동')	• 물체가 손가락에서 손바닥으로 움직임(또는 손바닥에서 손가락 쪽으로 움직임) • 직선적 움직임이 특징
이동 (shift)	• 직선적 움직임으로 물체가 손가락 면(finger surface)에서 손가락 패드(finger pad)로 다시 자리 잡기(repositioning)를 할 때 일어나는 움직임 예) 펜이나 연필을 잡은 후 글씨를 쓰기 위해 위치 다시 잡기
단순회전 (simple rotation)	• 손가락 패드(finger pad)에서 90° 또는 그 이하로 물체를 돌리거나(turning) 굴리(rolling)는 움직임 예) 작은 병뚜껑 돌리기, 퍼즐 조각 돌리기
복잡회전 (complex rotation)	• 물체를 180°~360° 회전시키기 예) 동전 돌리기, 패그(peg) 돌리기, 지우개 사용을 위한 지우개연필 돌리기

답 1)

75
- 'Finger-to-Palm 이동' 또는 'Palm-to-Finger 이동'
  - 물체가 손가락에서 손바닥으로의 움직임 또는 손바닥에서 손가락 쪽으로의 이동하는 직선적(linear) 움직임
- 쉬프트(shift)
  - 직선적인 움직임으로 물체가 손가락 면(finger surface)에서 손가락 패드(finger pad)로 다시 자리 잡기(repositioning)가 일어나는 움직임
  - 펜이나 연필을 잡은 후 글씨를 쓰기 위해 위치를 다시 잡는 것을 말함
- 단순돌림(simple rotation)
  - 손가락 패드(finger pad)에서 90° 또는 그 이하 수준으로 물체를 돌리거나(turning) 굴리기(rolling)
    예) 작은 병뚜껑 돌리기, 퍼즐 조각 돌리기
- 복잡돌림(complex rotation)
  - 물체를 180°~360° 돌림시키기
    예) 동전 돌리기, 페그(peg) 돌리기, 지우개 사용을 위해 지우개연필 돌리기

답 1)

아동작업치료

76

정상발달을 보이는 아동이 노뼈쪽 손가락 잡기(radial-digital grasp)를 이용하여 음식물 집기를 시작했다면 추정되는 아동의 연령은?

1) 4개월
2) 8개월
3) 12개월
4) 16개월
5) 18개월

77

다음 보기의 쥐기 형태를 발달 순서에 맞게 나열한 것은?

가. Spherical grasp
나. Power grasp
다. Pincer prehension
라. Radial digital grasp

1) 가-나-다-라
2) 나-다-가-라
3) 라-나-가-라
4) 가-다-나-라
5) 라-다-가-나

78

동그라미 따라 그리기가 가능한 수준의 아동에게 기대되는 옷 입기 기술은?

1) 지퍼 채우기
2) 외투 혼자 입기
3) 큰 단추 끼우기
4) 감독 없이 옷 입기
5) 나비 모양으로 신발끈 묶기

문제해설

76 아동의 먹기 발달

- 초기 6개월 : 우유병을 잡고 있을 수 있음, 인지적 이해(cognitive understanding) 부족한 상태임, 스스로 우유병 빼기 및 가져오기는 어려움
- 8개월 : 우유병을 능동적으로 물고 다닐 수 있음, 보호자는 아동이 적절한 양을 섭취하는지 관찰해야 함, 손으로 먹기(finger feeding)가 가능함 – 빠르고 자연스럽게 나타남, 'radial-digital grasp'이 나타남
- 9~13개월 : 앉기 자세의 조절이 이루어짐 – 앉기 균형(sitting balance)이 향상됨, 'pincer grasp'의 발달 – 조절된 놓기가 함께 발달됨, 독립된 아래팔(forearm)과 손목의 움직임(wrist movement)이 발달됨 – 효과적인 'finger feeding'이 이루어짐

답 2)

77

- Rdial digital grasp : 9개월
- Pincer prehension : 10개월
- Spherical grasp : 1~2세
- Power grasp : 3~5세

답 5)

78 동그라미 따라 그리기가 가능해지는 시기는 3세경으로 이때 아동은 큰 단추 끼우기를 할 수 있다.

답 3)

79

아동의 손가락 발달에 영향을 미치는 감각기능과 가장 거리가 먼 것은?

1) 시각기술
2) 체성감각
3) 인지요소
4) 문화적 요소
5) 감각통합 요소

문제해설

79 해설내용 참조

답 4)

아동의 손 기술 발달에 영향을 미치는 감각기능(Sensory function)

Explanation

1. 시각기술(visual skills)

1) 손 기능 발달에 중요한 역할을 함
2) 새로운 운동학습에 매우 중요한 역할을 함

2. 체성감각 기능(somatosensory functions)

1) haptic perception
   - 터치를 통해 물체의 정보를 얻을 수 있는 지각
2) **손가락 끝**(fingertip)
   - 다양한 종류의 사물에 관한 정보제공에 중요함

3. 감각통합(sensory integration)

1) **손 기능에 부정적 영향을 미치는 형태**
   (1) 감각등록(sensory registration)의 문제
   (2) 과도한 촉각(tactile hypersensitivity)
   (3) 빈약한 촉각구분(poor tactile discrimination)
   (4) Dyspraxia

4. 시지각 및 인지(visual perception and cognition)

1) **물체의 특징, 크기, 모양, 표면의 질에 손이 반응함**
   - 손의 활동을 조절함
2) **물체 조작을 통해 다양한 자극을 얻게 됨**
   - 시각, 촉각 등이 소운동에 영향을 미침

80

어린 아동이 가위를 사용하여 자르기를 할 때 발달상 가장 어려운 단계의 도형은?

1) 막 자르기
2) 직선 자르기
3) 사각형 자르기
4) 선 따라 자르기
5) 동그라미 자르기

81

손동작 발달 중 이동(shift) 능력을 평가할 수 있는 도구는?

1) Purdue pegboard test
2) Grooved pegboard test
3) O'connor finger dexterity test
4) Minnesota manual dexterity test
5) Jebsen-Taylor hand function test

문제해설

80 가위를 사용하는 발달 순서는 막자르기 – 직선따라자르기 – 동그라미자르기 – 사각형자르기 – 복잡한모형자르기 순서이다.

답 3)

81 Grooved pegboard test

목적	• 손의 조작 및 기민성 평가
특징	• 손끝을 이용한 민첩성 평가 • 모양이 일정치 않은 25개의 구멍으로 구성됨 • 페그(peg)의 한 쪽에 키가 있음 • 구멍에 키를 맞추기 위해 페그를 회전시켜야 함 – 다른 페그보드(pegboard)보다 더 복잡한 시운동 협응이 요구됨

답 2)

6

C·H·A·P·T·E·R

감각통합 (Sensory Integrations : SI)

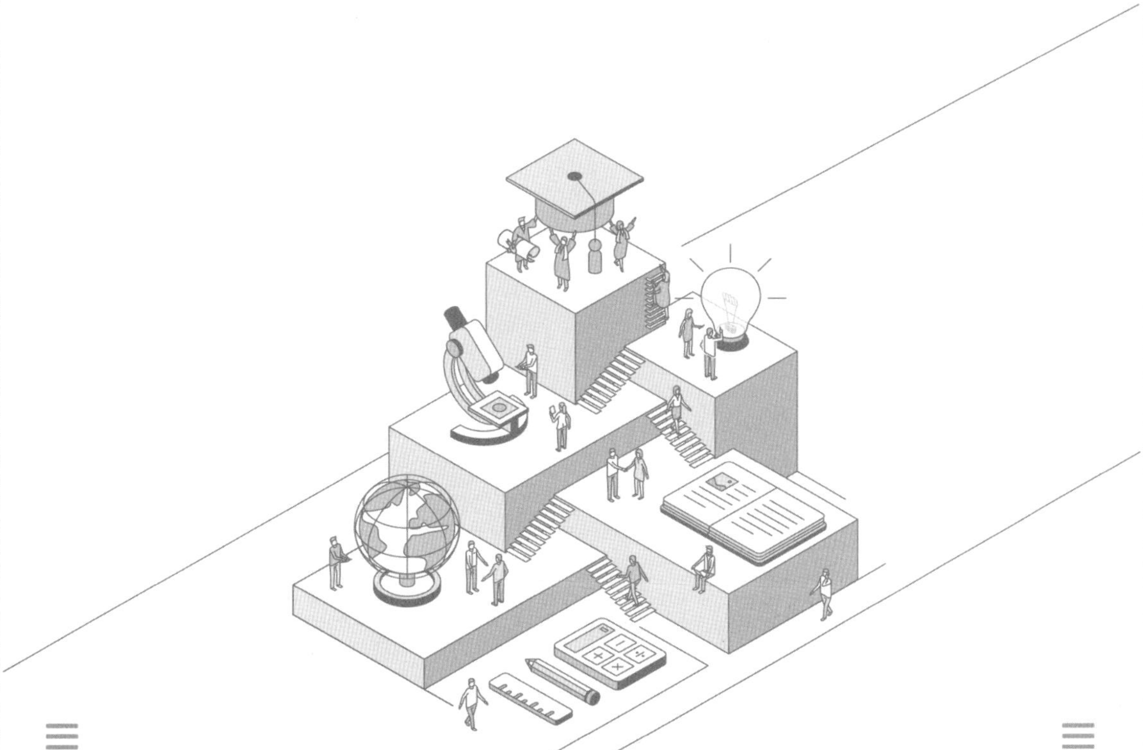

예·상·문·제·풀·이

01

감각처리 장애를 가진 아동이 다음과 같은 행동을 보였다. 유추할 수 있는 증상은?

- 한 곳에 오래 앉아있지 못하고 지속해서 움직임
- 평소 놀이터에서 그네타기를 즐김

1) 낮은 감각 등록(low registration)
2) 감각 추구(sensory seeking)
3) 감각 회피(sensory avoiding)
4) 감각 민감(sensory sensitivity)
5) 적응 반응(adaptive reaction)

02

다음 내용에서 설명하는 아동에게 의심되는 문제는?

- 평소 목욕을 하려하면 울며 때를 씀
- 티셔츠 안쪽에 상표에 지속적으로 관심을 보이며, 뜯어냄

1) 고유수용성감각(proprioception) 처리
2) 전정 감각(vestibular) 처리
3) 반복적인 상동행동
4) 촉각 방어(tactile defensive)
5) 고착된 관심

문제해설

01 높은 역치로 인한 active한 움직임이 관찰되는 아동이다.

	Responding/ Self-Regulation Strategies	
Thresholds /Reactivity	Passive	Active
High	Low Registration	Sentory Seeking
Low	Sensory Sensitivity	Sensory Avoiding

답 2)

02
- 목욕과 티셔츠 상표로 인한 촉각 자극을 싫어하는 아동에 대한 설명
- 상표에 대한 관심을 고착된 관심으로 볼 수 있지만 목욕 시 행동을 설명할 수 없음

답 4)

03

과민한 아동의 구강내 감각을 치료하기 위해 치료사는 고무장난감을 가지고 놀 수 있도록 제공하였다. 다음 중 치료의 목적이 같은 사례는?

1) 질긴 음식물을 제공한다
2) 비눗방울 불기 놀이를 제공한다
3) 혀의 중앙을 숟가락으로 눌러준다
4) 음식물을 혀의 측면에 위치시킨다
5) 아동이 좋아하는 농도가 높은 유동식을 제공한다

04

구강의 고긴장 문제를 지닌 아동의 테크닉으로 타당한 것은?

1) 자신의 손으로 자신의 입을 경험하게 한다
2) 부드러운 칫솔을 이용해 잇몸을 칫솔질한다
3) 견고하고 지속적인 압력을 잇몸에 제공한다
4) 고무장난감(rubber toy)을 사용해 구강놀이를 유도한다
5) 엄지를 이용해 아래턱을 후방 아랫방향으로 압력을 제공하며 밀어준다

문제해설

03 해설내용 참조

답 2)

04 해설내용 참조

답 5)

과감각 아동을 위한 중재

Explanation

1. 엄지를 이용한 압박

- 근 긴장이 높은 아동에게 효과적인 방법임

2. 과감각의 문제를 지닌 아동의 중재

1) 식사 시간 사이(between meals)의 치료 활동

(1) 치료의 초점은 관계 형성

① 라뽀(rapport) 형성

② 긍정적 상호작용이 중요한 역할을 함

(2) 단계적인 감각자극 활동의 사용

① 구강의 탈감각화(desensitization)로 역치를 높여줌

② 아동 자신의 손으로 자신의 입을 경험하는 것으로 시작함

- 치료사는 아동의 손을 잡고 입으로 유도함

③ 구강놀이(oral play) : 고무장난감(rubber toy)을 사용함

④ 잇몸 칫솔질(brush)

- 마사지 제공 효과
- NUK 칫솔을 사용함

⑤ 숨기고 찾기 게임

- 고무 장난감 또는 칫솔을 사용함
- 서로 다른 압박으로 입안을 자극해줌

(3) 부모의 중재

① 따뜻한 천(washcloth)으로 아동의 잇몸을 문지르게 함

- 견고하고 지속적인 압력 제공
- 아동이 천을 씹고 빨 수 있도록 허락함
- 천의 질감을 아동이 쉽게 받아들임
- 다른 질감의 감각에 대한 인내력(tolerance)을 향상시키는데 도움이 됨
- 상위의 구강운동 기술(higher-level oral motor skill)을 가진 나이 많은 아동(older children)에게 적용함

② 구강의 탈감각화를 위해 불기 놀이감(blow toy)을 사용함

- 예
  - 비눗방울 만들기
  - 풍선불기
  - 불어서 소리 나는 장난감 등
- 활동에 대한 동기유발이 일어남
- 구강의 움직임(oral movement)을 촉진함

2) 먹기(eating)를 위한 준비활동

(1) 식사시간 전 잠시 동안의 탈감각 활동 : 식사에 도움이 됨

① 구강 주위 및 내부의 탈감각화

- 따뜻한 천(warm washcloth)을 사용함
- 식사 전 탈감각화시킴
- 부모의 손가락보다는 천(washcloth)에 더 인내력을 가짐
- 'deep pressure'의 제공
  - 구강 전반에 걸쳐 적용하면 유익함

② 치료사
- 고르게 감각을 적용시켜 탈감각화를 유도함
  - 견고한 문지르기(firm rubbing)
  - 깊은 압박(deep pressure)
- 뺨, 입술, 입안, 잇몸, 혀에 촉각자극을 제공함
  - upper plate에 지속적이고 견고한 압력제공
  - 입 전체에 탈감각화를 유도(desensitize)

(2) 자폐아동(autism)을 위한 활동
① 진동(vibration)이 도움이 됨
② 턱 아랫부분 및 입 주위를 자극함

(3) 감각방어를 지닌 아동
- 보호자의 팔보다 의자가 더 편안함

3) 식사시간 중의 치료(mealtime interventions)

(1) 음식의 질을 통한 중재
① 음식의 질을 변화시키는 것이 가장 우선적인 치료가 됨
② 야채와 부드러운 고기와 으깬 감자를 섞어 제공함
- 한 가지 음식보다 더 많은 감각경험을 할 수 있음

(2) 음식물의 위치를 통한 중재
① 혀의 뒤쪽보다 앞쪽에 음식물을 놓는 것이 더 바람직함
- 보다 더 잘 참을 수 있음

② 측면(side)보다 혀의 중앙에 놓는 것이 더 바람직함
- 단, 측면에 놓여진 음식은 씹기 및 혀의 측면 움직임(tongue lateralization)을 유도해 낼 수 있음

05

작업치료사는 6세 아동의 발달을 촉진하기 위해 1:1 모래놀이를 통해 숨겨진 물건 찾기를 수행하고 있다. 치료 목적으로 타당한 것은?

1) 민첩성 향상
2) 감각방어 중재
3) 중력불안감 중재
4) 장기 기억력 증진
5) 분리 집중력 향상

문제해설

05 모래놀이는 일반적으로 촉각방어를 중재할 목적으로 사용된다.

답 2)

06

다음 사례의 아동과 가장 관계 깊은 감각은?

> 5세 남아는 장난감을 잘 부러트리며, 주변 사람들과 자주 부딪친다

1) 촉각
2) 미각
3) 청각
4) 입체지각
5) 고유수용성 감각

07

감각처리 장애를 가진 아동이 다음과 같은 행동을 보였다. 유추할 수 있는 증상은?

> • 또래 아이들과 비교하여 상대적으로 더 쉽게 울음을 터트림
> • 평소 승강기(elevator) 타기를 싫어함

1) 낮은 감각 등록(low registration)
2) 감각 추구(sensory seeking)
3) 감각 회피(sensory avoiding)
4) 감각 둔감(sensory insensitivity)
5) 높은 역치(high threshold)

08

감감통합의 문제 중 고유수용성 감각의 문제를 지닌 아동의 사례로 가장 타당한 것은?

1) 모래 놀이를 거부한다
2) 깊이 지각이 부족하다
3) 장난감을 잘 부러트린다
4) b와 d를 구별하기 어렵다
5) 운동 실행 능력이 부족하다

문제해설

06 고유수용성 감각(proprioception)의 문제

고유수용성 감각	• 근육과 관절에서 올라온 신체 부위의 자세(position)에 대한 정보 지각을 의미함
낮은 고유수용성 감각을 지닌 아동	• 어둔함 • 산만함 • 서툼(awkward) • 특정 활동 시 너무 강하게나 너무 약한 힘을 사용함 – 글씨쓰기 – 타자치기 – 박수치기 • 장난감 부러트리기 • 다른 사람과 부딪치기 • 개인적 공간에 대한 오판 등

답 5)

07 전정감각에 대한 낮은 역치로 인해 전정자극에 민감하게 반응하는 감각 회피 유형으로, 과도한 감각 등록을 보임

Responding / Self-Regulation Strategies

Thresholds/ Reactivity	Passive	Active
High	Low Registration	Sensory Seeking
Low	Sensory Sensitivity	Sensory Avolding

답 3)

08
• 모래 놀이를 거부한다. – 촉각
• 깊이 지각이 부족하다. – 시지각
• b와 d를 구별하기 어렵다. – 시지각
• 운동 실행 능력이 부족하다. – 운동실행

답 3)

09

중력불안장애를 지닌 환자가 수행하기 가장 어려운 활동은?

1) 계단오르기
2) 종이공예하기
3) 모래놀이하기
4) 세숫대야에 머리감기
5) 의자에 앉아 식사하기

10

고유수용성 감각의 문제를 가진 아동의 일상생활에서 흔히 볼 수 있는 문제로 타당한 것은?

1) 소리에 민감하다
2) 머리감기를 피한다
3) 특정 음식을 거부한다
4) 계단 오르기를 거부한다
5) 특정 질감의 옷을 피한다

11

다음 중 감각방어를 지닌 아동에게 나타나는 증상으로 타당한 사례는?

1) 엘리베이터를 피한다
2) 계단 오르기를 피한다
3) 시소 놀이를 회피한다
4) 자전거 타기를 싫어한다
5) 잔디밭에서 노는 것을 피한다

12

6세의 남아는 움직임에 대한 불안감을 가지고 있다. 특히 미끄럼틀, 시소 등과 같이 높이차가 있는 놀이에 참여하기 어렵다면 어떤 문제인가?

1) 중력불안
2) 인지손상
3) 촉각방어
4) 감각입력 저하
5) 시공간지각 손상

문제해설

09 해설내용 참조

답 1)

10 해설내용 참조

답 4)

11 해설내용 참조

답 5)

12 해설내용 참조

답 1)

중력불안감(Gravitational insecurity)

Explanation

1. 전정감각(vestibular sensation)에 대한 과도한 반응을 보임

- 특히 공간에서의 선상의 움직임과 중력감

2. 중력과 관련된 불안감을 가짐

1) 평범한 움직임 수행에도 과도한 불안감이 발생
2) 특히 공간에서 뒤쪽으로 또는 위쪽으로의 움직임에 불안해 함

3. 높이에 대한 불안(fear of height)

- 지면으로부터 조금 떨어지기만 해도 두려움이 발생

4. 다양한 증상이 나타남

1) 비정상적인 공포감(inordinate fear)
2) 짜증
3) 계단과 관련된 것 회피
4) 에스컬레이터 또는 엘리베이터에 대한 불안감
5) 움직임에 대한 불안감
6) 높이에 대한 불안감
7) 시소, 그네와 같은 기구를 즐기지 못함
   - 자신의 발을 땅에서 떼는 것에 대한 거부감
8) 편평하지 않은 불규칙한 지면에 대한 불안감
9) 높이차가 있는 지면에 대한 불안감
   (1) 인도에서 잔디밭으로의 전환
   (2) 아주 작은 변화에도 불안을 느낌
10) 공원 활동 및 일반적인 아동의 활동 수행에 어려움
    - 자전거 타기, 스케이트 타기, 산책, 친구와의 놀이, 환경 탐색 등
11) 지역사회 내의 기능에도 영향을 미침
    - 에스컬레이터, 계단, 엘리베이터 등

13

촉각방어(tactile defensiveness)를 지닌 아동의 내용으로 옳은 것은?

1) 타인과의 접촉을 좋아한다
2) 빗질 또는 이를 닦을 때 발생될 수 있다
3) 음식의 특정 질감들이 만들어낼 수 있다
4) 잔디나 모래의 냄새가 날 경우 나타난다
5) 깊은 접촉(deep touch)이 가벼운 접촉보다 아동에게 더 민감하다

14

다음 상자의 내용들과 가장 관계 깊은 용어는?

> • 전통적인 SI 치료의 대상이 된다
> • 구강 내 음식물의 이동을 인식할 수 있다
> • Rood 테크닉의 일종으로 근긴장을 조절할 수 있다

1) 자아상
2) 신체도식
3) 입체지각
4) 원시반사
5) 고유수용성감각

15

감각통합의 장애를 지닌 6세 남아의 증상이다. 다음 중 성격이 다른 하나는?

1) 계단을 피한다
2) 모래밭을 피한다
3) 불규칙한 지면을 피한다
4) 그네와 시소 타기를 싫어한다
5) 높은 곳에 가면 두려움이 발생한다

문제해설

13 **촉각방어의 예**

- 옷에 대한 특정 질감들
- 잔디나 모래가 맨살에 닿았을 때
- 풀칠이나 페인트
- 다른 사람에 의한 가벼운 솔질
- 빗질 또는 이를 닦을 때 발생되는 감각
- 음식의 특정 질감들

답 2)

14 전정감각, 고유수용성감각, 촉각은 전통적인 SI 치료의 대상이다. 음식물의 무게를 통해 구강 내 음식물의 이동을 인식할 수 있다. Rood 테크닉에는 고유수용성감각을 이용한 억제/촉진 테크닉이 있다.

답 5)

15 모래밭을 피한다는 감각방어의 내용이다. 나머지는 중력불안감의 사례이다.

답 2)

16

다음 보기는 감각통합치료의 원칙이다. (　　)에 공통적으로 들어갈 말은?

- 감각입력은 (　　　)을 이끌어내기 위해 체계적으로 사용되어져야 한다
- (　　　)이 만들어지기 전 먼저 의미 있는 감각등록이 필요하다
- (　　　)의 조직화는 아동의 일반적 행동의 조직화를 향상시킨다

1) 운동 반응(motor response)
2) 행동 반응(behavior response)
3) 감각 반응(sensory response)
4) 중추신경 반응(CNS response)
5) 적응적 반응(adaptive response)

17

촉각방어(tactile defensiveness)의 사례에 해당하는 것은?

1) 움직임에 대한 불안감이 있다
2) 아이들과 같이 줄서기를 싫어한다
3) 엘리베이터에 대한 불안감이 있다
4) 시소와 그네와 같은 기구를 즐기지 못한다
5) 평평하지 않은 불규칙한 지면에 대한 불안감이 있다

문제해설

16 감각통합치료의 원칙

- 감각입력(sensory input)은 적응적 반응(adaptive response)을 이끌어내기 위해 체계적으로 사용되어져야 한다.
- 적응적 반응(adaptive response)이 만들어지기 전 먼저 의미 있는 감각등록이 필요하다.
- 적응적 반응(adaptive response)은 SI 발달에 기여한다.
- 적응적 반응의 보다 더 나은 조직화(organization)는 아동의 일반적 행동의 조직화(organization)를 향상시킨다.
- 보다 성숙되고 복잡한 움직임의 패턴들은 보다 원시적 행동의 통합에 의해 이루어진다.
- 보다 더 내재화된(inner-directed) 아동의 활동은 신경 조직화(neural organization) 향상을 추구하는 활동의 가능성을 더욱 높게 만든다.

답 5)

17 촉각방어(tactile defensiveness)

- 민감한 반응 : 산만함(distractibility), 쉬지 못함(restlessness), 화(anger), 감정적 스트레스, 공격성(aggression), 두려움, 화를 표출함(throwing a tantrum)
- 자조 활동 : 옷 입기, 목욕, 치장(grooming), 식사(eating) 등의 활동이 촉각방어에 영향을 받음
- 교실 활동 : 'finger painting', 모래놀이, 물놀이, 수공예(craft) 등의 활동을 피함
- 타인과의 접촉
  - 타인과 근접하게 있는 것 자체를 피함 : 줄서기, 다른 아이들과 놀기
  - 평범한 일상의 활동들이 아이들에게 외상을 입힐 수 있음
- 선생님 및 또래 아동들의 오해 : 거절하는(rejecting) 아이, 공격적인(aggressive) 아이, 부정적인 아이(simply negative)
- 특별히 민감한 부위 : 얼굴, 배, 손바닥 면, 하체
- 잘 견디는 상황
  - 일반적으로 아이 스스로 능동적으로 주는 촉각자극을 잘 견딤
    - 수동적으로 제공되는 촉각자극보다 훨씬 더 잘 견디게 됨
  - 접촉을 보지 못하면 더 두려워함
  - 가벼운 접촉보다 깊은 접촉(deep touch)을 더 편하게 수용함

답 2)

18

신생아의 감각통합에 대한 설명으로 옳은 것은?

1) 시각은 완전히 성숙되어 태어난다
2) 촉각은 보호자를 구별하는 감각이 된다
3) 전정감각은 태어나자마자 완전한 기능을 할 수 없다
4) 촉각과 고유수용성 감각의 통합으로 신체도식이 완성된다
5) 엄마의 몸에 안겨 있는 아동은 고유수용성감각 지각을 방해받게 된다

19

치료사가 다음과 같은 적응적 접근을 실시하였다면 예상되는 아동의 문제는?

- 사물의 특징적인 감각을 확대하였다.
- 행동의 시작과 끝을 결정할 수 있도록 지속적인 큐를 제공하였다.

1) 촉각방어 문제
2) 전정감각 문제
3) 좌우구별 문제
4) 고유수용성감각 문제
5) 저시력 및 저청력 문제

20

다음과 같은 감각통합 중재 결과를 입증한 인물은?

- 작업치료에서의 SI 치료의 효과를 주장함
- 감각조절 문제를 가진 아동에게 감각통합치료 효과를 주장함
- GAS(Goal Attainment Scale)의 성과는 감각통합치료에 의해 획득된 것이라고 주장함

1) Miller
2) Honda
3) Preiffer
4) Iwanage
5) Henderson

문제해설

18 1) 시각은 전형적인 후기 감각이다.
2) 촉각은 보호자와 애착관계 형성에 기여한다.
3) 전정감각은 태어나자마자 완전한 기능을 한다.
5) 엄마의 몸에 안겨 있는 아동은 고유수용성감각을 지각하게 된다.

답 4)

19 **저시력 또는 저청력(low vision or hearing)**

- 손상되지 않은 감각 또는 잔존한 감각을 이용함
- 사물의 특징적인 감각을 확대함(예, 색, 크기, 촉감, 청각)
- 행동의 시작과 끝을 결정할 수 있도록 지속적인 큐를 제공함
- 촉각적/언어적/시각적 또는 사물의 큐(cue)를 사용(예, 수건을 손에 놓아주고 "얼굴을 닦을 시간이다"라고 말해줌)
- 몸짓의 사용(예, 팔에 넣을 소매를 지적해줌)
- 청각적, 시각적 방해물을 제거해줌

답 5)

20 위 설명을 주장하며 연구한 저자는 Miller, Coll, Schoen 이며 위 연구를 주장하였음(American Journal of Occupational Therapy, March/April 2007, Vol. 61, 228-238)

답 1)

21

다음 중 감각통합 문제가 아동의 작업에 미치는 영향을 평가하는 도구는?

1) DAP(draw a person test)
2) SFA(school function assessment)
3) DDST(Denver developmental screening test)
4) KDTVP-3(Korean development test of visual perception)
5) LOTCA-2(Loewenstein occupational therapy cognitive assessment-2)

문제해설

21 해설내용 참조

답 2)

감각통합 관련 평가도구

Explanation

1. Miller assessment for preschoolers

- 평가 : 입체지각(stereognosis), 촉각지각(tactile perception), 전정감각기능(vestibular function)

2. Bruininks oseresky test of motor proficiency

- 평가 내용 : 대운동 및 소운동 기술을 평가함
- 감각 통합 기능과 관계된 기술을 평가함

3. Developmental test of visual motor integration

- 평가 내용 : 시지각 기술 및 지각/운동 기술을 평가함

4. SFA(school function assessment)

- SI 문제가 아동의 작업에 미치는 영향을 평가함

5. SIPT

- 심도 있는 SI 평가를 위해 특별히 고안된 표준화된 유일한 평가도구임
- 평가에 필요한 시간은 약 2시간이며, 점수를 얻는데 약 30~45분의 시간이 더 필요함
- SIPT의 사용과 점수해석을 위해 특별한 훈련 과정이 필요함
- 매우 복잡한 구성으로 독학으로 수행할 수 없는 평가임

22

음식물이 신체에 있어 영양분이 되는 것처럼 감각 입력이 뇌의 영양분이 되는 필수 요소라고 주장한 인물은?

1) Rood
2) Ayres
3) Pavlov
4) Bobath
5) Erikson

23

감각통합의 장애로 인해 발생되는 문제로 거리가 먼 것은?

1) 전정감각의 문제
2) 감각조절의 문제
3) 감각구별의 문제
4) 운동실행의 어려움
5) 감정조절의 어려움

문제해설

22 SI 이론 : 감각 영양분(sensory nourishment)

뇌와 감각 입력	• 감각입력(sensory input)은 최상의 뇌기능에 있어 필수조건이 됨 • 뇌는 지속적으로 감각정보를 받아들이는 구조임 – 만약 감각입력을 제거할 경우 뇌의 기능은 비정상적이 됨 – 만약 중요한 시기에 적절한 감각자극이 들어오지 못하면 뇌의 비정상적 발달 및 행동의 장애가 초래될 수 있음
Ayres 의 주장	• 음식물이 신체에 있어 영양분이 되는 것처럼 감각 입력은 뇌의 영양분이 됨 • 최적의 효과를 얻기 위한 감각입력 조건 – 아동은 능동적으로 감각을 조직화시켜야 함 – 아동은 환경에서 활동을 통해 감각입력을 얻게 됨

답 2)

23 해설내용 참조

답 5)

감각통합의 장애

Explanation

1. 감각통합장애(sensory integrative disorder)

1) 이 용어는 특정 문제만을 이야기하는 것이 아님
2) 다양한 그룹의 문제를 말함
   • 'primarily subcortical' 및 'multi-sensory system'이 포함된 다양한 신경학적 문제들을 포함
3) 감각통합장애의 일반적인 4가지 문제
   (1) 감각조절(sensory modulation problems)
   (2) 감각구별 및 지각(sensory discrimination and perception problems)
   (3) 전정감각 및 고유수용감각(vestibular proprioceptive problems)
   (4) 운동실행(praxis problems)

24

다음 중 감각방어를 지닌 아동에게 나타나는 문제로 타당한 사례는?

1) 조립활동이 매우 서툴다
2) 손에서 물건을 자주 떨어뜨린다
3) 아이들과 함께 노는 것을 피한다
4) 뇌졸중 환자가 마비된 쪽으로 넘어진다
5) 구강 내에서 음식물의 이동을 잘 인식하지 못한다

25

감각통합 치료의 기본 원칙에 대한 내용으로 옳은 것은?

1) 적응적 반응(adaptive response)은 감각통합발달에 기여한다
2) 아동의 일반적 행동의 조직화는 적응적 반응을 향상시킨다
3) 적응적 반응이 만들어진 후 의미 있는 감각등록이 필요하다
4) 감각입력은 적응적 반응을 이끌어내기 위해 무작위로 적용된다
5) 성숙하고 복잡한 움직임의 패턴들은 운동학습에 의해서만 이루어진다

26

감각통합의 문제를 지닌 아동이 놀이를 하면서 다른 아이들과 자주 부딪치고, 장난감을 자주 부러트린다면 이 아동에게 필요한 중재 내용은?

1) 인지 중재
2) 감정 중재
3) 시지각 중재
4) 전정감각 중재
5) 고유수용성감각 중재

문제해설

24 과감각으로 인해 신체 접촉을 피하기 때문에 사회성 문제도 동반된다.

답 3)

25 감각통합치료의 6원칙

- 감각입력(sensory input)은 적응적 반응(adaptive response)을 이끌어내기가 체계적으로 사용되어져야 한다.
- 적응적 반응(adaptive response)이 만들어지기 전 먼저 의미 있는 감각등록이 필요하다.
- 적응적 반응(adaptive response)은 SI 발달에 기여한다.
- 적응적 반응의 보다 더 나은 조직화(organization)는 아동의 일반적 행동의 조직화(organization)를 향상시킨다.
- 보다 성숙되고 복잡한 움직임의 패턴들은 보다 원시적 행동의 통합에 의해 이루어진다.
- 보다 더 내재화된(inner-directed) 아동의 활동은 신경 조직화(neural organization) 향상을 추구하는 활동의 가능성을 더욱 높게 만든다.

답 1)

26 고유수용성 감각(proprioception)의 문제

- 고유수용성 감각 : 근육과 관절에서 올라온 신체 부위의 자세(position)에 대한 정보 지각을 의미함
- 정보수용에 문제를 지닌 아동 : 어둔함, 산만함, 서툼(awkward), 특정 활동 시 너무 강하게나 너무 약한 힘을 사용함
  - 글씨쓰기, 타자치기, 박수치기
- 낮은 고유수용성 감각을 지닌 아동 : 장난감 부러트리기, 다른 사람과 부딪치기, 개인적 공간에 대한 오판 등

답 5)

27

다음 장애 아동의 행동 특성에 적절한 설명은?

- 부모에게 안아 주는걸 자주 거부한다
- 미끄럼틀에 올라가기를 꺼린다
- 차에만 타면 울음을 터트린다

1) 낮은 감각 역치에 의한 전정감각 추구
2) 높은 감각 역치에 의한 전정감각 추구
3) 높은 감각 역치에 의한 촉각 추구
4) 낮은 감각 역치에 의한 전정감각 방어
5) 높은 감각 역치에 의한 촉각 방어

28

감각통합 장애로 촉각방어를 지닌 아동들이 외부자극에 대해 더 잘 견딜 수 있는 상황에 대한 설명으로 옳은 것은?

1) 자극이 시야 내에 있을 때 더 잘 견딘다
2) 능동적 자극보다는 수동적 자극을 더 잘 견딘다
3) 무거운 압박보다는 가벼운 접촉을 더 잘 견딘다
4) 음식의 질감이 적을 때보다는 더 많을 때 잘 견딘다
5) 다른 신체부위보다 얼굴과 배를 접촉하면 더 잘 견딘다

29

감각입력이 과도한 아동에게 적절한 중재는?

1) 천으로 만든 터널 지나가기
2) 로션으로 그림 그리기
3) 운동장에서 모래와 물로 두꺼비집 만들기
4) 볼스터스네 타고 아래 있는 물고기 잡기
5) 스쿠터보드 카고 경사로 내려가서 박스 무너뜨리기

문제해설

27 Responding / Self-Regulation Strategies

Thresholds /Reactivity	Passive	Active
High	Low Registration	Sensory Seeking
Low	Sensory Sensitivity	Sensory Avolding

전정감각 역치가 낮아 작은 전정 자극에도 민감하게 반응하여 이를 회피하기 위한 안기거부, 미끄럼틀 거부, 차량 탑승 거부 행동과 같은 전정감각 방어 행동이 나타나는 아동이다. 그러므로 낮은 감각 역치로 인해 전정감각 방어가 있는 아동이다.

답 4)

28 능동적 자극보다는 수동적 자극을 더 못 견딘다. 무거운 압박보다는 가벼운 접촉을 더 못 견딘다. 음식의 질감이 적을 때 보다는 많을 때 더 못 견딘다. 다른 신체부위보다 얼굴과 배가 더 민감하다.

답 1)

29 2번과 3번은 촉각 자극, 4번과 5번은 전정자극이 입력되는 활동인 반면 1번을 주변의 자극을 차단할 수 있는 활동이다.

답 1)

30

다음 장애 아동의 행동 특성에 적절한 설명은?

- 부모의 손을 뿌리친다
- 옷에 물감이 묻어 벗어 던진다
- 종종 발뒤꿈치를 들고 걷는다

1) 낮은 감각 역치에 의한 촉각 방어
2) 높은 감각 역치에 의한 전정감각 방어
3) 높은 감각 역치에 의한 촉각 추구
4) 낮은 감각 역치에 의한 전정감각 추구
5) 높은 감각 역치에 의한 촉각 방어

31

다음 중 감각통합치료의 원칙으로 거리가 먼 것은?

1) 감각입력은 체계적으로 사용해야 한다
2) 적응적 반응은 감각통합의 발달에 기여한다
3) 감각등록이 이루어지기 전 적응적 반응이 필요하다
4) 내재화된(inner-directed) 활동은 신경 조직화를 강화한다
5) 보다 성숙되고 복잡한 움직임의 패턴들은 원시적 행동의 통합에 의해 이루어진다

32

고유수용성감각 입력을 위한 치료적 활동으로 가장 적절한 것은?

1) 실뜨기
2) 면도거품
3) 모래놀이
4) 터널 통과하기
5) 타이어 튜브 그네

문제해설

30 촉각 역치가 낮아 작은 촉각 자극에도 민감하게 반응하여 이를 회피하기 위한 뿌리치기, 옷 벗기, 발뒤꿈치 들기 행동과 같은 촉각 방어 행동이 나타나는 아동이다. 그러므로 낮은 감각 역치로 인해 촉각 방어가 있는 아동이다.

답 1)

31 **감각통합치료의 원칙**

- 감각입력(sensory input)은 적응적 반응(adaptive response)을 이끌어내기 위해 체계적으로 사용되어져야 한다.
- 적응적 반응(adaptive response)이 만들어지기 전 먼저 의미 있는 감각등록이 필요하다.
- 적응적 반응(adaptive response)은 SI 발달에 기여한다.
- 적응적 반응의 보다 더 나은 조직화(organization)는 아동의 일반적 행동의 조직화(organization)를 향상시킨다.
- 보다 성숙되고 복잡한 움직임의 패턴들은 보다 원시적 행동의 통합에 의해 이루어진다.
- 보다 더 내재화된(inner-directed) 아동의 활동은 신경 조직화(neural organization) 향상을 추구하는 활동의 가능성을 더욱 높게 만든다.

답 3)

32
- 실뜨기 : 운동계획력 증진
- 면도거품 : 촉각
- 모래놀이 : 촉각
- 타이어 튜브 그네 : 전정감각

답 4)

33

다음은 감각통합 기능 장애의 특징이다. 어떤 감각계 기능장애의 특징인가?

- 움직임이 뻣뻣하고 부자연스러움
- 내 몸의 위치를 잘 알지 못해 다른 사람이나 벽에 기댐
- 신체자세와 움직임에 대한 피드백이 부족하여 운동 계획이나 운동기술이 지연됨

1) 전정계
2) 시각계
3) 청각계
4) 촉각계
5) 고유감각계

34

촉각에 있어 과도한 감각입력이 있는 아동의 치료적도구로 적절한 것은?

1) 공
2) 사다리
3) 균형대
4) 트램폴린
5) 물체주머니

35

감각통합 발달의 요소 중 가장 늦게 나타나는 기술은?

1) 학습
2) 시지각
3) 자세조절
4) 신체지각
5) 주의집중

문제해설

33 고유수용성감각은 근육이나 관절 건 등에서 우리가 의식하지 않은 채 정보를 보내 몸의 자세에 대해 느끼게 하는 감각이다. 이 감각계가 정상으로 작동할 때 여러 가지 다른 상황 아래서 몸의 자세를 자동적으로 조절해 나갈 수가 있다. 자발적 동작 또는 운동계획도 이 감각의 기능이다. 이 능력은 서로 다른 동작들을 계획하고 실행하는 일이다. 이러한 일을 적절히 해내기 위해서는 감각기관들로부터 정확한 정보를 얻고, 이 정보들을 효율적으로 또 효과적으로 해석하고 조직화하는 능력이 필수적이다.

답 5)

34 촉각방어 치료

- 쌀, 작은 콩, 밀가루 모래를 가득 담은 큰 플라스틱 통이나 세수대야에 물건, 장난감모양 들을 감춰 놓고 찾게 함
- 작은 옷가방이나 상자에 물건, 장난감, 여러 가지 모양 등을 넣고 물건을 잡아서 느끼고, 책상 위에 똑같은 물건 종류를 찾아 맞추기를 시도

답 5)

35 생후 3~7세

- 감각운동(sensorimotor) 영역의 성숙이 이루어 짐
- visual-motor 영역의 발달
  - 가위, 연필, 지퍼, 단추, 포크, 칼 등의 도구 사용
    - 문화적 도구의 사용에 익숙해짐 : 학습이 이루어짐
- 아동은 작업 참여 시 환경 속에서 일어나는 여러 가지 정황에 대한 예측이 가능해짐

답 1)

감각통합의 발달

Explanation

1. 태아기(prenatal period)

1) **5.5주 후에 반응이 나타남**
   (1) 처음 반응은 촉각자극(tactile stimuli)에 의에 나타남
      • 특히 반사적으로 피하는 반응이 나타남

2. 태생기(neonatal period)

1) **신생아**
   • 터치(touch), 냄새, 운동감(movement sensation)은 신생아에게 매우 중요함
2) **촉감**(tactile sensation)
   (1) 가장 중요함
   (2) 보호자와 애착관계 형성에 기여함
   (3) 아동이 보호받고 있다는 것과 양육에 대한 안정감을 형성하는 데 중요함
3) **고유수용성감각**(proprioception)
   • 엄마와 아동의 관계에 중요 : 엄마의 몸에 안겨 있는 아동
4) **'body scheme'의 형성**
   (1) 촉감과 고유수용성 감각의 통합으로 구성됨
   (2) 신체에 대한 뇌 지도가 형성됨
   (3) 각각의 신체 부위가 어떻게 관계하는지에 대해 통합함
5) **전정계**(vestibular system)
   (1) 전정감각은 태어나자마자 완전한 기능을 함
   (2) 아동기까지 발전이 됨
   (3) 모든 감각계(sensory system) 중 전정계가 가장 먼저 성숙함
6) **아동을 어깨로 안아주기**
   (1) 자세
      ① 아이는 보호자와 마주보고는 방향으로 수직자세(upright position)로 안아줌
      ② 아이는 보호자의 뒷 방향을 주시함
   (2) 이 자세는 명료성(alertness)과 시각 추적(visual pursuit)의 증가가 일어남
   (3) 어린 유아
      ① 전정계(vestibular system)가 중력에 대해 반응하는 느낌을 받음
      ② 보호자의 어깨로부터 머리가 떨어지면서 목 근육(neck muscle)이 자극을 받음
   (4) 목 근육의 강화가 일어남
   (5) 이 적응적 반응(adaptive response)은 6개월이 되면 완전 성숙함

7) **시각계 및 청각계**(visual and auditory system)
- 신생아기에는 미성숙 상태

3. 생후 6개월(first 6 months)

1) 뒤집기가 일어나 이동이 가능해짐
- 4~6개월에

2) 아동은 중력을 이기고 일어나려고 하는 강한 내적 욕구가 있음
3) 머리 조절
- 6개월이면 거의 끝나고 눈동자의 움직임이 더 잘 나타남
  - 전정감각(vestibular), 고유수용성감각(proprioceptive), 시각(visual)의 통합이 성장에 반영된 것

4. 생후 6개월~1년(second 6 months)

1) 또 다른 종류의 이동이 후기 6개월에 발생됨
2) 이동 기술(locomotor skill)
- 많은 적응적 반응(adaptive response)에 의해 만들어 짐

3) 환경의 탐색
   (1) 보다 많은 기회가 발생함
   (2) 신체도식(body scheme)과 공간지각(spacial perception)이 발달함
      ① 보다 많은 탐색의 기회가 제공됨
      ② 외부 환경과 자신과의 관계를 확고하게 만들어 감
   (3) 6~12개월 사이
      - 촉각이 보다 더 정교화 됨
   (4) 아동의 손기술(hand skill) 발달에 중요한 역할을 함
4) 청각
   (1) 초기 1년 동안 중요한 역할을 함
   (2) 특히 사회적 환경을 지각하는데 중요한 역할을 함
5) 이유식의 시작
   (1) 1년 안에 시작함
   (2) 입, 턱, 입 안쪽의 감각처리가 정교하게 됨
   (3) 맛과 냄새의 통합이 이루어짐
   (4) hand-eye coordination의 발달
      ① self-feeding에 중요함
      ② 태어나 처음으로 도구의 사용이 이루어짐 : 숟가락
   (5) self-feeding에 참여하기
      - 사회성의 성취가 이루어 짐

5. 생후 2년(second year)

1) 기본적으로 vestibular/proprioceptive/visual 감각의 통합은 지속적으로 세련화 됨
2) 촉각의 구별이나 특정 부위에서 올라오는 감각의 정교화가 이루어짐
3) 신체도식(body scheme)의 발달
4) 운동계획(motor planning) 능력이 향상됨
5) 운동수행(praxis) 능력이 향상됨
   • 운동수행(praxis) 능력이 싹틈으로 자아개념 발달에 중요한 역할을 함

6. 생후 3~7세

1) 감각운동(sensorimotor) 영역의 성숙이 이루어 짐
2) 'visual-motor' 영역의 발달
   • 가위, 연필, 지퍼, 단추, 포크, 칼 등의 도구 사용
     - 문화적 도구의 사용에 익숙해짐 : 학습이 이루어짐
3) 아동은 작업 참여 시 환경 속에서 일어나는 여러 가지 정황에 대한 예측이 가능해짐

36

전통적인 감각통합치료 중 '개별치료(individual therapy)'에 대한 설명으로 타당한 것은?

1) 자발적인 참여가 중요하다
2) 회당 10~30분의 시간이 소요된다
3) 매트와 큰 쿠션이 안전을 위해 사용되는 것을 피한다
4) 치료 강도가 높으며 단기간의 치료가 수행된다
5) 치료사는 치료활동에 아동이 수행할 수 있는 활동만 제공한다

문제해설

36 치료 세팅(setting)

• 감각자극이 많이 들어있는 치료적인 환경
• 전통적인 SI 치료를 위한 디자인은 특정 활동을 위한 영역
  - 전정감각(vestibular system)을 자극을 위해 매달린 도구들(suspended equipment)의 사용
• 다양한 체성감각 자극(somatosensory stimuli)의 제공
  - 촉각, 진동, 고유수용성 감각
• 매트와 큰 쿠션들이 안전을 위해 사용됨

치료 기간

• 전통적인 SI 치료는 강도가 높은 것이 특징이며 장기간의 치료를 필요로 함
• 전형적인 스케줄
  - 주 2회
  - 회당 45분~1시간 소요
  - 보통 2년 정도의 치료기간
  - 대부분의 전문가들은 6개월 이상 실시해야 결과를 알 수 있다고(detect) 함

답 1)

37

감각통합의 개념에 대한 설명으로 타당한 것은?

1) 감각통합의 결과는 ROM 증진으로 발생된다
2) 대뇌 피질의 하부구조는 감각수용, 통합, 연합의 기능을 담당한다
3) 개인은 주어진 환경보다는 자신의 신체동작을 통해 감각정보들을 취한다
4) 입력된 감각을 통합하는 과정에서 문제가 없더라도 개념습득 및 학습에 장애가 나타난다
5) '적응반응'이란 감각정보에 대해 반응할 수 있는 몇 개의 전략 중 본인이 자유롭게 선택하는 것이다

문제해설

37 해설내용 참조

답 2)

신경생리학을 토대로 한 SI의 개념들(Neurobiological based concepts)

Explanation

1. 감각 영양분(sensory nourishment)

1) **뇌와 감각입력**(input)
   (1) 감각입력(sensory input)은 최상의 뇌기능에 있어 필수조건이 됨
   (2) 뇌는 지속적으로 감각 정보를 받아들이게 되어 있음
      ① 만약 감각 입력들을 제거한다면 뇌의 기능은 비정상적이게 됨
      ② 만약 중요한 시기에 적절한 감각자극이 들어오지 못하면 뇌의 비정상적인 발달과 행동의 장애가 초래될 수 있음

2) **Ayres의 주장**
   (1) 음식물이 신체에 있어서 영양분이 되는 것처럼 감각 입력은 뇌의 영양분이 됨
   (2) 최적의 효과를 얻기 위해
      ① 아동은 능동적으로 감각을 조직화 시켜야 함
      ② 아동은 감각입력을 환경에서 활동을 통해 얻게 됨

2. 적응적 반응(adaptive response)

1) **아동의 감각 수용**
   (1) 어떤 감각이든지 능동적으로 흡수함
      • 수동적으로 받아들이기 어려움

(2) 매시간 마다 가장 유용한 감각과 특정 방식을 이용하여 감각을 조직화함
   ① 목표 수행을 위해 감각들을 정리 조절함
   ② 능동적으로 감각을 선택함
(3) 감각을 통합함

2) **아동이 성공적으로 목표 지향적 활동을 조절할 수 있음**

3) **적응적 반응**(adaptive response)
(1) 앞을 향해 나가려는 강력한 욕구
(2) 앞서 취득한 반응보다 더 복잡한 반응을 만들려고 함
   • 뇌는 보다 더 조직화되고 감각통합 능력은 더욱 향상됨
(3) 감각통합은 적응적 반응을 만들어 냄
   • 이것은 감각통합을 더 효율적으로 만듦

4) Ayres**는 이 과정의 예로 자전거 타기를 제시함**
(1) 자전거 타기의 감각통합
   • 전정감각(vestibular) 및 고유수용성 감각(proprioceptive) 체계의 통합이 필요함
(2) 자전거 균형 잡기 학습을 통해
   • 결과적으로 많이 넘어진 후에 아동은 감각 정보를 효과적으로 통합 시키게 됨
(3) 적절한 무게 이동을 통해 자전거를 탈 수 있음
   • '적응적 반응(adaptive response)'이 만들어졌을 때 아동은 보다 더 효율적으로 균형을 유지하며 다음의 자전거 타기 때 보다 더 잘 수행할 수 있음
(4) 아동의 신경 시스템은 변화가 일어남
(5) 결국 자전거 타기에 보다 더 적합한 상태의 신경시스템을 확보함

3. 신경 가소성(neural plasticity)

1) **아동에게 적응적 반응**(adaptive response)**이 만들어졌을 때**
(1) 신경의 시냅스 수준의 변화를 의미함
   • 이 변화가 뇌의 신경가소성(neural plasticity)임

2) **신경 가소성이 일어날 때의 변화**
(1) dendrite의 가지치기(branching)가 증가됨
(2) 시냅스(synaptic)의 접촉이 증가됨
(3) 시냅스(synaptic)의 효율성이 증가됨
(4) 뇌 조직(brain tissue)의 크기가 증가됨

3) **이 변화는 나이 어린 동물에서 극대화되어 나타남**

4. CNS의 조직화

1) **계층 모델**(hierarchic model)

(1) 신경 시스템의 수직적 상하레벨을 말함

① 아래에는 척수(spinal cord)가 있음

② 중간에는 뇌간(brain stem)이 있음

③ 상부에는 대뇌반구(cerebral hemispheres)가 있음

(2) 대뇌피질(cerebral cortex)

① 최상위 계층

② 고도로 세분화 되고 정교함

③ 감각정보의 섬세한 분석이 이루어짐

2) **CNS의 계층과 Ayres의 이론**

(1) 중추신경계는 아래에서 위로 순차적으로 발달함

- 상위의 신경계(higher-level center)가 성숙하기 전 척수와 뇌간이 먼저 성숙함

38

감각통합장애로 인한 발생되는 전형적인 문제와 거리가 먼 것은?

1) 감각조절의 문제
2) 감각구별의 문제
3) 전정감각의 문제
4) 말초신경의 문제
5) 운동실행의 장애

문제해설

38 해설내용 참조

답 4)

감각통합의 장애

Explanation

1. 감각통합장애(sensory integrative disorder)

1) 이 용어는 특정 문제만을 이야기하는 것이 아님

2) 다양한 그룹의 문제를 말함

- primarily subcortical 및 multi-sensory system을 포함된 다양한 신경학적 문제들을 포함

2. 감각통합장애의 일반적인 4가지 문제

1) 감각조절(sensory modulation problems)

2) 감각구별 및 지각(sensory discrimination and perception problems)

3) 전정감각 및 고유수용감각(vestibular proprioceptive problems)

4) 운동실행(praxis problems)

39

다음 아동에게 적용 가능한 감각통합 중재 활동은?

> 친구들이 아동에게 말을 걸려고 툭툭 치거나 살짝 스치면 아동은 소스라치게 놀라며 신경질적인 반응을 보인다. 친구들은 아동이 자신을 싫어한다고 느끼며, 또래 관계 형성이 어렵다

1) 벽에 대고 팔굽혀 펴기를 15회 실시한다
2) 해먹 그네를 탄 상태로 콩주머니 던지기를 한다
3) 껌이나 오징어를 주어 계속 씹을 수 있도록 한다
4) 가벼운 촉각을 털이 자라는 반대방향으로 제공한다
5) 면도크림을 이용해 거울에 그림 그리는 활동을 한다

40

다음 내용들과 가장 관계 깊은 이론의 틀(FOR)은?

> • SIPT
> • Clinical observation
> • Miller Assessment for preshoolers

1) 신경발달치료
2) 감각통합치료
3) 작업과학모델
4) 생역학적접근법
5) 시각정보분석법

문제해설

39 촉각 방어에 대한 설명이다.

답 5)

40 **SI에 사용되는 표준화된 평가도구**

- Miller assessment for preschoolers
  - 평가 내용
    - ◦ stereognosis
    - ◦ tactile perception
    - ◦ vestibular function
- Bruininks oseresky test of motor proficiency
  - 평가 내용
    - ◦ 대운동 및 소운동 기술을 평가 함
  - 감각 통합 기능과 관계된 기술을 평가함
- developmental test of visual motor integration
  - 평가 내용 : 시지각 기술 및 지각/운동 기술을 평가함
- SFA(school function assessment)
  - SI 문제가 아동의 작업에 미치는 영향을 평가함
- SIPT
  - 심도 있는 SI 평가를 위해 특별히 고안된 표준화된 유일한 평가도구임
  - 평가에 필요한 시간은 약 2시간이며 점수를 얻는데 약 30~45분의 시간이 더 필요함
  - SIPT의 사용과 점수해석을 위해 특별한 훈련 과정이 필요함
  - 매우 복잡한 구성으로 독학으로 수행할 수 없는 평가임

답 2)

41

감각통합 장애 중 대인관계에서 위축된 반응을 보이고, 옷입기와 양말신기, 이발기를 싫어하며, 등 뒤에서 다가가는 것을 회피하는 장애는?

1) 촉각방어
2) 중력불안장애
3) 좌뇌반구장애
4) 발달성 행위장애
5) 전정양측통합장애

문제해설

41 해설내용 참조

답 1)

감각통합의 장애

Explanation

1. 발달성 행위장애

1) 익숙하지 않은 동작의 계획과 단계적 실행이 느리거나 불가능 한 것
2) 이 장애 아동은 정상지능을 갖고 있으나 지능과 근육들 사이의 고량역할에 문제
   (1) 움직임을 조절하는 것
   (2) 자세반응이나 중추신경계에서 계획된 운동동작을 수행하는 것
3) 학습장애나 미세뇌기능장애 아동에게서 흔함

2. 중력불안장애

1) 전정 자극에 과잉반응을 보임
2) 머리의 자세나 움직임으로 인한 자극에 대해 전정계의 중력 수용기에서 비정상적인 공포나 불안이 유발됨
   (1) 머리의 자세나 몸의 중심이 급격히 변화할 때
   (2) 발이 땅에서 갑자기 떨어질 때

3. 전정 – 양측 통합장애

1) 양측통합장애나 자세–안구운동장애라고도 함
2) 신체와 뇌의 양측 통합에 장애가 있는 것
3) 돌림 후 안구진탕의 기간이 짧음
4) 지능은 보통 이상
5) 읽기나 계산 등 특정한 학습에만 부진함
6) 우세손이 정확하지 않아 양손을 비슷하게 사용함
7) 양손의 협응동작이 어려움
8) 검사 시 시선이 제대로 따라 움직이지 못하고 바닥에 엎드린 상태에서 몸을 펴하지 못함

4. 촉각방어

1) 어떤 촉각을 주었을 때 그 상황을 피하려하고 불안감을 주는 촉각에 대해서 거부반응을 나타내는 과잉감각을 말함
2) 감정이나 행동에서 과잉반응을 보이어가 몸을 흔듦
3) 혼자 하는 놀이를 좋아하는 반응을 보임

42

SI 치료의 이론 중 '감각 영양분(sensory nourishment)'을 바르게 설명한 것은?

1) 감각입력을 말한다
2) 운동신경의 활동을 말한다
3) 뇌로 전달되는 탄수화물이다
4) 얼굴로 들어오는 감각만을 말한다
5) 뇌에 전달되는 모든 영양분을 말한다

문제해설

42 Ayres의 주장

- 음식물이 신체에 있어서 영양분이 되는 것처럼 감각 입력은 뇌의 영양분이 됨
- 최적의 효과를 얻기 위해
  - 아동은 능동적으로 감각을 조직화 시켜야 함
  - 아동은 감각입력을 환경에서 활동을 통해 얻게 됨

답 1)

감각 영양분(Sensory nourishment)

Explanation

1. 뇌와 감각입력(input)

1) 감각입력(sensory input)은 최상의 뇌기능에 있어 필수조건이 됨
2) 뇌는 지속적으로 감각 정보를 받아들이게 되어 있음
   (1) 만약 감각 입력들을 제거한다면 뇌의 기능은 비정상적이게 됨
   (2) 만약 중요한 시기에 적절한 감각자극이 들어오지 못하면 뇌의 비정상적인 발달과 행동의 장애가 초래될 수 있음

2. Ayres의 주장

1) 음식물이 신체에 있어서 영양분이 되는 것처럼 감각입력은 뇌의 영양분이 됨
2) 최적의 효과를 얻기 위해
   (1) 아동은 능동적으로 감각을 조직화 시켜야 함
   (2) 아동은 감각입력을 환경에서 활동을 통해 얻게 됨

43

감각통합(SI) 치료의 설명으로 옳은 것은?

1) 소아작업치료에서 가장 작은 분야이다
2) 현대 작업치료의 기초 중 하나가 되었다
3) 1950년대 후반과 1960년대에 SI가 소개되었다
4) 초기 감각(proximal sense)은 전정감각, 촉각, 후각을 말한다
5) 작업치료사이며 교육심리학자인 Rood에 의해 시작되었다

문제해설

43 Ayres는 '초기 감각(proximal sense)'를 강조함

- 아동에 있어 가장 중요한 것은 감각처리 부분
- 초기 감각(proximal sense)의 정의
  - 전정감각(vestibular)
  - 촉각(tactile)
  - 고류수용성 감각(proprioception)
- 이 감각은 원시적이고 매우 중요한 감각
  - 아동의 인생 초기 세상과의 교류를 만들어 주는 감각
  - 가장 기본적인 감각
  - 시각과 청각은 후기감각(distal sense)로 중요함
- 아동이 성장 했을 경우 더 우세해짐

답 2)

감각통합치료

Explanation

1. 개요

1) 창시자

- 작업치료사이며 교육심리학자인 A. Jean Ayres에 의해 시작됨

2) Ayres의 시각

- 발달, 학습, 감정의 문제를 이해하는데 새로운 방식으로 아동을 바라봄

3) 1960년대 후반과 1970년대에 SI가 소개됨

(1) 초기의 치료법과 혁신적 연구는 큰 저항에 부딪힘
(2) 오늘날에도 여전히 SI에 대한 의구심이 존재함
- 하지만 SI에 대한 지속적 연구가 이루어지고 새로이 개발되어 지고 있음

4) 작업치료에 미치는 영향

(1) 작업치료의 기초 중 하나가 됨
(2) 작업치료의 고유영역으로 자리 잡음
(3) 소아작업치료에 새로운 영향을 미침

2. 아동의 감각통합(SI) 발달

1) Ayres는 '초기 감각(proximal sense)'을 강조함

(1) 아동에 있어 가장 중요한 것은 감각처리 부분
(2) 초기 감각(proximal sense)의 정의
① 전정감각(vestibular)
② 촉각(tactile)

③ 고유수용성 감각(proprioception)

(3) 이 감각은 원시적이고 매우 중요한 감각

① 아동의 인생 초기 세상과의 교류를 만들어 주는 감각

② 가장 기본적인 감각

③ 시각과 청각은 후기감각(distal sense)으로 중요함

(4) 아동이 성장 했을 경우 더 우세해짐

2) **감각통합에 대한 첫 서적**

- sensory integration and learning disorders
  - Ayres에 의해 저술(1972년)

44

감각의 문제를 지닌 아동의 식사중재에 대한 설명으로 옳은 것은?

1) 음식의 질을 변화시키는 것이 우선적인 치료이다
2) 혀의 앞쪽보다 뒤쪽에 음식물을 놓는 것이 바람직하다
3) 음식물은 혀의 중앙보다는 측면에 놓는 것이 바람직하다
4) 야채와 부드러운 고기와 으깬 감자를 섞은 음식은 피해야 한다
5) 혀의 측면에 놓여진 음식은 과감각이 있는 아동의 탈감각에 효과적이다

문제해설

44 해설내용 참조

답 1)

식사시간 중 치료(Mealtime Interventions)

Explanation

1. 음식의 질

1) 음식의 질을 변화시키는 것이 가장 우선적인 치료

2) 야채와 부드러운 고기와 으깬 감자를 섞은 것
- 한 가지 음식보다 더 많은 감각경험을 할 수 있음

2. 음식물의 위치

1) 혀의 뒤쪽보다 앞쪽에 음식물을 놓는 것이 더 바람직함
- 보다 더 잘 참을 수 있음

2) 측면(side)보다 혀의 중앙에 놓는 것이 더 바람직함

(1) 보다 더 잘 참을 수 있음

(2) 단, 측면에 놓여 진 음식은 씹기 및 혀의 측면 움직임(tongue lateralization)을 유도해 낼 수 있음

45

SI 치료의 이론 중 '적응적 반응(adaptive response)'에 대한 내용으로 바르지 못한 것은?

1) 뇌는 보다 더 조직화된다
2) 감각통합 능력은 더욱 향상된다
3) 앞을 향해 나가려는 강력한 욕구이다
4) 감각통합은 적응적 반응을 만들어낸다
5) 앞서 취득한 반응보다 더 낮고 단순한 반응을 말한다

문제해설

45 해설내용 참조

답 5)

적응적 반응(Adaptive response)

Explanation

1. 아동의 감각 수용

1) 어떤 감각이든지 능동 적으로 흡수함
   - 수동적으로 받아들이기 어려움
2) 매시간 마다 가장 유용한 감각과 특정 방식을 이용하여 감각을 조직화함
   (1) 목표 수행을 위해 감각들을 정리 조절함
   (2) 능동적으로 감각을 선택함
3) 감각을 통합함
   - 아동이 성공적으로 목표 지향적 활동을 조절할 수 있음

2. 적응적 반응(adaptive response)

1) 앞을 향해 나가려는 강력한 욕구
2) 앞서 취득한 반응보다 더 복잡한 반응을 만들려고 함
   - 뇌는 보다 더 조직화되고 감각통합 능력은 더욱 향상됨
3) 감각통합은 적응적 반응을 만들어 냄
   - 이것은 감각통합을 더 효율적으로 만듦

3. Ayres는 이 과정의 예로 자전거 타기를 제시함

1) 자전거 타기의 감각통합
   - 전정감각(vestibular) 및 고유수용성 감각(proprioceptive) 체계의 통합이 필요함
2) 자전거 균형 잡기 학습을 통해
   - 결과적으로 많이 넘어진 후에 아동은 감각 정보를 효과적으로 통합 시키게 됨

3) 적절한 무게 이동을 통해 자전거를 탈 수 있음
   - '적응적 반응(adaptive response)'이 만들어졌을 때 아동은 보다 더 효율적으로 균형을 유지하며 다음의 자전거 타기 때 보다 더 잘 수행할 수 있음

4) 아동의 신경 시스템은 변화가 일어남
5) 결국 자전거 타기에 보다 더 적합한 상태의 신경시스템을 확보함

46

감각운동 접근법의 내용 중 계층 모델(hierarchic model)의 내용으로 타당한 것은?

1) 중간에는 대뇌피질이 있다
2) 아래에는 척수(spinal cord)가 있다
3) 신경 시스템의 수평적 평등레벨을 말한다
4) 대뇌피질(cerebral cortex)은 최하위 계층이다
5) 상위의 신경계가 성숙 후 척수와 뇌간이 성숙한다

문제해설

46 해설내용 참조

답 2)

CNS의 조직화

Explanation

1. 계층 모델(hierarchic model)

1) **신경 시스템의 수직적 상하레벨을 말함**
   (1) 하부에는 척수(spinal cord)가 있음
   (2) 중간에는 뇌간(brain stem)이 있음
   (3) 상부에는 대뇌반구(cerebral hemispheres)가 있음

2) **대뇌피질**(cerebral cortex)
   (1) 상위 계층
   (2) 도로 세분화 되고 정교함
   (3) 각 정보의 섬세한 분석이 이루어짐

2. CNS의 계층과 Ayres의 이론

1) **중추신경계는 아래에서 위로 순차적으로 발달함**
   - 위의 신경계(higher-level center)가 성숙하기 전 척수와 뇌간이 먼저 성숙함

47

태생기(neonatal period)의 감각기능에 대한 설명으로 타당한 것은?

1) 후각은 보호자와 애착관계 형성에 기여한다
2) 신생아의 시각과 청각은 완전한 기능을 한다
3) 전정감각은 태어나자마자 완전한 기능을 한다
4) 촉감, 냄새, 운동감은 신생아에게 존재하지 않는 감각이다
5) 고유수용성감각은 모빌과 음악소리에 의해 입력된다

문제해설

47 시각계 및 청각계 (visual and auditory system)
신생아기에는 미성숙 상태

답 3)

태생기(Neonatal period)

Explanation

1. 신생아

- 터치(touch), 냄새, 운동감(movement sensation)은 신생아에게 매우 중요함

2. 촉감(tactile sensation)

1) 가장 중요함
2) 보호자와 애착관계 형성에 기여함
3) 아동이 보호받고 있다는 것과 양육에 대한 안정감을 형성하는데 중요함

3. 고유수용성감각(proprioception)

1) 엄마와 아동의 관계에 중요함
   - 엄마의 몸에 안겨 있는 아동

4. Body Scheme의 형성

1) 촉감과 고유수용성 감각의 통합으로 구성됨
2) 신체에 대한 뇌 지도가 형성됨
3) 각각의 신체 부위가 어떻게 관계하는지에 대한 통합

5. 전정계(vestibular system)

1) 전정감각은 태어나자마자 완전한 기능을 함
2) 아동기까지 발전이 됨
3) 모든 감각계(sensory system) 중 전정계(vestibular system)가 가장 먼저 성숙함

6. 아동을 어깨로 안아주기

1) 자세
   (1) 아이는 보호자와 마주보고는 방향으로 수직자세(upright position)로 안아줌
   (2) 아이는 보호자의 뒷 방향을 주시함

7. 이 자세는 명료성(alertness)과 시각 추적(visual pursuit)의 증가가 일어남

8. 어린 유아

1) 전정계(vestibular system)가 중력에 대해 반응하는 느낌을 받음
2) 보호자의 어깨로부터 머리가 떨어지면서 목 근육(neck muscle)이 자극을 받음
   (1) 목 근육의 강화가 일어남
   (2) 이 적응적 반응은 6개월이 되면 완전 성숙이 이루어짐

9. 시각계 및 청각계(visual and auditory system)

• 신생아기에는 미성숙 상태

48

촉각방어를 지닌 장애아동 및 청소년을 위한 전형적 적응원리로 옳은 것은?

1) 자기 자신을 접촉하지 못하게 한다
2) 싫어하는 촉각을 선택할 수 있는 기회를 제공한다
3) 편안한 옷, 자신이 선호하는 느슨한 옷을 피한다
4) 고유수용성감각 되먹임을 제공하는 도구를 사용한다
5) 깊은 압박감과 체계적 리듬감이 있는 접촉을 제공하므로 접촉을 준비할 수 있게 한다

문제해설

48 장애아동 및 청소년을 위한 전형적인 적응원리

문제	적응(adaptation) 원리
촉각방어	• 깊은 압박과 체계적 리듬감 있는 접촉을 제공 　– 아동에게 접촉에 대한 준비를 할 수 있게 함 • 선호하는 촉각을 선택할 수 있는 기회제공(예, 옷, 수건, 칫솔) • 자기 자신을 터치하게 함(예, 칫솔을 사용하거나 얼굴이나 몸을 닦음) • 편안한 옷, 자신이 선호하는 느슨한 옷을 제공

답 5)

49

촉각방어를 지닌 아동에게 예상되는 학교생활의 문제 사례로 가장 거리가 먼 것은?

1) 줄서기를 싫어한다
2) 모래 놀이를 피한다
3) 수업 때 산만함이 나타난다
4) 잔디에 들어가기를 싫어한다
5) 계단에 오르는 것을 싫어한다

문제해설

49 해설내용 참조

답 5)

50

촉각방어를 지닌 아동의 특징에 대한 사례로 타당한 것은?

1) 잔디를 싫어한다
2) 계단과 관련된 것을 회피한다
3) 평평하지 않은 불규칙한 지면에 대한 불안감이 있다
4) 지면으로부터 조금 떨어지기만 해도 두려움이 발생한다
5) 전정감각(vestibular sensation)에 대한 과도한 반응을 보인다

50 해설내용 참조

답 1)

Explanation

촉각방어(Tactile defensiveness)

1. 평범한 촉각 자극에 대해서 과도하게 반응

2. 가장 일반적으로 관찰되는 감각 통합의 문제

3. 일반인에게 문제가 되지 않는 감각에 대해서 민감한 상태(irritation) 또는 불편한(discomfort) 상태

4. 가벼운 접촉(light touch)

- 특별히 더 어려움을 주는 문제

5. 민감함(irritants)에 대한 일반적 반응들

- 산만함(distractibility), 쉬지 못함(restlessness), 화(anger), 화를 표출, 공격성(aggression), 두려움, 감정적 스트레스

6. Self-Care 활동의 영향

- 옷입기, 목욕, 치장(grooming), 식사(eating) 등이 촉각방어에 영향을 받음

7. 교실 내의 활동

- finger painting, 모래놀이, 물놀이, 수공예(craft) 등의 활동을 피함

8. 타인과의 접촉을 피함

1) 타인과 근접하게 있는 것을 피함
    (1) 줄서기
    (2) 다른 아이들과 놀기
2) 평범한 일상의 활동들이 아이들에게 외상을 입힐 수 있음

9. 선생님 및 또래 아동들의 오해

1) 거절하는(rejecting) 아이
2) 공격적인(aggressive) 아이
3) 부정적인(simply negative) 아이

10. 특별히 민감한 부위

- 얼굴, 배, 손바닥 면, 하체가 민감함

11. 아동이 자극을 더 잘 견디는 상황

1) 일반적으로 아이 스스로 능동적으로 주는 촉각자극을 잘 견딤
    - 수동적으로 제공되는 촉각자극보다 훨씬 더 잘 견디게 됨
2) 접촉자극을 보지 못하면 더 두려워함
3) 가벼운 접촉보다 deep touch를 더 편하게 수용함

51

다음 설명하는 평가도구는?

> 4~8세 11개월 사이의 아동을 대상으로 학습장애, 정서장애, 뇌 기능장애와 같이 기질적 문제를 동반한 아동의 감각통합 과정을 검사하고 규명하기 위한 도구이다

1) Sensory Profile
2) Alberta Infant Motor Scales
3) Childhood Autism Rating Scale(CARS)
4) DeGangi-Berk Test of Sensory Integration
5) Sensory Integration and Praxis Tests(SIPT)

문제해설

51 해설내용 참조

답 5)

아동 평가도구

Explanation

1. Sensory Profile

1) 목적

- 매일의 일상 상황에서 감각정보처리 과정을 평가하기 위해서 그리고 기능적 수행에 있어서 감각체계의 영향을 알아보기 위한 검사

2) 대상

- 3~10세

3) 내용

(1) 다양한 감각에 대한 아동의 반응을 125개의 질문으로 구성된 질문지에 보호자가 답변함
(2) sensory processing, modulation, behavior & emotional responses로 구성

2. DeGangi-Berk Test of Sensory Integration

1) 목적

(1) 감각 통합의 진단이나 판별을 목적으로 사용
(2) 취학전 아동의 감각 통합 정도를 측정
(3) 조기 감각 통합 치료의 기회를 제공하기 위함

2) 대상

(1) 취학전 아동
(2) 3세에서 5세까지의 아동

3) **내용**

(1) 자세 조절, 양측 운동 통합, 반사 통합의 3가지 영역

(2) 36개 항목으로 구성

(3) 평가 시간은 약 30분 정도

4) **신뢰도**

(1) 검사자간 신뢰도 : 0.73～0.79

(2) 검사－재검사 신뢰도 : 0.85～0.96

3. Sensory Integration and Praxis Tests(SIPT)

1) **목적**

(1) 학습장애, 정서장애, 미세 뇌기능장애와 같이 기질적 문제를 동반한 아동의 감각통합 과정을 검사하고 규명하기 위함

(2) 남가주 감각통합 검사(Southern California Sensory Integration Test)를 개정하기 위함

(3) 돌림 후 안구진탕 검사(Postrotatory Nystagmus Test)를 포함시키기 위함

2) **대상**

- 4～8세 11개월

3) **내용**

- 감각지각, 시·공간 지각, 협응 동작, 운동계획 등 17개의 영역으로 구성

4. Alberta Infant Motor Scales

1) 아동의 운동발달 평가

2) 상대평가

3) 출생 후 18개월까지

4) 대운동 지연을 평가

5. Childhood Autism Rating Scale(CARS)

1) 저자

(1) Reichler, 1971

(2) Scropler, 1978 개정

(3) Schopler, E., Reichler, R.J., & Renner, B, 2002

2) 목적

- 자폐아동 진단용

3) 대상

(1) 연령제한 없음

(2) 자폐 아동

4) 내용
   (1) 15문항으로 구성
   (2) 관찰로 검사가 실시됨
   (3) 자폐 아동의 경우 대인관계, 지각 능력, 언어의 세 영역에서 결함을 보임
5) CARS는 2세 이상을 대상으로 경도, 중도, 심도 자폐를 분류하는 데 사용하며, 자폐가 아니면서 발달지연이 아동으로부터 자폐 아동을 구별하도록 고안됨

52

부모는 아동을 어깨로 안아주었다. 아이는 보호자와 마주보고 안겨 수직자세를 취하고 있으며, 아동의 턱은 보호자의 어깨에 올려져 있다. 이 아동이 얻을 수 있는 긍정적 효과로 보기 어려운 것은?

1) 명료성(alertness)이 촉진된다
2) 시각 추적(visual pursuit)이 증가된다
3) 보호자의 어깨로 인해 구강기술이 발달한다
4) 전정계(vestibular system)가 중력에 자극을 받는다
5) 아동이 머리를 들면서 목 근육(neck muscle)이 발달한다

문제해설

52 아동을 어깨로 안아주기

- 자세
  - 아이는 보호자와 마주보고는 방향으로 수직자세(upright position)로 안아줌
  - 아이는 보호자의 뒷 방향을 주시함
- 이 자세는 명료성(alertness)과 시각 추적(visual pursuit)의 증가가 일어남
- 어린 유아
  - 전정계(vestibular system)가 중력에 대해 반응하는 느낌을 받음
  - 보호자의 어깨로부터 머리가 떨어지면서 목 근육(neck muscle)이 자극을 받음
    - 목 근육의 강화가 일어남
    - 이 적응적 반응(adaptive response)은 6개월이 되면 완전 성숙이 이루어짐

답 3)

53

감각통합의 발달과정을 올바르게 설명한 것은?

1) 감각발달은 외부의 환경과는 무관하게 아동의 선천적 능력에 의존하여 발달한다
2) 감각통합은 시각, 촉각, 청각이 발달의 가장 기초가 되는 중요한 감각체계를 이룬다
3) 감각통합은 주로 운동발달과 연관이 있어 정서적 안정감이나 유대감에는 영향을 주지 않는다
4) 감각통합이 잘 발달했을 때 최종산물로써 집중력, 조직력, 자존감, 학문적 학습능력이 발생한다
5) 감각통합은 눈－손 협응능력, 시지각 능력 등이 발달 한 후 균형, 안구운동, 중력 안정감 등이 형성된다

53 감각통합은 촉각, 전정감각, 고유수용성 감각을 기초로 발달하며 출생 후 환경적 요인에도 많은 영향을 받는다. 감각들은 단계별로 발달하는데, 감각의 통합을 통해 안구운동, 자세, 균형, 중력 안정감, 엄마와의 유대에 영향을 미친다. 그 후 신체 지각, 양측 협응, 운동계획, 정서적 안정감에 영향을 주고 그 능력이 다시 눈－손 협응, 시지각 능력에 영향을 준다. 이에 따라 최종산물로 집중력, 조직력, 학문적 학습능력 등이 발생하게 된다.

답 4)

54

감각방어(sensory defensiveness)의 결과로 거리가 먼 것은?

1) 과식
2) 짜증
3) 회피
4) 불편감
5) 주의산만

55

신경가소성(neural plasticity)이 일어날 때의 변화로 타당한 것은?

1) 축삭(axon)의 수가 줄어든다
2) 시냅스(synaptic)의 접촉이 감소된다
3) 시냅스(synaptic)의 효율성이 증가된다
4) 뇌 조직(brain tissue)의 크기가 작아진다
5) 수상돌기(dendrite)의 가지치기(branching)가 감소된다

문제해설

54 감각방어(sensory defensiveness)

- Knickerbocker에 의해서 최초로 소개됨
- 특정 감각에 대한 과도한 반응이 나타남
  - 촉각, 움직임, 소리, 냄새, 맛에 대해 반응
- 반응
  - 불편감(discomfort), 회피(avoidance), 주의산만(distractibility), 짜증 등

답 1)

55 해설내용 참조

답 3)

신경가소성(Neural plasticity)

Explanation

1. 아동에게 적응적 반응(adaptive response)이 만들어졌을 때

1) 신경의 시냅스 수준의 변화를 의미함
   - 이 변화가 뇌의 신경가소성(neural plasticity)임

2. 신경가소성이 일어날 때의 변화

1) dendrite의 가지치기(branching)가 증가됨
2) 시냅스(synaptic)의 접촉이 증가됨
3) 시냅스(synaptic)의 효율성이 증가됨
4) 뇌 조직(brain tissue)의 크기가 증가됨

3. 이 변화는 나이 어린 동물에서 극대화되어 나타남

56

감각통합치료를 사용하는 아동에게 기대되는 결과로 보기 어려운 것은?

1) 근지구력이 향상된다
2) 인지, 언어, 학업 수행이 향상된다
3) 가족생활(family life)의 질이 향상된다
4) 점진적으로 보다 복잡한 적응 반응들이 개발된다
5) 적응적 반응(adaptive response)의 기간과 횟수가 증가된다

57

전통적인 감각통합 치료 중 개별치료(individual therapy)에 대한 설명으로 타당한 것은?

1) 신경 가소성(plasticity)을 부정한다
2) 내적욕구(inner drive)의 유발이 중요하다
3) 전형적인 스케줄은 매일 수행하는 것이다
4) 다양한 체성감각 자극(somatosensory stimuli)을 제거한다
5) 지금 할 수 있는 수준의 활동(just the right level)은 사용하지 않는다

문제해설

56 SI를 사용하는 작업치료에서 기대되는 결과

- 적응적 반응(adaptive response)의 기간 및 횟수의 증가
- 점진적으로 보다 복잡한 적응적 반응 개발
- 대운동 및 소운동 기술의 향상
- 인지, 언어, 학업 수행에서의 향상
- 자신감(self confidence) 및 자존감(self esteem)의 증가
- 작업참여 및 사회참여의 증진
- 가족생활(family life)의 향상

답 1)

57 해설내용 참조

답 2)

전통적인 SI 치료

Explanation

1. SI 문제를 치료하기 위해 Ayres가 개발한 개인 작업치료의 한 종류

2. 보상적 접근과 상담

3. 신경 가소성(plasticity)은 어린 아이의 발달에 특징

4. Ayres는 신경계는 회복될 수 있고, 특히 어린아이에게 회복될 수 있다고 가설

5. 전통적 SI 치료의 몇 가지 특성

1) 치료사는 치료활동에 특정 도전이나 감각 경험을 제공함
   • 아동의 흥미, 반응에 따라 순간순간 바꿔줌
2) 구조화와 자율성 사이의 균형(balance between structure and freedom)
   • 아이가 원하는 활동을 아이가 선택하게 함
3) 내적욕구(inner drive)의 유발
   (1) 아동이 원해서 나타나는 반응
   (2) 어려운 활동을 아동이 보다 더 오랜 시간동안 노력할 수 있도록 도와줌
      • 아동의 흥미와 상상을 끌어내는 것이 중요함
   (3) 능동적 참여가 중요함
   (4) 지금 할 수 있는 수준의 활동(just the right level)을 사용함
   (5) 안정감 있고 편안하도록 만들어줌

6. 치료 세팅(setting)

1) 감각자극이 많이 들어있는 치료적인 환경
2) 전통적인 SI 치료를 위한 디자인은 특정 활동을 위한 영역
   • 전정감각(vestibular system)을 자극을 위해 매달린 도구들(suspended equipment)을 사용함
3) 다양한 체성감각 자극(somatosensory stimuli)을 제공함
   • 촉각, 진동, 고유수용성 감각
4) 매트와 큰 쿠션들이 안전을 위해 사용됨

7. 치료 기간

1) 전통적인 SI 치료는 강도가 높은 것이 특징이며 장기간의 치료를 필요로 함
2) 전형적인 스케줄
   (1) 주 2회
   (2) 회당 45분~1시간 소요
   (3) 보통 2년 정도의 치료기간
   (4) 대부분의 전문가들은 6개월 이상 실시해야 결과를 알 수 있다고(detect) 함

8. 기타

• 전문적인 학습과 훈련을 필요로 함

58

감각통합의 장애를 지닌 6세 남아는 촉각분별의 문제로 일상에서 많은 어려움을 겪고 있다. 예상되는 아동의 문제로 가장 타당한 사례는?

1) 개인적 공간에 대한 오판이 자주 발생된다
2) 다른 사람과 자주 부딪치는 문제가 발생된다
3) 가지고 놀던 장난감을 자주 부러트리는 문제가 생긴다
4) 매사에 서툴고 느리며 자신의 신체에 대한 인식이 어둔하다
5) 글씨쓰기, 종이 자르기 등과 같은 정교한 활동에 문제가 발생된다

문제해설

58 해설내용 참조

답 5)

SI 장애의 문제들

Explanation

1. 촉각 분별(tactile discrimination)과 지각(perception)의 문제

1) 낮은 촉각 지각
   (1) SI 문제에 있어 가장 일반적인 문제임
   (2) 정교하며 효율적으로 촉각 자극을 해석하지 못하는 문제
2) 소운동 기술의 손상
   (1) 촉각 지각의 문제가 있을 경우 나타남
   (2) 촉각 방어가 있을 경우 나타남

2. 고유수용성 감각(proprioception)의 문제

1) 신체 자세에 대한 정보수용에 문제를 지닌 아동의 특징
   (1) 어둔함
   (2) 산만함
   (3) 서툼(awkward)
2) 낮은 고유수용성감각의 결과(ramification)
   (1) 장난감 부러트리기
   (2) 다른 사람과 부딪치기
   (3) 개인적 공간에 대한 오판 등

3. 시지각(visual perceptual)의 문제

1) 시지각
   (1) 구성놀이 및 소운동 활동의 수행에 매우 중요한 요소가 됨

(2) 전경배경, 공간지각, 깊이지각, 시각차단 등을 평가함

2) 시지각의 문제

• SI 문제를 지닌 아동에게 매우 흔한 증상

59

감각통합치료의 중재 방법으로 가장 거리가 먼 것은?

1) 아동의 감각 경험의 기회를 제공한다
2) 치료사는 아동의 행동을 조직화하며 지도해야 한다
3) 발달에 적합하고 실패를 경험할 수 있는 과제를 제공한다
4) 방은 잘 정돈되어 있어야 하며 아동의 집중을 이끌어내야 한다
5) 활동 수정을 통해 아동의 적응 반응을 성공적으로 이끌어내야 한다

문제해설

59 해설내용 참조

답 3)

감각 통합 중재의 핵심적 요소

Explanation

핵심적 요소	내 용
감각 기회의 제공	• 치료사는 촉각, 전정 감각, 고유수용성 감각의 입력을 일반적으로 결합하여 아동에게 강렬한 감각 경험의 기회를 제공함
적절한 도전의 제공	• 발달에 적합하고 도전적인 활동은 일반적 수행보다 높은 수준의 기술이어야 함 • 과제의 도전은 아동의 적응반응을 일깨워줌
과제 선택시 협력과 자기 조직화를 도움	• 아동이 치료에 적극적으로 협력해야 함 • 아동이 활동을 선택하고, 활동을 시작하도록 유도해야 함 • 치료사는 아동의 행동 조직화를 지도하고 지지해야 함 • 치료사는 선택을 돕고 활동을 계획해야 함
최적의 각성 상태지지 및 정돈된 환경	• 치료하는 동안 최적의 각성 상태, 관심, 참여, 안정감 등을 지원해야 함 • 방이 정돈되어야 아동의 집중과 감각반응의 조절을 도울 수 있음
창의적 놀이 제공	• 치료사는 아동의 내적 동기 및 흥미를 보이는 활동을 사용해야 하며, 창의적인 놀이 공간을 제공해야 함
성공의 극대화	• 치료사의 고려와 활동 수정을 통해 아동의 적응반응을 성공적으로 이끌어내야 함
신체 안전의 보장	• 안전한 장비 사용과 아동의 신체적 안전이 보장되어야 함
치료적 동맹의 필요	• 치료사는 아이와의 긍정적 관계를 유지해야 하며, 신뢰 구축을 위해 노력해야 함

60

고유수용성 감각의 장애를 지닌 아동에게 예상되는 문제로 가장 타당한 사례는?

1) 낮은 근 긴장도로 인해 물건을 잘 떨어뜨린다
2) 복잡하고 소음이 있는 환경에서 독서가 불가능하다
3) 글씨쓰기를 할 때 너무 강하게 연필을 잡아 잘 부러진다
4) 낮은 평형반응(equilibrium reaction)으로 인해 잘 넘어진다
5) 양측(bilateral) 통합의 움직임이 어려워 두 손으로 하는 활동이 어렵다

문제해설

60 고유수용성 감각(proprioception)의 문제

고유수용성 감각	• 근육과 관절에서 올라온 신체 부위의 자세에 대한 정보
신체 자세에 대한 정보수용에 문제를 지닌 아동의 특징	• 어둔함 • 산만함 • 서툶(awkward)
활동 시 너무 강하거나 너무 약한 힘을 사용함	• 글씨쓰기 • 타자치기 • 박수치기
낮은 고유수용성감각의 결과(ramification)	• 장난감 부러트리기 • 다른 사람과 부딪치기 • 개인적 공간에 대한 오판 등

답 3)

61

자폐 진단을 받은 7세 민수는 민감한 촉각 감각을 지니고 있다. 이 아동의 목욕 방법으로 옳은 것은?

1) 머리감기 전 가벼운 촉감을 제공한다
2) 목욕 전 깊은 압박 마사지를 실시한다
3) 천을 이용해 최대한 부드럽게 문지른다
4) 촉각 자극은 무작위로 제공하는 것이 바람직하다
5) 바가지를 사용하는 것보다 샤워기를 사용하는 것이 더 바람직하다

61 촉각의 민감성을 지닌 아동

- 천을 이용해 심부압박을 제공하거나 문지르기를 제공함
- 목욕 전 심부압박을 제공해 목욕을 준비할 수 있음
- 머리감기 전 심부압박은 도움이 됨
- 촉각 자극은 리듬감 있고 체계적으로 실시함
- 샤워기 사용보다 바가지를 이용하는 것이 더 유리함

답 2)

62

운동실행능력이 부족한 아동과 함께 놀이 활동을 하며 관찰한 내용이다. 예상되는 사례로 타당한 것은?

1) 근긴장도가 낮다
2) 발이 땅에서 떨어지면 불안해한다
3) 색칠하기, 가위질에서 우둔함을 보인다
4) 딱딱하고 씹을 수 있는 과자를 좋아한다
5) 색칠하기 시 색깔을 잘 구별하지 못한다

62 운동실행능력의 저하의 특징 및 실행증의 종류

- 느린 행동
- 시작의 어려움
- 우둔한 동작
- 활동의 종료가 어려움

답 3)

63

다음 중 촉각방어가 심한 아동들에게 적합한 놀이는?

1) 잡기 놀이
2) 핑거 페인트
3) 자주 껴안아주기
4) 무거운 담요를 덮어주기
5) 거친 천이나 합성섬유의 촉감 제공하기

64

감각 통합의 1단계 과정에 해당하는 요소는?

1) 균형
2) 주의력
3) 신체지각
4) 운동계획
5) 정서적 안정감

65

감각통합 발달 과정에 의한 최종산물은?

1) 근긴장
2) 조직력
3) 주의력
4) 시지각 능력
5) 목적 있는 활동

66

감각통합 과정 중 발생하는 2차적 산물은?

1) 빨기
2) 기억력
3) 안구운동
4) 운동계획
5) 촉각적 편안함

문제해설

63 촉각방어가 있는 아동들은 감각에 대하여 예민해져 있는 상태이며 새로운 촉각 자극이 들어오는 것에 대하여 굉장히 예민하므로 무거운 담요를 덮어주는 것이 가장 좋다고 할 수 있다.

답 4)

64 주의력, 신체지각, 운동계획, 정서적 안정감은 2단계에 해당하는 요소이다.

답 1)

65 **감각통합 발달 과정**

- 근긴장도 = 전정감각과 고유감각 통합의 1차 산물
- 시지각, 목적 있는 활동 = 3차 산물
- 주의력 = 2차 산물
- 조직력 = 최종 산물

답 2)

66
- 운동계획 : 2차 산물
- 안구운동 : 전정감각과 고유감각 통합의 1차 산물
- 빨기, 촉각적 편안함 : 촉각 통합의 1차 산물
- 집중력 : 최종산물

답 4)

아동작업치료

7

C·H·A·P·T·E·R

식사를 위한 중재

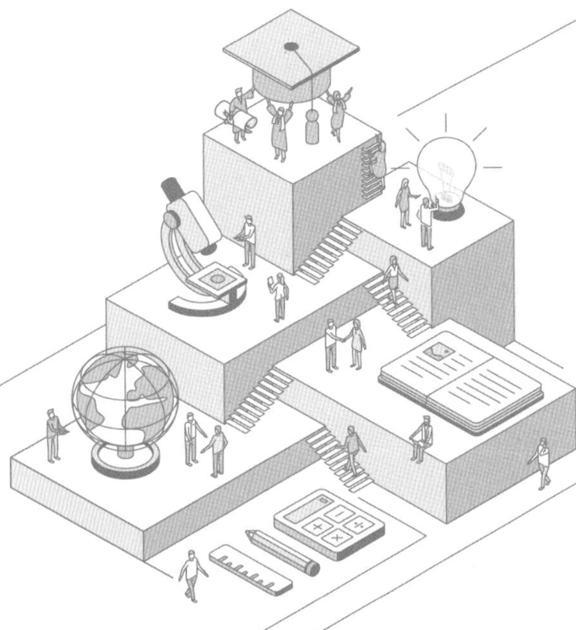

예·상·문·제·풀·이

01

연하 장애 환자 치료 중 차갑게 한 Laryngeal mirror를 이용하여 환자의 전구협궁(anterior faucial arches)을 자극 하였다. 삼킴 단계 중 어느 단계를 자극하기 위한 중재인가?

1) 구강준비기
2) 구강기
3) 인두기
4) 후두기
5) 식도기

02

다음 중 영유아 시기에만 존재하는 반사는?

1) gag reflex
2) cough reflex
3) sneeze reflex
4) sucking reflex
5) blinking reflex

문제해설

01 식괴가 전구협궁을 자극하는 순간 삼킴 반사가 유발되며 인두기가 시작한다.

답 3)

02
- 성인기에도 존재하는 반사들
  - blinking reflex(corneal) : 갑작스런 터치나 불빛이 눈에 들어올 때 눈이 감김
  - sneeze reflex : 이물질이 코로 들어오면 재채기를 함
  - gag reflex : 혀 뒤쪽을 자극하면 구토가 발생됨
  - yawn reflex : 산소 감소에 대한 공기 흡입의 반응이 나타남
  - cough reflex : 기도에 이물질이 들어갔을 때 반사적으로 기침이 나옴
  - deep tendon reflex : 건이 갑자기 폄 될 때 나타남
  - spinal reflex : 뜨거운 자극 또는 날카로운 자극이 사지에 들어올 경우 나타남
  - babinski reflex, pupillary reflex 등
- 아동의 구강 반사들
  - 탐색 반사(rooting reflex) : 3~4개월에 소멸
  - 빨기 반사(sucking reflex) : 3~4개월에 소멸
  - 구토 반사(gag reflex) : 평생 지속
  - 기침 반사(cough reflex) : 평생 지속

답 4)

03

생후 1.5~2세 아동의 식사 발달의 내용으로 옳은 것은?

1) 스푼 및 컵 사용은 아직 어렵다
2) 식사 시 부모가 안아주어야 한다
3) 의자에 앉아 식사하기는 아직 어렵다
4) 부모는 더 이상 음식을 제한하지 않는다
5) 숟가락을 이용해 약간 또는 흘림 없이 음식물을 먹는다

04

다음과 같은 음식물을 섭취할 수 있는 연령은?

연령	음식의 형태	빨기/마시기 기술	물기와 씹기
00개월	• 고기, 다진 음식을 포함한 씹기 쉬운 음식	• 대부분 액체는 컵으로 마실 수 있고, 빨기 형태를 이용함	• 부드러운 쿠키의 씹기를 조절하며 유지하고, 회전 씹기 움직임을 시작함

1) 4개월
2) 6개월
3) 8개월
4) 12개월
5) 16개월

문제해설

03 18~24개월 아동의 식사

- 스푼 및 컵의 사용이 시작됨
- 더 이상 부모가 안아주지 않음
- 의자나 'booster chair'에 앉음
- 보행기의 아동은 음식을 경험하며, 음식물로 어지럽히기 놀이를 즐김 : 손과 혀로 음식 감각의 질을 경험하는 놀이를 즐김
- 부모는 아동의 스스로 먹기(self-feeding)에 대한 노력을 격려하며, 음식을 제한하기도 함
  - 먹기 어려운 음식에 대한 시도는 제한해야 함
  - 씹기와 소화가 어려운 음식들을 제한해야 함
- 부모는 새로운 단어를 제공하기 위해 음식 단어 카드를 사용할 수 있음 : 말하기의 첫 단계는 음식이름이 됨

답 5)

04 해설내용 참조

답 4)

05

다음과 같이 음식물을 섭취할 수 있는 아동의 연령은?

음식의 형태	빨기/마시기 기술
부드러운 음식 및 으깬 음식	강한 빨기 형태를 보이며 액체를 흘리지 않음

1) 5개월
2) 6개월
3) 9개월
4) 12개월
5) 16개월

문제해설

05 해설내용 참조

답 3)

먹기 기술 발달

Explanation

연령	음식의 형태	빨기/마시기 기술	삼키기	물기와 씹기
5개월	• 퓌레 유동식 또는 엄마 젖을 영양을 제공하는 우선적 원천으로 삼음	• 빨기 형태를 계속 이용하고, 혀가 위아래로 움직임 • 컵으로 한모금 마실 수 있음	• 엄마 젖이나 젖병으로 인해 질식되는 경우가 거의 없고, 퓌레를 잘먹음	• 원시적 물기와 놓기 형태를 이용하고, 조절과 유지가 잘 되지 않음 • 턱은 물기에서 위아래로 움직임
6개월	• 액상 음식과 퓌레	• 빠는 동안 더 이상 액체를 흘리지 않고, 컵으로 먹는 동안 젖먹이의 빠는 형태나 빨기 형태로 이용함 • 컵으로 마실 때는 흘림	• 걸쭉한 퓌레와 약간의 덩어리 진 음식을 삼키고, 젖이나 우유병의 우유는 빨고 삼키고 숨 쉬는 순서에 긴 시간이 걸림 • 컵으로 먹을 때 기침하거나 질식할 수 있음	• 위아래 턱의 움직임이 다양해지고 덜 자동적으로 됨 • 혀가 대각선 회전 움직임으로 양 옆으로 움직임 • 입술은 씹기 위해 구강 내 음식이 유지되도록 도움을 줌
9개월	• 부드러운 음식 및 으깬 음식	• 강한 빨기 형태를 보이며 액체를 흘리지 않음	• 컵으로 마시는 동안 빨기의 긴 순서를 이용함 • 삼키기와 숨쉬기를 멈추기 전 1~3회 빨기를 함	• 음식물이 양옆으로 이동함에 따라 대각선 방향으로 함께 씹음 • 음식과 사물을 자발적으로 물고 있음 • 씹는 동안 턱과 혀가 함께 움직임
12개월	• 고기, 다진 음식을 포함한 씹기 쉬운 음식	• 대부분 액체는 컵으로 마실 수 있고, 빨기 형태를 이용함(위아래 움직임) • 컵 사용 시 액체를 흘리기도 함	• 혀내밀기가 나오기도 함 • 삼키는 동안 입술을 다뭄	• 부드러운 쿠키의 씹기를 조절하며 유지하고, 회전 씹기 움직임을 시작함 • 씹는 동안 입술이 움직이고 중앙에서 양옆으로 음식이 쉽게 움직임

06

다음 그림의 보조도구에 대한 설명으로 옳은 것은?

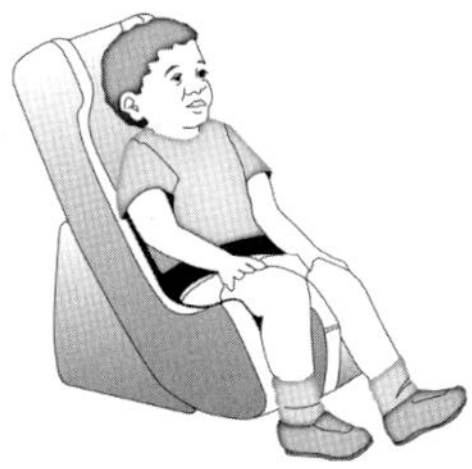

1) 이동이 어렵다
2) 정중선 유지가 어렵다
3) 신체정렬에 부정적인 영향을 미친다
4) 식사 시 원하는 각도로 기울기를 조절할 수 있다
5) 독립적으로 앉기가 가능한 아동에게 적절한 도구이다

문제해설

06 foam-filled feeder seat

- 머리와 몸통의 완전한 지지가 이루어짐(full head/trunk support)
- 신체 정렬에 긍정적인 영향(good alignment)을 촉진함
- 스트랩을 지녔음(strapping system)
- 측면에 커브가 있음(curved side)
  - 정중선 유지를 촉진함
  - 어깨의 퇴거(shoulder retraction)를 방지함
- 식사 시 원하는 각도로 기울기를 조절할 수 있음
- 다양한 크기를 가짐
- 청소하기 쉬움
- 이동이 간편함
- 사용하기 쉽고 안전함
- infant seat보다 더 고가의 제품
- 독립적으로 앉기가 가능한 아동에게는 부적절한 도구

답 4)

Explanation 미성숙한 구강운동기술을 가진 아동에게 권장되는 음식과 피해야하는 음식

1. 권장되는 음식의 특징(properties)

1) 동일한 내용(한가지로 구성된 음식물)
2) 증가된 농도 및 양
3) 유동식(농도가 높음)
4) 한 가지 형태의 질감
5) 잘 뭉치는 음식(입안에서 분해되지 않음)
6) 입으로 가져오기 쉬우며 빨기 쉬운 음식

2. 피해야 하는 음식

1) 다양한 질감과 내용의 음식물(야채스프, 샐러드, 스튜, tacos)
2) 입에 잘 달라붙는 음식(땅콩버터)
3) 기름기 많은 음식(튀긴 음식)
4) 질긴 음식(붉은 고기, 입방체모양의 과일)
5) 섬유가 길며 줄기성인 음식(셀러리, 감귤, 생야채)
6) 껍질이 있는 음식(생과일, 땅콩)
7) 매운 음식
8) 견과류
9) 농도가 낮은 음식(물, 커피, 차, 사과주스)

10) 빠르게 물러지고, 으깨지는 음식
11) 입안에서 잘 부서지는 음식
12) 오독오독 씹히는 음식(당근)

07

뇌성마비 아동에게 '치료사의 턱 지지'를 이용해 음식을 제공하고자 한다. 치료사가 정면 잡기를 실시할 경우 치료사의 엄지손가락의 위치는?

1) 볼
2) 입술 위
3) 턱 아래
4) 턱의 측면
5) 턱의 앞부분

문제해설

07 해설내용 참조

답 5)

치료사의 턱 지지

Explanation

1. 손가락으로 턱 아래와 하악(lower jaw)주변에 외부적인 지지를 제공함

2. 치료사는 아동의 측면 또는 전면에서 손을 적용함

1) 전면의 경우 엄지를 턱 앞부분에 위치함
2) 측면일 경우 엄지를 볼에 위치함

3. 한 손가락은 턱 앞쪽을 압박(pressure)하고 나머지 손가락은 턱 아래를 지지함

1) 안정성(stability)을 제공함
2) 큰 턱의 움직임(wide jaw excursion : 크게 벌어짐)을 억제함
3) 혀의 움직임을 지지함
4) 턱 아래 지지 시 손가락의 평평한 면을 이용하여 지지함
   (1) 턱의 움직임을 지지함
   (2) 강제로 아동의 턱을 움직이는 것은 부적절함

4. 한 번 먹을 때 마다 손으로 지지한 것을 유지해야함

• 자주 손을 떼고 붙이는 것은 바람직하지 않음

5. 목표

• 신체적 도움 없이 먹거나 마실 때 적절한 안정성(stability)을 얻기 위해

08

협응력이 부족한 아동의 식사훈련 방법으로 옳은 것은?

1) 작은 접시를 사용한다
2) 긴 숟가락을 사용한다
3) 작은 숟가락을 사용한다
4) 가벼운 숟가락을 사용한다
5) 팔에 무게(weight)를 달아준다

문제해설

08 해설내용 참조

답 5)

기능 증진

Explanation

1. 기능 증진의 사례

1) 협응력 증진

(1) 'weight'의 사용
(2) 협응력이 낮은 환자에게 적용하여 손의 떨림을 감소시킴
(3) 근력의 증진을 위해 사용하기도 함
(4) 물체의 크기를 확대시킴
(5) 물체의 무게를 증가시킴

2) 지구력 증진

(1) 시간의 증진
(2) 반복 횟수의 증진
(3) 수행 거리의 증진
(4) 무게의 증진

3) 인지 및 지각의 증진

(1) 난이도의 증진
(2) 복잡성의 증진
(3) 단계의 증진
(4) 환경적 자극의 증진
(5) 활동 대상자 수의 증가
(6) 판단력의 증진
(7) 도움의 양 감소

4) 근력의 증진

(1) 무게의 증가
(2) 저항의 증가
(3) 마찰의 증가

5) ROM 증진

- 거리 또는 높이를 늘려줌

09

다음과 같이 구강운동 조절(oral motor control)문제를 지닌 아동을 위한 올바른 해결책은?

- 음식이 효과적으로 저작되지 않는다
- 'bolus' 형성이 어렵다
- 음식물을 혀 뒤로 보내기 어렵다

1) 씹기 방법을 보여준다
2) 머리와 턱을 지지해준다
3) 자신감을 계속 심어준다
4) 좋아하는 음식을 제공한다
5) 신체적 큐(cue)와 언어적 큐(cue)를 준다

문제해설

09 해설내용 참조

답 2)

구강 내 음식물 이동의 향상

Explanation

1. 구강운동 조절(oral motor control)이 떨어지는 아동

1) **문제점**
   (1) 음식이 효과적으로 저작되지 않음
   (2) bolus형성이 어려움
   (3) 음식물을 혀 뒤로 보내기 어려움

2) **해결책**
   - 머리와 턱을 지지해줌

3) **입 닫기의 촉진**

4) **혀 움직임의 촉진**

2. 농도가 높은 액체(liquid) 음식물

1) 입안에서 좀 더 천천히 움직임
2) 아동이 입속에서 조절하기에 유리함
3) 잘 유착되므로 'bolus' 형성이 쉬움
4) 무게가 있으므로 혀의 고유수용감각을 제공함

3. 자세잡기(position)

- 삼키기 능력을 향상시킴

10

정상발달을 보이는 아동이 스스로 젖병을 들고 다니며 먹을 수 있는 최소 연령은?

1) 생후 3개월
2) 생후 5개월
3) 생후 8개월
4) 생후 12개월
5) 생후 16개월

문제해설

10 해설내용 참조

답 3)

먹기 발달

Explanation

초기 6개월	• 우유병을 잡고 있을 수 있음 • 인지적 이해(cognitive understanding) 부족한 상태임 • 스스로 우유병 빼기 및 가져오기는 어려움
8개월	• 우유병을 능동적으로 물고 다닐 수 있음 • 보호자는 아동이 적절한 양을 섭취하는지 관찰해야 함 • 손으로 먹기(finger feeding)가 가능함 – 빠르고 자연스럽게 나타남 – 'radial-digital grasp'이 나타남
9~13개월	• 앉기 자세의 조절이 이루어짐 – 앉기 균형(sitting balance)이 향상됨 • 'pincer grasp'의 발달 – 조절된 놓기가 함께 발달됨 • 독립된 아래팔(forearm)과 손목의 움직임(wrist movement)이 발달됨 – 효과적인 'finger feeding'이 이루어짐
12개월	• 'finger-feeding'이 선호되고 즐겨하는 활동이 됨 – 보호자가 먹여주는 것을 거부하게 됨 • 금기해야 할 음식 – 아동에게 땅콩, 딱딱한 캔디, 딱딱한 핫도그, 포도 등을 제공하면 안 됨 → 기도를 막을 수 있음
1년 이후	• 스푼을 잡고, 흔들고, 때리기가 가능해짐 • 스푼의 기능을 이해함 • 음식을 입으로 가져가기 전에 스푼에서 음식물이 이탈됨 – 'pronation'의 미성숙으로 인해
15~18개월	• 숟가락 먹기(spoon-feeding)가 가능해짐 – 끈적끈적한 음식(예, 요거트 등)을 먹을 수 있음 → 최소의 흘림을 유도함 • 'pronated gross grasp'으로 숟가락을 잡음
24개월	• 흘림 없이 숟가락 먹기(spoon-feeding)가 가능해짐
30~36개월	• 포크의 사용이 가능해짐

11

다음 사례의 의학적 처지로 인해 발생될 수 있는 아동의 문제로 가장 타당한 것은?

- lung suctioning
- intubation
- nasal gastric feeding

1) 침 흘림
2) 안면 마비
3) 미각 상실
4) 구강 과감각
5) 지남력 손상

12

입으로 음식을 섭취가 가능하며 정상 아동과 비슷한 빨기 패턴을 사용할 수 있는 조산아의 최소 출산은?

1) 32주 출산
2) 34주 출산
3) 36주 출산
4) 38주 출산
5) 40주 출산

13

다음과 같은 구강발달이 나타나는 아동의 연령은?

- 혀는 강한 상하 움직임(up-and down tongue move-ment)이 시작된다.
- 턱은 안정성이 증가되어 최소의 움직임만 나타난다.
- 입술은 닫힘이 좋아져 빨기 시 액체의 흘림이 사라진다.

1) 3개월
2) 6개월
3) 9개월
4) 12개월
5) 15개월

문제해설

11 구강 과민(oral hypersensitivity)의 원인 및 문제점

- 아동의 초기경험과 연관이 있음
  - 의학적 문제(medical problem)를 가진 신생아에서 주로 발생됨
  - 사례 : lung suctioning, intubation, nasal gastric feeding
    - 위 사례와 같은 경험이 반복되면 아동은 모든 구강 감각입력(oral sensory input)에 대해 방어적인 경향을 지니게 됨
- 입으로 음식물을 섭취하지 않았을 때 과감각이 발생됨 : 아동이 구강식사(oral feeding) 또는 보상적 구강자극을 받지 않았을 경우
- 신경학적(neurological) 손상이 있을 경우 발생됨 : 'sensory tract'에 직접 영향을 미침

답 4)

12

- 33주 출산
  - 리듬이 있는 비영양적 패턴(rhythmic nonnutritive sucking pattern)이 나타남 : 영양적 빨기는 나타나지 않음
  - 약한 빠는 힘(sucking strength)과 약한 빨기 지구력이 구강 식사(oral feeding)를 제한 함
- 35주 출산 : 턱과 혀의 움직임(jaw/tongue movement)은 충분하고 강하나, 유지시간은 짧음
- 36주 출산 : 입으로 음식을 섭취함, 정상 아동과 비슷한 빨기 패턴(sucking pattern)을 사용함

답 3)

13 구강발달 : 6개월

- 혀 : 강한 혀의 상하 움직임(up-and down tongue movement)이 나타남, 좀 더 많은 양의 조절된 움직임이 발생함
- 턱 : 턱의 안정성(stability)이 증가됨, 최소의 움직임이 나타남
- 입술 : 입술의 닫힘(lip seal)이 좋아짐, 빨기 시 액체의 흘림이 사라짐

답 2)

14

아동의 식사를 위해 보호자는 아동을 자신의 팔에 안고 음식을 제공하였다. 이 방법의 장단점에 대한 설명으로 옳은 것은?

1) 장점은 완전한 신체접촉이며 단점은 신체정렬의 어려움이다
2) 장점은 아동의 머리 조절이며 단점은 신체정렬의 어려움이다
3) 장점은 완전한 신체접촉이며 단점은 가벼운 아동에게 적용하기 어려움이다
4) 장점은 아동의 머리 조절이며 단점은 가벼운 아동에게 적용하기 어려움이다
5) 장점이 거의 없는 방법이며, 가벼운 아동과 머리 조절이 어려운 아동에게 적용하기 어렵다

문제해설

14 해설내용 참조

답 1)

아동의 식사 방법

Explanation

1. 보호자의 팔에 안겨있는 아이

1) 완전한 신체적 접촉이 일어남(full body contact)
2) 머리와 어깨의 정렬(head-shoulder alignment)은 유지할 수 없음
3) 큰 아동(older infant)에게는 부적절한 자세가 됨

2. 부모의 허벅지에 누워 마주보고 있는 아동

1) 안정성이 매우 뛰어남
2) 좋은 신체 정렬을 만들어줌
3) 정중선 유지가 가능함
4) 부모의 손이 자유로워 짐
5) 눈 마주침(eye contact)이 일어남
6) 나이가 많고 몸이 큰 아동에게는 부적절한 자세가 됨

3. infant seat

- 머리의 조절이 가능한 아동에게 적합함

4. foam-filled feeder seat

1) 머리와 몸통의 완전한 지지가 이루어짐(full head/trunk support)
2) 신체 정렬에 긍정적인 영향(good alignment)을 미침

3) 스트랩을 가지고 있음(strapping system)
4) 측면에 커브가 있음(curved side)
5) 다양한 크기를 가짐
6) 청소하기 쉬움
7) 이동이 간편함
8) 사용하기 쉽고 안전함
9) 'infant seat'보다 더 고가의 제품
10) 독립적으로 앉기가 가능한 아동에게는 부적절한 도구

15

아동의 식사 중재방법 중 숟가락의 위치에 따른 중재 방법으로 옳은 것은?

1) 혀의 퇴거가 있을 경우에는 측면에 음식물을 제공한다
2) 혀의 후방을 숟가락으로 누르면 음식물의 이동을 도울 수 있다
3) 혀의 측면에 음식물 제공하며 혀의 앞뒤 움직임을 촉진할 수 있다
4) 숟가락을 이용해 안쪽 아랫방향으로 누르면 'tongue thrust'를 억제할 수 있다
5) 혀의 뒤쪽에 숟가락을 이용해 아랫방향으로 누르면 빨기 반응을 도울 수 있다

문제해설

15 숟가락의 위치

- 아동의 구강운동 반응(oral motor response)에 영향을 미침
- 혀의 중앙 아랫방향으로 압력(downward pressure) 제공
  - 빨기 반응(sucking response)을 촉진함
  - 혀 뒤로 음식물이 이동하는 것을 도움
- 스푼으로 안쪽 아랫방향(downward/inward)으로 압력 제공
  - 혀의 상하 움직임을 촉진함
  - 식사 시 'tongue thrust'를 억제함
- 중심부에 스푼을 위치(central placement)시킴
  - 아동이 오직 빨기 패턴(sucking pattern)만을 보일 때 적절함
  - 혀의 폄과 퇴거(extension/retraction)만 나타날 때 적절함
- 혀의 측면에 스푼을 제공
  - 혀의 측면 움직임(lateralization)을 촉진함

답 4)

16

정상발달을 보이고 있는 철수는 생후 12개월의 남아이다. 이 아동에게 기대되는 먹기 기술로 가장 타당한 것은?

1) 컵의 사용이 어렵다
2) 빨대로 우유를 마실 수 있다
3) 숟가락으로 유동식을 먹을 수 있다
4) 핸들이 있는 컵을 이용해 물을 마실 수 있다
5) 숟가락의 사용은 어렵지만 포크의 사용은 가능하다

16 마시기(drinking)

6개월	• 컵으로 마시기에 흥미를 가짐 • 12개월까지는 컵으로 마시기 기술(skill)이 나오지 않음
12~24개월	• 처음 사용하는 컵 – 주둥이(lid/spout)가 있는 컵 – 핸들이 있는 작은 컵 • 흘림을 감소시키고 아동의 성공을 촉진하기 위해 적은 양을 제공함
24개월	• 주둥이가 없는 작은 컵의 사용이 가능함 • 2년 이후 빨대(straw)로 마시기가 가능해짐

답 4)

17

아동의 구강기능에 대한 설명으로 옳은 것은?

1) 씹기의 최종 성숙단계는 'munching pattern'이다
2) 생후 7개월된 아동의 'rooting reflex'는 정상 운동 패턴이다
3) 음식물을 먹는 도중의 'tongue thrust'는 비정상적 운동 패턴이다
4) 생후 5개월된 아동의 'suck-swallow reflex'는 비정상적 운동 패턴이다
5) 뇌성마비 아동은 구강운동의 문제를 가질 수 있지만 감각의 문제는 없는 것이 일반적이다

문제해설

17 tongue thrust

- 음식물 넣어주면 바깥으로 혀를 내밀어서 밀어내는 반사
- 4~7개월에 사라짐

답 3)

식사 문제와 영유아의 반사

Explanation

1. CP 아동의 식사 문제(feeding problem)

1) 비정상적인 구강 운동(abnormal oral movement)
2) 비정상적인 근 긴장(muscle tone)
3) 손상된 감각(sensation)
   (1) 과감각(hypersensitive) 또는 저감각(hyposensitive)
   (2) 입 주변이나 구강 내의 감각 이상
   (3) 빨기, 씹기, 삼키기에 있어 시작과 조절의 어려움
   (4) 음식 조절이 필요
   (5) 특정 식사 테크닉이 필요
   (6) '올바른 자세(positioning)'의 필요

2. 영유아의 반사들

1) Sucking reflex
   - 입주변의 자극 시 빨기가 나타남(3~4개월에 사라짐)
2) Moro(startle) reflex
   (1) 갑작스런 큰 소리 또는 목 쳐짐 시 팔을 뻗고 주먹을 쥠
   (2) 놀란 표정이 나타남
   (3) 시간이 지나면 안정됨(3~4개월에 사라짐)
3) Step reflex
   - 발바닥을 딱딱한 바닥에 대면 걷는 행동이 나타남(3~4개월에 사라짐)

4) Crawl reflex
 • 배를 바닥으로 해서 놓으면 기는 모습이 나타남

5) Grasp reflex
 • 신생아의 손바닥에 손가락을 대면 아동이 꼭 쥠

6) Rooting reflex
 • 입 주변을 자극하면 그 쪽으로 고개를 돌리거나 측면으로 입모양을 만듦(3~4개월에 사라짐)

7) Parachute reflex
 (1) 조금 자란 영아(older infant)에게 나타남(3~4개월 수준이상)
 (2) 바로 세웠다가 갑자기 머리를 바닥 쪽으로 떨어뜨리면 떨어짐을 막는 것 같이 손이 쫙 펴짐

8) Babinski
 • 발바닥을 긁어주면(stroke) 'dorsiflexion'이 나타남(9개월~1년에 사라짐)

9) Swimming reflex
 • 물에 넣으면 수영하는 동작이 나타남(6~7개월에 사라짐)

10) Pupillary reflex
 (1) 눈에 불빛을 비추면 동공이 작아짐
 (2) 괄약근(sphincter muscle)의 수축(contraction)

11) Bite reflex
 • 치아나 잇몸에 자극이 오면 물기반사가 나타남

12) Tong thrust
 (1) 음식물을 넣어주면 바깥으로 혀를 내밀어서 밀어내는 반사
 (2) 4~7개월에 사라짐

13) Gag reflex
 (1) 혀 뒤쪽을 자극하면 구토가 발생됨
 (2) 평생 지속됨

14) Palate reflex
 • 'faucial arch'를 자극하면 목젖이 수축되고 위로 올라감

15) Coughing reflex
 • 기도에 이물질이 들어갔을 때 반사

16) Yawn reflex
 • 산소 요구 시 하품이 나옴

17) Suck swallow reflex
 • 빨고 삼키기 반사

18

양치질을 할 때 혀 내밀기와 구토반사가 있는 아동에게 가장 적합한 양치 방법은?

1) 전동 칫솔로 양치를 한다
2) 작고 부드러운 칫솔로 양치를 한다
3) 스펀지 형태의 칫솔로 양치를 한다
4) 손잡이가 굵은 칫솔로 양치를 한다
5) 보호자의 손가락에 천을 감아 양치를 한다

문제해설

18 해설내용 참조

답 2)

양치질의 치료적 중재

Explanation

1. 혀 내밀기 및 구토반사를 가진 아동

1) 작고 부드러운 칫솔을 사용
2) 칫솔이 구강 내에서 쉽게 움직이도록 함

2. 잇몸이 민감한 아동

- 부드러운 스펀지 형태의 칫솔을 사용함

3. 구강이 민감한 아동

- 인내력이 향상될 때까지 자신이 선호하는 방식을 선택함

4. 전동 칫솔의 사용

1) 아동이 독립적으로 양치질을 할 경우 : 보다 청결한 양치질을 위해 사용함
2) 민첩성(dexterity)의 문제를 가진 아동이 사용함
3) 근력의 약화가 있는 아동에게도 사용됨
4) 아동에게 전동 칫솔이 무거울 수도 있음

5. 악력이 약한(weak grasp) 아동

1) 손잡이를 굵게 확대할 수 있음
2) 스트랩(strap)을 이용해 고정 할 수 있음

6. 치실의 사용

1) 한 손으로 사용 가능한 치실을 이용할 수 있음
2) 손잡이가 확대될 수도 있음

7. 'hand over hand' 테크닉

- 아동의 양치질 방향을 지도할 수 있음

19

다음 중 과긴장 아동들에게서 자주 관찰되는 증상은?

1) 구강-안면의 근긴장도 감소
2) 혀가 입 밖으로 축 처진 모양
3) 턱의 불안정성과 혀의 과도한 운동
4) 구강-안면 영역의 비정상적 조절반응
5) 입 밖으로 음식을 내뱉게 되는 현상

20

다음 보기의 씹기 및 삼킴 형태의 발달 순서가 바르게 나열된 것은?

가. Munching	나. Sucking
다. Suckling	라. Chewing

1) 나-다-가-라　2) 가-나-다-라
3) 다-나-가-라　4) 나-다-라-가
5) 다-나-라-가

21

수저로 음식을 먹을 때 수저 위에 음식이 많이 남는 아동에게 의심되는 기능저하는?

1) 인지 결손　2) 저작기능저하
3) 삼킴반사 지연　4) 혀의 움직임 저하
5) 윗입술 운동기능 저하

문제해설

19 과긴장성 아동의 이상 구강 움직임 중 혀 내밀기와 함께 입 밖으로 음식물을 내뱉게 되고 적절한 혀 움직임을 방해하여 씹기, 삼키기를 포함한 기능적 구강 운동을 방해한다.

답 5)

20 원시적인 반사인 'sucking'에서 시작하여 'chewing' 순으로 발달한다.

답 1)

21 윗입술의 운동기능이 저하된 아동의 경우 수저 위의 음식물을 강하게 긁지 못하여 수저 위에 음식물을 많이 남기게 된다.

답 5)

22

이동이 음식을 흘리지 않고 숟가락으로 먹기가 가능한 발달을 보이는 수준은?

1) 1세
2) 1.5세
3) 2세
4) 2.5세
5) 3세

문제해설

22 해설내용 참조

답 3)

먹기 기술

Explanation

1. 먹기 기술(self-feeding skills)

1) 스스로 먹기
   (1) 동기유발(motivation)이 중요함
   (2) 사회적 의미(social meaning)를 지님

2) 초기 6개월
   (1) 우유병을 잡고 있을 수 있음
      ① 인지적 이해(cognitive understanding)는 부족한 상태
      ② 스스로 우유병 빼기와 가져오기의 어려움

3) 8개월
   (1) 우유병을 능동적으로 물고 다닐 수 있음
   (2) 보호자는 아동이 적절한 양을 섭취하는지 관찰해야 함
   (3) 손으로 먹기(finger feeding)
      ① 빠르고 자연스럽게 나타남
      ② radial-digital grasp

4) 9～13개월
   (1) 앉기 자세의 조절이 이루어짐
      • 앉기 균형(sitting balance)의 향상
   (2) pincer grasp의 발달
      • 조절된 놓기가 함께 발달함
   (3) 독립된 아래팔(forearm)과 손목의 움직임(wrist movement) 발달
      • 효과적인 'finger feeding'

5) 12개월
   (1) finger-feeding이 선호되고 즐겨하는 활동이 됨
      • 보호자가 먹여 주는 것을 거부함

(2) 금기해야 할 음식
① 아동에게 땅콩, 딱딱한 캔디, 딱딱한 핫도그, 포도 등을 주면 안 됨
• 기도를 막을 수 있음

6) **1년 이후**
(1) 스푼을 잡고, 흔들고, 때리기(bang)가 가능해짐
(2) 스푼의 기능을 이해함
(3) 음식을 입으로 가져가기 전에 스푼에서 흘림이 있음

7) **15~18개월**
(1) 숟가락 먹기(spoon-feeding)가 가능해짐
• 끈적끈적한 음식(예, 요거트 등)을 먹을 수 있음(최소의 흘림이 있음)
(2) 'pronated gross grasp'으로 숟가락을 잡음

8) **24개월**
• 흘림 없이 숟가락 먹기(spoon-feeding)가 가능해짐

9) **30~36개월**
• 포크의 사용이 가능해짐

2. 마시기(drinking)

1) **6개월**
(1) 컵으로 마시기에 흥미를 가짐
(2) 12개월까지는 컵으로 마시기 기술(skill)이 나오지 않음

2) **아동의 컵사용**
(1) 처음 사용하는 컵
① 주둥이(lid/spout)가 있는 컵
② 핸들이 있는 작은 컵
(2) 흘림을 감소시키고 아동의 성공을 촉진하기 위해 적은 양을 제공함

3) **24개월**
(1) 주둥이가 없는 작은 컵의 사용이 가능함
(2) 2년 이후 빨대(straw)로 마시기가 가능해짐

3. 도구 사용

1) 숟가락 사용 : 18개월
2) 가위를 사용해 자르기 : 2세
3) 선 따라 자르기 : 3~3.5세
4) 동그라미 자르기 : 3.5~4세
5) 사각형 자르기 : 4.5~5세
6) 복잡한 모양 자르기 : 6~7세

23

정상발달을 보이는 아동은 젖병을 들고 다니며 자신이 원하는 시간에 우유를 마실 수 있다. 정상발달 지표는?

1) 4개월
2) 6개월
3) 8개월
4) 12개월
5) 16개월

24

변형된 컵을 사용해 물을 마실 수 있는 아동과 같은 수준의 발달 지표는?

1) 뒤집기
2) 손끝 집기
3) 가위로 직선 자르기
4) 지지 없이 앉아 있기
5) 숟가락으로 음식물 먹기

25

삼키기 장애를 가진 영아의 삼키기를 촉진하고자 한다. 올바른 사례는?

1) 혀의 뒷부분에 압력을 가한다
2) 따뜻한 음식과 신 음식을 제공한다
3) 젖병 사용 시 얼린 젖꼭지를 사용한다
4) 젖병 빨기 시 양 볼에 압박을 제공한다
5) 입자가 있는 음식과 단 음식을 제공한다

26

치료사는 거즈가 말린 설압자를 이용해 몇 초 동안 혀에 압박을 가하는 중재를 실시하며서 점차 뒤쪽으로 설압자를 이동시켰다면 중재 목적은?

1) 삼킴 반사 촉진
2) 구토 반사 억제
3) 혀 움직임 촉진
4) 깨물기 반사 억제
5) 혀 밀어내기 반사 억제

문제해설

23 **8개월 아동의 식사 기술**
- 우유병을 능동적으로 물고 다닐 수 있음
- 보호자는 아동이 적절한 양을 섭취하는지 관찰해야 함
- 손으로 먹기(finger feeding)가 가능함
  - 빠르고 자연스럽게 나타남
  - 'radial-digital grasp'이 나타남

답 3)

24 12개월 수준의 먹기 기술이다.
- 뒤집기 : 4개월
- 지지 없이 앉아 있기 : 8~9개월
- 손끝 집기 : 12개월
- 숟가락으로 음식물 먹기 : 18개월
- 가위로 직선 자르기 : 2.5년

답 2)

25 얼린 젖꼭지의 사용은 연구개와 인후두를 자극하여 삼키기를 촉진한다.

답 3)

26 **구토반사(gag reflex)**
- 태어날 때부터 존재함
- 평생 동안 지속됨
- 정상의 경우 혀의 1/2~2/3까지 압박을 해도 구토반사는 나타나지 않음
- 뇌손상 환자들의 경우 민감하며 심한 경우에는 혀끝을 자극해도 나타남
- 설압자에 거즈를 말아 혀에 압박을 제공하면 둔감화시킬 수 있음
- 거즈를 말은 설압자로 몇 초 동안 압박을 가함(점차 뒤쪽으로 이동함)

답 2)

27

부드러운 음식과 으깬 음식을 먹을 수 있는 아동과 같은 수준의 식사 기술은?

1) 물기와 씹기를 못한다
2) 강한 빨기 형태를 보이며 액체는 흘리지 않는다
3) 물기와 씹기를 못하지만 반사적 물기는 가능하다
4) 입술을 다물고 씹을 수 있으며 회전 씹기가 나타난다
5) 원시적 물기와 놓기 형태를 보이지만 조절과 유지는 어렵다

문제해설

27 먹기 기술의 발달 순서(9개월)

음식의 형태	• 부드러운 음식 및 으깬 음식
빨기/마시기 기술	• 강한 빨기 형태를 보이며 액체를 흘리지 않음
삼키기	• 컵으로 마시는 동안 빨기의 긴 순서를 이용함 • 삼키기와 숨쉬기를 멈추기 전 1~3회 빨기를 함
물기와 씹기	• 음식물이 양옆으로 이동함에 따라 대각선 방향으로 함께 씹음 • 음식과 사물을 자발적으로 물고 있음 • 씹는 동안 턱과 혀가 함께 움직임

답 2)

28

주둥이가 없는 작은 컵으로 물을 마실 수 있는 아동과 같은 수준의 식사(self feeding) 기술은?

1) 포크를 이용해 음식물을 먹는다
2) 숟가락을 사용해 흘리면서 먹는다
3) 핀서 잡기(pincer grasp)로 과자를 먹는다
4) 숟가락을 사용해 흘림 없이 음식을 먹는다
5) 숟가락을 들고 두드릴 수는 있지만 음식 먹기는 불가능하다

28
- 주둥이가 없는 작은 컵으로 물을 마실 수 있는 아동의 발달수준은 24개월이다.
- 포크를 이용해 음식물을 먹는다(30개월 이상).
- 숟가락을 사용해 흘리면서 먹는다(18개월).
- 핀서 잡기(pincer grasp)로 과자를 먹는다(12개월).
- 숟가락을 들고 두드릴 수는 있지만 음식 먹기는 불가능하다(12개월).

답 4)

29

아동의 식사시간에 대한 설명 중 적절한 것은?

1) 부모의 경제적 상태는 아이의 식사시간에 영향을 미친다
2) 예절을 지키는 조용한 식사시간은 의사소통과는 거리가 멀다
3) 보호자는 식사시간을 통해 아이의 식욕을 통제해주어야 한다
4) 식사시간은 개인적 사색의 시간이다
5) 식사시간은 가정 내 시간으로 문화적 환경에는 영향을 받지 않는다

29
1) 부모의 경제적 상태는 식사에 할애하는 시간에 영향을 미칠 수 있다.
2) 식사시간은 예절과 규범을 배우는 엄마와 아이 사이의 의사소통의 시간
3) 먹기는 기본적 욕구 중 하나라 부모는 아동의 식사시간에 이를 충족해 주어야 한다.
4) 식사시간은 상호작용의 시간
5) 식사시간을 통해 포함된 사회의 문화 규범을 습득

답 1)

30

아동의 식사시간에 대한 설명 중 적절한 것은?

1) 식사시간은 가정 내 시간으로 문화적 환경에는 영향을 받지 않는다
2) 보호자는 식사시간 동안 아이의 욕구를 조절해야 한다
3) 식사시간은 개인적 사색의 시간이다
4) 식사시간은 부모의 경제적 상태에 영향을 받는다
5) 예절을 지키는 조용한 식사시간은 의사소통과는 거리가 멀다

31

턱과 입술의 안정성이 좋아져서 식사 시 액체의 흘림이 현저히 감소되며, 손으로는 작은 음식물을 집어서 먹을 수 있는 정상 발달 아동의 연령에 해당하는 기술은?

1) 공 던지기가 가능하다
2) 빈 종이에 낙서를 한다
3) 혼자 앉아 있을 수 있다
4) 숟가락의 사용이 가능하다
5) 컵을 들고 물을 마실 수 있다

32

다음은 아동의 먹기 발달에서 나타나는 행동들이다. 발달순서가 적절한 것은?

> 가. 병으로 빨 때 혀를 위, 아래로 움직임
> 나. 빨대를 사용하여 마심
> 다. 1회 삼킴 당 2~3회 빨기
> 라. 컵으로 마실 때 턱이 안정적임

1) 나-다-가-라
2) 다-가-나-라
3) 다-라-가-나
4) 가-다-나-라
5) 다-가-라-나

문제해설

30
1) 식사시간을 통해 포함된 사회의 문화 규범을 습득
2) 먹기는 기본적 욕구 중 하나라 부모는 아동의 식사시간에 이를 충족해 주어야 한다.
3) 식사시간은 상호작용의 시간
4) 부모의 경제적 상태는 시간, 양, 질적인 차원에서 식사시간에 영향을 미침
5) 식사시간은 예절과 규범을 배우는 엄마와 아이 사이의 의사소통의 시간

답 4)

31
- 손가락으로 음식물을 집어 먹을 수 있는 나이는 6~7개월이다.
- 공 던지기가 가능하다(2세)
- 빈 종이에 낙서를 한다(12개월)
- 혼자 앉아 있을 수 있다(6~7개월)
- 숟가락의 사용이 가능하다(18개월)
- 컵을 들고 물을 마실 수 있다(12개월)

답 3)

32
가. 병으로 빨 때 혀를 위·아래로 움직임 : 6개월
나. 빨대를 사용하여 마심 : 24개월
다. 1회 삼킴 당 2~3회 빨기 : 1개월
라. 컵으로 마실 때 턱이 안정적임 : 18개월

답 5)

33

다음 아동에게 적용해야 하는 식사중재로 가장 타당한 것은?

• 진단 : 경직성 뇌성마비
• 주요증상 : 혀내밀기반사로 인한 음식섭취의 어려움

1) 설압자로 잇몸을 자극함
2) 묽은 유동식의 음식을 줌
3) 입술 주위를 가볍게 두드려줌
4) 혀 중앙을 숟가락으로 눌러 줌
5) 입천장 아치를 차가운 후두경으로 문질러줌

34

5세 아동에게 존재하는 구강반사검사 중 양성반응이 정상인 반사는?

1) 물기 반사
2) 근원 반사
3) 빨기 반사
4) 입천장 반사
5) 혀내밀기 반사

35

삼킴을 위한 성인과 아동의 해부학적 차이에 대한 설명으로 적절한 것은?

1) 신생아는 빨기를 위해 아래턱이 내밈(protraction)되어 있다
2) 신생아의 비 인두강(oropharyngeal cavity)은 매우 좁아 비강 호흡이 어렵다
3) 아동은 3개월까지 후두덮개(epiglottis)와 연구개(soft palate)가 직접 닿을 정도로 가깝게 위치한다
4) 아동은 빨기를 위해 구강에 지방조직보다 근육조직이 잘 발달되어 있다
5) 미성숙한 아동의 삼킴으로부터 기도를 보호하기위해 후두덮개가 완만하게 아래로 내려가서 위치한다

문제해설

33 1) 잇몸을 자극하는 것은 깨물기 반사를 감소시킴
2) 묽은 유동식은 구강내 조절이 어려운 대상자에게는 흡인의 위험을 높이므로 사용해선 안됨
3) 입술 주위를 가볍게 두들기는 것이 아닌 지긋이 눌러 민감도를 감소시킴
4) 혀 내밀기 반사가 있는 경직성아동은 혀 중앙을 눌러 혀내밀기 반사를 억제시킴
5) 차가운 후두경은 삼킴반사를 촉진하기 위해 사용

답 4)

34 5세 아동에게 양성반응으로 나타나는 구강반사는 입천장 반사와 구토반사이다. 물기반사는 4~7개월, 근원반사와 빨기반사는 4개월까지 발현된다. 혀내밀기는 비정상적 반사이다.

답 4)

35 1) 신생아는 빨기를 위해 아래턱이 후인(retraction)되어 있다.
2) 신생아는 주로 비강 호흡을 많이 한다.
3) 아동은 3개월까지 후두덮개(epiglottis)와 연구개(soft palate)가 직접 닿을 정도로 가깝게 위치한다.
4) 아동은 빨기를 위한 sucking pad와 같은 지방조직이 잘 발달되어 있다.
5) 아동의 후두계곡은 좁고 후두덮개는 수직으로 선 상태로 위치한다.

답 3)

아동작업치료

36

혀의 움직임이 약하며, 음식물과 침을 잘 흘리는 아동을 위한 식사중재로 가장 타당한 내용은?

1) 입 주변에 압박을 제공한다
2) 턱 아래에 압박을 제공한다
3) 치아 위에 음식물을 제공한다
4) 입 주변에 리드믹한 태핑과 진동을 제공한다
5) 입으로 물고 놀 수 있는 고무 장난감을 제공한다

37

다음은 아동의 식사 기술이다. 발달 순서대로 바르게 나열된 것은?

가. 우유병을 잡고 먹는 아이
나. 손끝으로 시리얼을 먹는 아이
다. 숟가락으로 음식을 흘리며 먹는 아이
라. 바닥의 건포도를 손으로 긁어 먹는 아이

1) 가－나－다－라
2) 가－나－라－다
3) 나－라－가－다
4) 라－가－나－다
5) 라－나－가－다

38

연하 장애 환자에게 막대 사탕을 구강 안에서 오른쪽에서 왼쪽으로 반복해서 움직이게 하였다. 이 중재 방법에 대한 설명으로 옳은 것은?

1) Speech 능력을 향상 시킬 수 있음
2) 흡인 위험이 있으면 적용 하지 않음
3) 혀와 입의 근력을 증가 시킬 수 있음
4) 충동 행동이 있는 환자에게 적용 가능함
5) 인지능력이 저하된 환자에게도 사용 가능함

문제해설

36
- 저긴장의 아동에게 적용할 수 있는 중재가 필요하다.
- 입 주변에 압박을 제공한다. – 고긴장일 경우
- 턱 아래에 압박을 제공한다. – 고긴장일 경우
- 치아 위에 음식물을 제공한다. – 저작을 유도할 경우
- 입으로 물 수 있는 고무 장난감을 제공한다. – 과감각일 경우

답 4)

37
- 우유병을 잡고 먹는 아이 : 8개월
- 손끝으로 시리얼을 먹는 아이 : 12개월
- 숟가락으로 음식을 흘리며 먹는 아이 : 18개월
- 바닥의 건포도를 손으로 긁어 먹는 아이 : 6개월

답 4)

38
- 식괴 조절, 저작, 혀와 입의 근력 향상, 조절 능력 향상
- 인지 능력이 중등도 이상이어야 하고 충동행동이 없는 환자에게 사용

답 3)

39

아동의 식사시간에 대한 설명 중 적절한 것은?

1) 식사시간은 개인적 사색의 시간이다
2) 예절을 지키는 조용한 식사시간은 의사소통과는 거리가 멀다
3) 식사시간은 경제적 상태와는 거리가 멀다
4) 식사시간은 가정 내 시간으로 문화적 환경에는 영향을 받지 않는다
5) 보호자는 식사시간을 통해 아이의 기본적 욕구를 충족시킨다

40

뇌성마비 5세 남아는 전반적으로 근긴장도의 변화가 심하고, 침을 흘리는 동시에 혀는 높은 근긴장으로 인해 튀어나와 있다. 이 아동의 증상을 완화시키기 위한 가장 적절한 식사 중재는?

1) 혀끝에 음식물을 넣어준다
2) 빨대로 액체를 마시게 한다
3) 전동칫솔로 입술에 자극을 준다
4) 밥을 먹을 때마다 입과 턱을 가볍게 두드려준다
5) 숟가락으로 혓바닥의 아래쪽을 눌러주면서 넣는다

41

식음장애를 지닌 아동을 위해 일반적으로 추천되는 음식은?

1) 껍질이 있는 음식
2) 농도가 낮은 음식
3) 잘 부서지는 음식
4) 잘 뭉쳐지는 음식
5) 다양한 질감의 음식

문제해설

39 1) 식사시간은 상호작용의 시간
2) 식사시간은 예절과 규범을 배우는 엄마와 아이 사이의 의사소통의 시간
3) 부모의 경제적 상태가 식사시간에 영향을 미침
4) 식사시간을 통해 포함된 사회의 문화 규범을 습득
5) 먹기는 기본적 욕구 중 하나라 부모는 아동의 식사시간에 이를 충족해 주어야 한다.

답 5)

40 Tongue thrust 증상, 혀의 수축이 잘 되지 않으므로 깊은 압력을 아래쪽으로 제공하여 자극한다.

답 5)

41 잘 뭉쳐지는 음식을 고유수용성 감각을 제공하여 음식을 위치를 더 잘 인식할 수 있다.

피해야 하는 음식

- 다양한 질감과 내용의 음식물
- 입에 잘 달라붙는 음식
- 기름기 많은 음식
- 질긴 음식
- 섬유가 길며 줄기성인 음식
- 껍질이 있는 음식
- 매운 음식
- 견과류
- 농도가 낮은 음식(물, 커피, 차, 사과주스)
- 빠르게 물러지고, 으깨지는 음식
- 입안에서 잘 부서지는 음식
- 오독오독 씹히는 음식(당근)

답 4)

42

뇌성마비 아동이 앉아서 식사를 할 때의 조건으로 옳은 것은?

1) 머리는 약간 폄시키고 중립자세를 유지한다
2) 오목한 시트(seat)를 지닌 의자를 사용한다
3) 엉덩관절과 무릎관절의 60° 굽힘을 유지한다
4) 약간 후방으로 기울어진 골반자세를 유지한다
5) 목은 길게 펴고 아래턱은 잡아당긴 자세를 유지한다

문제해설

42 식사 시 자세정렬(postural alignment)

- 적절한 정렬(alignment)
  - 중립적인 골반의 정렬(neutral pelvic alignment)
  - 등받이가 있는 의자 사용
  - 편평한 시트(seat)를 가진 의자 사용
  - 엉덩관절과 무릎관절(hip/knee)의 90° 굽힘(flexion) 유지
    - 머리, 목, 어깨의 정렬(good head, neck, shoulder alignment)
    - 머리는 약간 굽힘(slight flexion) 및 중립(neutral)으로 위치
    - 목은 길게 펴고 아래턱은 잡아당김
    - 어깨는 대칭적으로 유지

답 5)

식사시간 사이의 치료적 활동

Explanation

1. 초점

1) 관계형성
   (1) 라뽀(rapport) 형성
   (2) 긍정적 상호작용이 중요함

2. 단계적인 감각자극 활동

1) 구강의 탈감각화(desensitization)로 역치를 높여줌
2) 아동자신의 손으로 자신의 입을 경험하는 것으로 시작
   - 치료사는 아동의 손을 잡고 입으로 유도함
3) 구강놀이(oral play)로 고무 장난감(rubber toy)을 사용함
4) 잇몸을 솔질(brush)하며 마사지 제공
   - NUK 칫솔을 사용함
5) 숨기고 찾기 게임
   - 고무 장난감 또는 칫솔을 사용함
6) 서로 다른 압박으로 입안을 자극해줌

3. 부모

1) 따뜻한 천(washcloth)으로 아동의 잇몸 문지르기를 해줌
   (1) 견고하고 지속적인 압력 제공
   (2) 아동이 천을 씹고 빨 수 있도록 허락함
   (3) 천의 질감은 아동이 쉽게 받아들임
   (4) 다른 질감의 감각에 대한 인내력(tolerance)을 향상시키는데 도움이 됨

4. 상위의 구강운동 기술(higher-level oral motor skill)을 가진 아동(older children)

1) 구강의 탈감각화를 위해 불기 놀이감(blow toy)을 사용할 수 있음
   (1) 비눗방울 만들기
   (2) 불어서 소리 나는 장난감 등
   (3) 활동에 대한 동기 유발이 일어남
   (4) 구강의 움직임(oral movement)이 좋아짐

43

정상발달을 보이는 아동이 주둥이(spout)가 있는 컵으로 물을 마시기 시작한다면 이 아동의 수저사용 능력은?

1) 숟가락을 잡을 수 없다
2) 숟가락으로 흘림 없이 음식을 잘 떠서 먹는다
3) 숟가락, 포크, 젓가락의 사용이 모두 가능하다
4) 숟가락을 잡고 흔들 수는 있지만 음식을 떠먹지는 못한다
5) 숟가락으로 음식을 떠서 입으로 가져오지만 많이 흘리면서 먹는다

44

구강반사 중 평생 나타나는 반사의 조합은?

1) 구토반사, 물기반사
2) 구토반사, 입천장반사
3) 혀 내밀기반사, 구토반사
4) 구토반사, 먹이찾기반사
5) 구토반사, 빨기－삼킴 반사

45

유아의 성장에 따른 구강구조의 변화로 옳은 것은?

1) 목이 짧아진다
2) 혀가 더 두터워 진다
3) 인두가 짧아지고 더 넓어진다
4) 후두와 목뿔뼈가 함께 위로 올라간다
5) 삼킴 시 목뿔뼈와 후두가 더 많이 상승하게 된다

문제해설

43 주둥이(spout)가 있는 컵으로 물을 마시기 시작하는 수준은 생후 1년 정도이다. 숟가락 사용이 가능한 시기는 약 1년 6개월 정도이며, 이때 음식물을 많이 흘리면서 사용하게 된다. 12개월 수준의 아동은 숟가락을 들고 흔들고 때리며 가지고 놀기가 가능하다. 24개월 수준의 아동은 흘림 없이 음식물을 입으로 가져갈 수 있다.

답 4)

44
- 구토반사와 입천장반사의 경우 0개월부터 평생 나타나는 반사이다.
- 먹이찾기반사(Rooting reflex) : 0～4개월
- 물기반사(Biting reflex) : 4～7개월
- 빨기－삼킴 반사(Suck-Swallow Reflex) : 0～4개월
- 구토반사(Gag Reflex) : 0개월～평생
- 입천장반사(Palatal Reflex) : 0개월～평생

답 2)

45 유아의 성장
- 성장함에 따라 목이 길어지고, 구강과 인후 구조가 변함
- 지방으로 가득 찬 볼에서 지방이 빠지고, 구강공간이 넓어지고, 잘 열리게 됨
- 지방이 가득한 혀는 얇아지고 근육화됨
- 후도와 목뿔뼈는 함께 아래로 내려가 인두가 길어지고 넓어짐
  - 목뿔뼈와 후두는 삼키기 동안 더 많이 상승하게 됨

답 5)

46

정상발달을 보이는 만 12개월 된 아동의 먹기 기술과 음식에 대한 설명으로 옳은 것은?

1) 빨대로 물을 마실 수 있다
2) 숟가락을 사용해 푸딩을 먹을 수 있다
3) 포크를 사용하지만 약간의 흘림이 있다
4) 고기를 갈아 넣은 음식물을 먹을 수 있다
5) 일반 컵으로 물을 흘리지 않고 마실 수 있다

47

정상발달을 보이는 아동에게 가장 먼저 기대할 수 있는 운동 기술은?

1) 스스로 서기
2) 컵을 사용하기
3) 빠이빠이 하기
4) 과자 손으로 집어먹기
5) 한 손에 2개의 물건을 쥐고 들어올리기

48

아동의 구강 구조와 특성의 연결이 옳은 것은?

1) 볼 – 지방이 적고 공간이 넓음
2) 식도 – 식도역류의 발생이 적음
3) 혀 – 입안이 좁아 혀의 측면 움직임이 제한됨
4) 물렁입천장 – 상대적으로 작으며 혀와 닿는 부분이 적음
5) 후두 – 성인보다 낮게 위치하며 상승 움직임이 적게 나타남

문제해설

46
- 빨대로 물을 마실 수 있다. : 2년
- 숟가락을 사용해 푸딩을 먹을 수 있다. : 18개월
- 포크를 사용하지만 약간의 흘림이 있다. : 24개월
- 고기를 갈아 넣은 음식물을 먹을 수 있다. : 12개월
- 일반 컵으로 물을 흘리지 않고 마실 수 있다. : 24개월

답 4)

47 과자를 손으로 집어먹기는 6~7개월에 할 수 있는 활동으로 가장 이른 연령에 할 수 있는 활동이다.

답 4)

48
1) 볼 : 지방덩어리가 있어 볼록한 모양
2) 식도 : 식도 역류가 빈번히 발생할 수 있음
4) 물렁입천장 : 상대적으로 크고 혀와 많은 부분이 닿아 있음
5) 후두 : 성인보다 높게 위치하여 상승 움직임이 적게 나타남

답 3)

49

다음 사례의 아동에게 나타나는 빨기 패턴의 정상발달 연령은?

- 윗입술을 고정하여 컵을 고정한다
- 젖병에서 컵으로 이동하는 시기이다

1) 0～3개월
2) 4～6개월
3) 7～9개월
4) 10～12개월
5) 15～18개월

문제해설

49 위 빨기 패턴을 보면 10～12개월 정상 아동이 할 수 있는 패턴이다.

답 4)

2024 OCCUPATIONAL THERAPY

8

C·H·A·P·T·E·R

일상생활동작 (ADL)

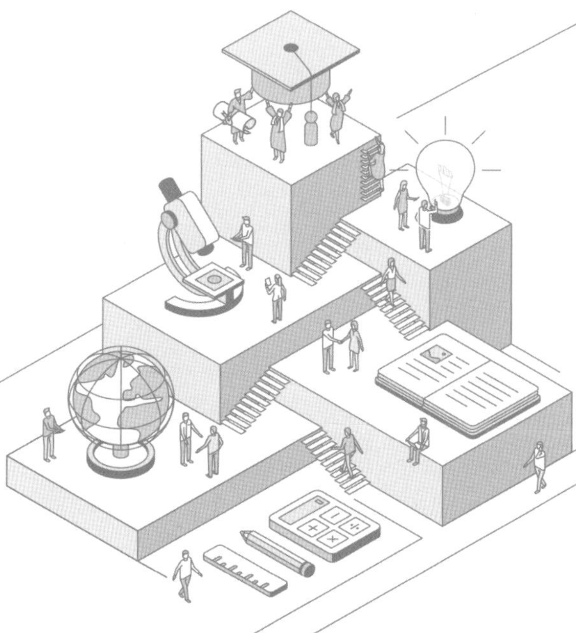

예·상·문·제·풀·이

01

구토반사, 혀내밀기 반사가 있는 아동의 양치질 방법으로 가장 타당한 사례는?

1) 전동 칫솔을 사용한다
2) 손잡이가 긴 칫솔을 사용한다
3) 작고 부드러운 칫솔을 사용한다
4) 스펀지 타입의 칫솔을 사용한다
5) 인내력이 생기도록 압박감을 주며 칫솔질을 한다

문제해설

01 해설내용 참조

답 3)

아동의 양치질

Explanation

1. 아동의 양치질

1) 2세
   - 부모의 양치질을 모방하기 시작함
2) 6세까지 지속적인 감독이 요구됨
3) 과감각을 가진 아동
   - 매우 어려운 과제
   - 인내력이 증진될 때까지 자신이 좋아하는 방법을 사용해야 함
4) 혀내밀기(tongue thrust) 또는 구토반사(gag reflex)가 있는 아동
   - 작고 부드러운 칫솔의 사용
     - 구강내 움직임이 용이함
5) 아동의 잇몸이 민감할(tender) 경우
   - 끝이 부드러운 스펀지 타입의 칫솔
6) 전동칫솔 대상 아동
   - 민첩성이 낮은 아동
     - 근력의 약화가 있는 아동의 경우에도 가능함
   - 아동이 독립적인 양치질이 가능한 경우 보다 깨끗한 양치를 위해

02

다음 중 전방연쇄에 대한 설명으로 옳은 것은?

1) 수행은 끝 단계부터 시작한다
2) 연속성이 부족한 아동에게 사용한다
3) 수행의 완성을 위해 각 단계를 분리해서 학습한다
4) 참을성이 적거나 자신감이 부족한 아동에 바람직한 방법이다
5) 활동수행 단계마다 단서(cue)를 제공하므로 즉각적인 성공을 유도한다

문제해설

02 해설내용 참조

답 2)

수행의 확립과 방식

Explanation

1. 수행의 확립(establish)

1) **치료사는 ADL/IADL 수행과 발달을 위한 접근을 사용함**
   - 특정 패턴을 확립하고자 시도하게 됨
2) **특정 과제의 수행이 불가능할 경우**
   - 회복(restore) 또는 복구(remedial)를 시도함
3) **확립 또는 회복**
   (1) 치료사는 수행기술에 문제를 정의함
   (2) 아동의 하부문제에 대한 교육 및 회복을 시도함
   (3) 치료사가 사용하는 접근법들
      ① 생화학적(biochemical) 접근
      ② NDT(neurodevelopmental therapy)
      ③ SI(sensory integration)
      ④ 행동조절 또는 운동조절(behavioral or motor control)

2. 수행 확립을 위한 방식

1) **후방 연쇄**(backward chain)
   (1) 수행의 완성에 긍정적 강화를 줌
      - 마지막 단계를 수행함
   (2) 참을성이 적거나 자신감이 부족한 아동에 도움이 됨
      - 즉각적인 성공을 제공

2) **전방 연쇄**(forward chain)
   (1) 수행 순서는 첫 단계부터 시작함
   (2) 다음 단계는 두 번째 단계가 됨
   (3) 아동은 모든 단계를 수행할 때까지 수행의 단계를 지속적으로 학습함
   (4) 연속성이 부족하고 일반화가 어려운 아동에게 도움이 됨

3. 수행 확립을 위한 도움

1) **치료사의 도움**
   • 다양한 큐(cue)와 도움(prompt)을 제공할 수 있음

2) **치료사의 3가지 큐**(cue)
   (1) 언어적(verbal) 큐
   (2) 제스처(gesture)
   (3) 신체적 큐(physical cue)
   (4) 3가지 도움을 복합적으로 사용할 수 있음

3) **환경적 도움**
   (1) 연속성 그림 또는 체크리스트(picture sequences or checklist)의 사용
   (2) 색이 있는 표시(color coding) 이용
   (3) 위치(positioning) 이용
   (4) 환경 또는 사물의 감각적 특성을 사용

03

정상발달을 보이는 아동이 현재 신발 끈을 묶을 수 있다면 다음 수행으로 가장 타당한 것은?

1) 10까지 숫자 세기
2) 학습기술 발달시키기
3) 미래에 대해 생각하기
4) 날씨에 따른 적절한 옷 선택
5) 친구에 대한 관심 증가시키기

문제해설

03 1) 10까지 숫자 세기 : 2~4세
2) 학습기술 발달시키기 : 12세
3) 미래에 대해 생각하기 : 12세
5) 친구에 대한 관심 증가시키기 : 3~5세

연령	옷입기 발달단계
1~2세	• 팔 소매로 팔을 밀어 넣음 • 양말, 신발, 모자 벗음
2~3세	• 코트, 잠옷을 혼자 벗음 • 지퍼열기, 큰 단추 풀기 가능
3~4세	• 상·하 옷 벗을 수 있음 • 지퍼 사용을 제외한 바지 입기 가능 • 신발끈을 제외한 신발신기 가능
5~6세	• 옷 선택을 제외하고 독립적으로 가능 • 6세경 신발끈 묶음
7~9세	• 날씨에 따른 적절한 옷 선택 가능

답 4)

04

다음 중 전방연쇄(forward chain) 테크닉을 사용해야 하는 대상 아동으로 가장 적합한 것은?

1) 쉽게 좌절하는 아동
2) 참을성이 적은 아동
3) 성취감이 낮은 아동
4) 자신감이 부족한 아동
5) 일반화가 어려운 아동

05

Tumble form feeder의 사용이 가장 타당한 경우는?

1) 머리 조절이 어려울 경우
2) 체중이 매우 가벼울 경우
3) 몸통의 움직임이 제한 된 경우
4) 구강운동이 현저히 감소된 경우
5) 팔과 다리의 움직임이 제한 된 경우

문제해설

04 수행 확립을 위한 중재

- 후방연쇄(backward chain)
  - 수행의 완성에 긍정적 강화를 줌
    - ◦ 마지막 단계를 수행함
  - 참을성이 적거나 자신감이 부족한 아동에 도움이 됨
  - 즉각적인 성공을 제공
- 전방연쇄(forward chain)
  - 수행 순서는 첫단계부터 시작함
  - 다음 단계는 두 번째 단계가 됨
  - 아동은 모든 단계를 수행할 때까지 수행의 단계를 지속적으로 학습함
  - 연속성이 부족하고 일반화가 어려운 아동에게 도움이 됨

답 5)

05 해설내용 참조

답 1)

Explanation: Foam-Filled Feeder Seat : Tumble Form Feeder

1. 머리와 몸통의 완전한 지지가 이루어짐(full head/trunk support)
2. 신체 정렬에 긍정적인 영향(good alignment)을 촉진함
3. 스트랩을 지녔음(strapping system)
4. 측면에 커브가 있음(curved side)
   1) 정중선 유지를 촉진함
   2) 어깨의 퇴거(shoulder retraction)를 방지함
5. 식사 시 원하는 각도로 기울기를 조절할 수 있음
6. 다양한 크기를 가짐
7. 청소하기 쉬움
8. 이동이 간편함
9. 사용하기 쉽고 안전함
10. 'infant seat'보다 더 고가의 제품
11. 독립적으로 앉기가 가능한 아동에게는 부적절한 도구

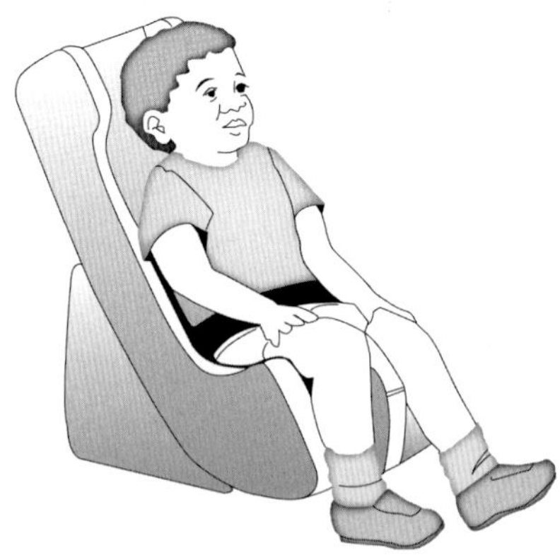

그림 8-7 tumble form feeder

06

규칙적인 소변보기가 시작되는 연령은?

1) 1세　　2) 1.5세
3) 2세　　4) 2.5세
5) 3세

문제해설

06 해설내용 참조

답 2)

화장실 사용 기술 발달

Explanation

나이(년)	화장실 사용 기술
1	• 젖거나 더럽혀졌을 때 불편감을 호소함 • 규칙적인 배변행동이 형성됨 • 아동을 변기에 올려놓으면 앉아있을 수는 있지만 감독이 필요함(짧은 시간)
$1\frac{1}{2}$	• 규칙적인 소변이 가능함
2	• 변기 훈련에 관심을 보임 • 2시간 이상 건조상태를 유지할 수 있음 • 변기물을 내릴 수 있음 • 낮에는 특별한 경우를 제외하고는 실수 없이 규칙적으로 화장실 가기가 가능함
$2\frac{1}{2}$	• 배변실수가 드물게 발생됨 • 화장실을 이용하고 싶을 때 타인에게 요구할 수 있음 • 변기 오르기에 도움이 필요할 수도 있음 • 독립적인 손씻기가 가능함 • 밤에 소변을 위해 일어날 수 있음
3	• 독립적으로 화장실 가기가 가능함 • 뒤처리(닦기)에 도움이 필요할 수 있음 • 옷을 잠그기 어려울 수 있음 또는 옷을 다루는 데 어려움이 있을 수 있음
4~5	• 독립적으로 화장실을 갈 수 있음 – 휴지 사용하기 – 물 내리기 – 손 씻기 – 옷 입기 등

07

심한 무정위성(athetoid) 뇌성마비 아동의 목욕활동방법으로 옳은 것은?

1) 아동을 세워 놓는다
2) 무릎 위에 올려 놓는다
3) 물이 들어 있는 탕에 눕힌다
4) 아동을 샤워 벤치 위에 앉힌다
5) 아동을 해목(hammock) 의자 위에 눕힌다

문제해설

07 해설내용 참조

답 5)

뇌성마비

Explanation

1. 뇌성마비의 분류

1) **경직형**(spastic)
   (1) 근 긴장의 증가가 특징
   (2) 대뇌 피질(cerebral cortex)의 운동 영역 손상
   (3) 뻣뻣한(stiff) 움직임
   (4) 끊어지는 움직임(jerky movement)
   (5) 한 자세에서 다른 자세로 움직이기 힘듦
      • 다른 곳으로 손 뻗기 힘듦
   (6) CP의 50% 정도를 차지함

2) **운동실조형**(ataxic)
   (1) 근 긴장이 감소된 상태
   (2) 소뇌 손상
   (3) 협응적 움직임의 손상(poor coordination of movement)
   (4) 낮은 균형감(poor balance)
   (5) 불안정한 움직임 및 흔들리는 움직임이 특징(unsteady & shaky movement)
      • 가위질, 책 넘기기, 글씨쓰기의 어려움

3) **무정위형**(athetoid)
   (1) 근 긴장이 오르고 내림의 일정하지 않은 상태
   (2) basal ganglia의 손상
   (3) 직립(upright) 자세 유지가 어려움
   (4) 앉거나 걸을 때 지속적으로 자세 유지가 어려움

(5) 우발적이고 불수의적 움직임(random, involuntary movement)
① 얼굴, 팔, 상체(upper body)에 많이 나타남
② 본인이 원하는 상지의 움직임이 어려움
(6) 특정 지점에 손을 닿으려고 할 때 많은 움직임(노력)이 필요함

4) **이완형**(flaccid)
(1) 근 긴장이 매우 낮은 상태(거의 없음)
(2) 관절 움직임의 과도함
• 힘이 없어서 떨어짐
(3) 협응(coordination)의 문제는 없지만 근 긴장이 너무 낮으므로 움직임이 어려움

5) Mixed Cerebral Palsy

2. 목욕에 필요한 보조도구들

1) Hammock chair
(1) 몸 전체를 지지할 수 있음
(2) 보호자가 아동을 온전히 목욕시킬 수 있음

2) Trunk support ring
(1) 가볍고 디자인이 우수함
(2) 눈에 잘 띄이지 않음

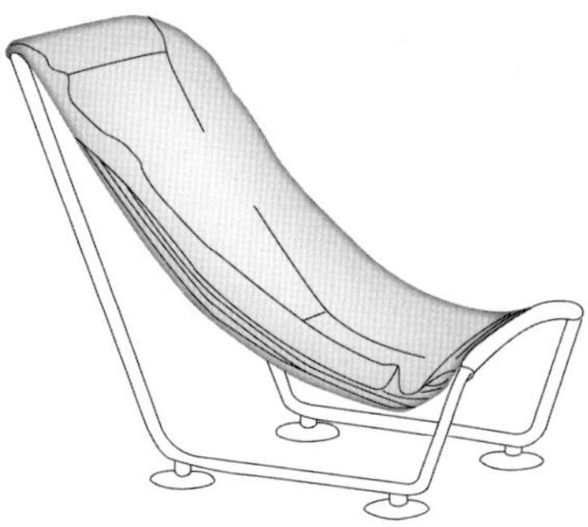

그림 8-8 Hammock chair

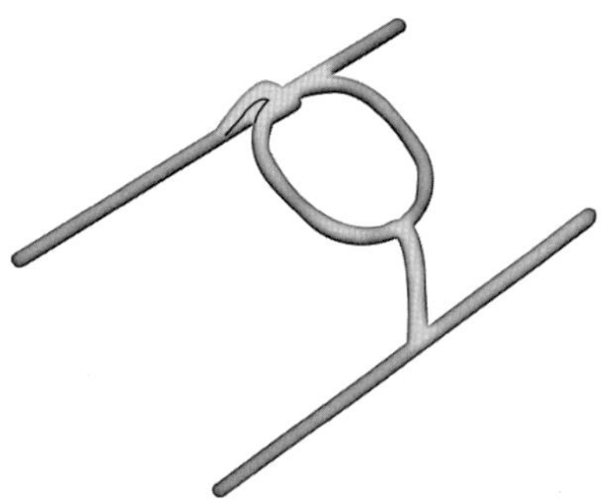

그림 8-9 Trunk support ring

3) **샤워 벤치**(shower bench)
(1) 다양한 종류의 벤치 및 의자가 있음
(2) 보다 큰 아동에게 적용함
(3) 탕으로 들어가기 및 이동에 사용됨

4) Inflatable bath collar
(1) 심각한 운동의 장애가 있는 아동에게 사용됨
(2) ‘pone’ 및 ‘supine’ 자세에 모두 사용 가능함

08

일상생활활동을 훈련하는 방법으로 옳은 것은?

1) 한번에 2~3가지 과제 진행
2) 과제의 단계를 통합하여 단순화
3) 역연쇄(backward chaining) 과정 활용
4) 시범은 언어적 단서와 함께 제공해야 함
5) 도움의 양을 동일하게 유지하여 안정감 제공

09

다음 내용의 옷 입기 기술이 가능한 정상발달 아동의 최소 연령은?

- 혼자서 바지를 내릴 수 있다
- 도움 없이 양말과 신발을 신을 수 있다
- 지퍼 트랙을 따라 지퍼를 올리고 내릴 수 있다

1) 만 1세
2) 만 2세
3) 만 3세
4) 만 4세
5) 만 5세

10

정상발달을 보이는 아동이 코트 앞쪽의 큰 단추를 채울 수는 있지만 연속으로 3개 이상을 채울 수 없다면 아동의 나이는?

1) 만 2.5년
2) 만 3.0년
3) 만 3.5년
4) 만 4.0년
5) 만 4.5년

문제해설

08 역연쇄

- 마지막 단계를 남긴 상태에서 치료사가 도움을 제공하여 환자가 나머지 단계를 실행하여 완성하게 함. 마지막 단계까지 독립적 수행에 따라 완성 및 성취감을 느끼게 됨
- 성공에 따라 도움의 양을 점진적으로 줄이며 조절함
- 한 번에 하나의 과제를 진행하며, 활동은 작은 단계로 나누어 천천히 진행함
- 시범과 함께 사용되는 구두 지시는 환자의 수용언어 기술과 두 가지 감각정보를 동시에 처리, 통합하는 능력에 따라 도움이 될 수도, 되지 않을 수도 있음(Pedretti. 10장. 7판 번역본. pp.205~206)

답 3)

09 해설내용 참조

답 3)

10 해설내용 참조

답 2)

옷 입기 발달

Explanation

나이(년)	옷 입기 기술
2	• 단추가 풀어진 코트를 벗을 수 있음 • 신발 끈이 없는 신발 또는 풀려진 신발을 벗을 수 있음 • 바지 벗기를 도울 수 있음 • 셔츠의 팔 구멍을 찾을 수 있음
$2\frac{1}{2}$	• 허리에 고무줄이 있는 바지를 벗을 수 있음 • 양말 올리기를 도울 수 있음 • 앞이 열린 코트나 셔츠를 입을 수 있음 • 큰 단추를 풀 수 있음
3	• 최소 도움으로 풀오버(pullover) 셔츠를 입음 : 앞이 막힌 형태의 상의 • 끈이 없는 신발을 신을 수 있음 • 양말을 신을 수 있음 : 뒤집어 신을 수도 있음 • 독립적으로 바지를 내릴 수 있음 • 트랙을 따라 재킷의 지퍼를 올리고 내릴 수 있음 • 풀오버 셔츠를 벗기 위해 도움이 필요함 • 앞쪽의 큰 단추를 채울 수 있음
$3\frac{1}{2}$	• 옷의 앞면을 찾을 수 있음 • 앞에 있는 스냅(snap) 또는 후크(hook)를 채울 수 있음 • 재킷의 지퍼를 올리고 내리며, 지퍼를 분리시킬 수 있음 • 벙어리장갑을 착용할 수 있음 • 3~4개의 단추를 연속해서 채울 수 있음 • 신발 또는 벨트를 잠글 수 있음 • 옷 입기에 감독이 필요함
4	• 독립적으로 풀오버 종류의 옷을 벗을 수 있음 • 신발이나 벨트를 풀 수 있음 • 재킷의 지퍼를 채울 수 있음 • 정확히 양말을 착용할 수 있음 • 신발을 신을 수 있지만 끈 묶기에 도움이 필요함 • 신발 끈 묶기가 가능함 • 옷의 앞뒤를 구별할 수 있음

11

다음과 같은 적응(adaptation) 원리를 사용해야 하는 아동은?

- 스스로 자신을 만지도록 한다
- 선호하는 촉각을 선택할 수 있는 기회를 제공한다
- 깊은 압박과 체계적인 리듬이 있는 접촉을 제공한다

1) 근력이 낮은 아동
2) 지구력이 낮은 아동
3) 감각방어가 있는 아동
4) 중력불안감이 있는 아동
5) 시지각 손상이 있는 아동

문제해설

11 해설내용 참조

답 3)

장애아동 및 청소년을 위한 전형적인 적응원리

Explanation

문제	적응(adaptation)원리
저시력 또는 저청력 (low vision or hearing)	• 손상되지 않은 감각 또는 잔존한 감각의 사용 • 사물의 특징적인 감각을 확대함 예 : 색, 크기, 촉감, 청각 • 행동의 시작과 끝을 결정할 수 있도록 지속적인 큐의 제공 • 촉각적/언어적/시각적 또는 사물 큐 사용 예 : 수건을 손에 놓아줌, "얼굴을 닦을 시간이다"라는 말을 해줌 • 몸짓의 사용 예 : 팔을 넣을 소매를 지적함 • 청각적, 시각적 방해물들 제거
촉각 방어	• 깊은 압박과 체계적 리듬감 있는 접촉을 제공 – 아동에게 접촉에 대한 준비를 할 수 있게 함 • 선호하는 촉각을 선택할 수 있는 기회제공 예 : 옷, 수건, 칫솔 • 자기 자신을 터치하게 함 예 : 칫솔을 사용하거나 얼굴이나 몸을 닦음 • 편안한 옷, 자신이 선호하는 느슨한 옷을 제공
지구력이 약함	• 중력을 제거함 예 : 팔꿈치 지지, 누워서 옷 입기 • 가벼운 물건의 사용 • 전동도구의 사용
운동조절의 어려움	• 지지면(base of support)에 안정성 제공 • 섬세한 조절(fine control)의 필요성 제거 예 : 큰 지퍼 손잡이 사용 • 고유수용성감각의 되먹임을 제공하는 무게 있는 도구의 사용 예 : 무거운 칫솔과 컵의 사용

12

7세의 뇌성마비 아동은 물을 두려워한다. 이 아동을 위한 가장 바람직한 목욕 방법은?

1) 먼저 머리에 따뜻한 물을 부어준다
2) 강하고 단호한 어조로 아동에게 지시한다
3) 찬물과 따뜻한 탕에 반복해서 아동을 담근다
4) 먼저 손과 발로 물을 만지도록 하므로 적응시간을 제공한다
5) 물위에 장난감을 띄우고 자발적으로 아동이 탕에 들어갈 때까지 기다린다

문제해설

12 뇌성마비 아동의 목욕하기
- 목욕을 통해 아동은 놀이를 경험할 수 있음
  → 목욕시간을 충분히 주는 것이 좋음
- 물에 대한 두려움을 없애줌
  → 처음부터 욕조에 넣기 보다는 손이나 발로 적응시간을 준 뒤에 아이를 천천히 욕조에 넣도록 함
- 욕조의 높이
  → 부모의 키에 알맞아야 피로를 덜어줄 수 있음

답 4)

13

만 5개월의 뇌성마비 아동인 민수는 'Pavlik harness'를 착용하고 있다. 민수가 착용하고 있는 보조기의 목적으로 타당한 것은?

1) 통증 감소
2) 탈구 예방
3) 부종 감소
4) 성장 촉진
5) 이동 보조

13 Pavlik harness
- 엉덩관절의 형성장애(hip dysplasia), 엉덩관절의 선천적 탈구(congenital dislocation), 엉덩관절 아탈구(subluxation) 등에 사용됨
- 8개월 이하의 유아에게 가장 효과가 크다고 알려짐
- 가슴 스트랩(chest strap), 어깨 스트랩(shoulder strap), 두 개의 다리 스크랩(leg strap)으로 구성됨
- 동적인 보조기(dynamic orthosis)로써 운동을 허용함
- X선 촬영하여 비구(acetabulum) 안에서 넙적다리뼈머리가 적당한 위치에 자리하는지를 확인할 수 있음

답 2)

Pavlik harness

Explanation

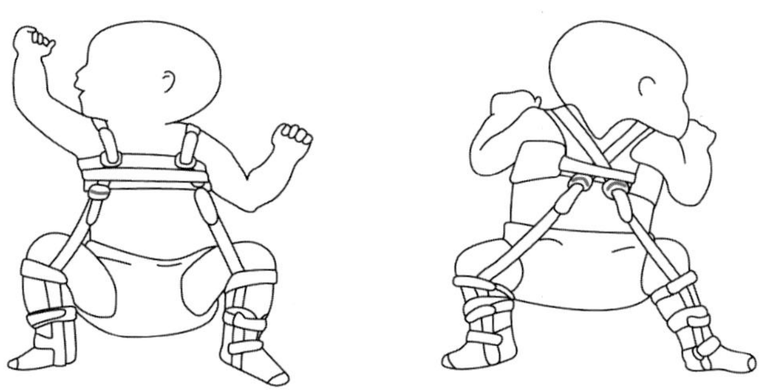

14

하향식접근방법(top-down approach)을 사용하여 아동의 독립적인 식사 기술을 평가하려고 할 때 가장 먼저 평가해야 하는 것은?

1) 보조도구가 필요한가?
2) 상지의 ROM은 충분한가?
3) 의자 및 책상이 필요한가?
4) 음식을 얼마만큼 혼자서 먹을 수 있는가?
5) 앉기 균형 및 체중지지 능력은 충분한가?

15

아동의 목욕 기술에 대한 설명이다. 중재방법으로 틀린 것은?

1) 물놀이를 통해 인간 상호작용을 유도한다
2) 신생아 목욕 시 겉옷을 벗기지 않고 시작한다
3) 민감한 촉각을 가진 아동을 위해 가벼운 터치를 제공한다
4) 따뜻한 목욕을 통해 피곤한 아동의 피로와 긴장을 감소시킨다
5) 안전한 목욕을 위해 찬 물에서 시작해 뜨거운 물로 적응시켜 나아간다

16

아동의 목욕 활동에 있어 안전을 도모하는 방법으로 옳은 것은?

1) 수도꼭지에 고무 커버가 있다면 벗겨야한다
2) 수도에는 온도 표시가 있다면 제거해야 한다
3) 처음부터 뜨거운 물로 시작하는 것을 피해야 한다
4) 미끄럼 방지 매트는 넘어짐 예방을 위해 제거해야 한다
5) 보호자의 요통을 예방하기 위해 아동에게 신체적 도움을 제공하지 않는다

문제해설

14 하향식접근방법은 치료사가 환자의 수행요소에 초점을 맞추기보다는 작업수행 중심의 접근법이다.

답 4)

15 민감한 촉각을 가진 아동을 위해 가능한 깊은(deep) 터치를 제공한다.

답 3)

16 **안전한 목욕**

- 목욕을 위한 안전교육이 필요함
- 미끄럼 방지 매트 등을 이용한 안전 확보
- 수도꼭지에 고무 커버 등을 덮어 상해를 예방함
- 수도에는 온도 표시가 있어야 함
- 물의 온도는 찬물에서 따뜻한 물로 적응시켜 나감
- 보호자는 적절한 신체 역할을 통해 허리 손상을 예방해야 함

답 3)

17

다음 설명의 중재법은?

- 과제의 마지막 순서부터 단계적으로 배워나가는 방법이다
- 예 : 빨래를 개는 것부터 배운 후 건조기 사용법을 배움

1) 연쇄
2) 역연쇄
3) 탈감각화
4) 간헐적인 스케줄
5) 지속적인 스케줄

18

아동의 신발 신기 적응 사례의 내용으로 옳은 것은?

1) 전방연쇄법(forward chain)을 사용한다
2) 다리는 펴고 발가락은 위로 향하게 한다
3) 손으로 신발을 당겨 발꿈치를 밀어 넣는다
4) 양말을 발에 넣기 전 양말을 말거나 접지 않는다
5) 등을 대고 눕고 반대쪽 무릎 위에 다리를 올려놓고 수행한다

19

갑작스럽게 근위축이 온 아동이 얼굴과 어깨근육은 위축되고 골반다리 근육은 정상이다. 이 아동에게 필요한 보상적 중재는?

1) 마우스스틱 사용방법 교육
2) 리처사용방법 교육
3) 수동휠체어로 운전
4) 전동 휠체어 사용
5) 물건을 어깨아래 높이에 두기

문제해설

17 역연쇄란 과제의 마지막 순서부터 단계적으로 배워나가는 방법으로 지적장애 성인은 연쇄방법보다 역연쇄가 더욱 효과적으로 작용할 수 있다.

답 2)

18

구분	내용
옷의 변형 및 보조공학적 적용	• 큰 구멍의 헐렁한 신발 사용 • 조이지 않고 넉넉한 신발 사용 • 'slip-on' 타입의 신발 사용 • 벨크로(hook & loop)로 묶는 신발 사용 • 탄력 있는 끈으로 묶여진 신발 사용 • 묶을 필요 없는 고무줄 레이스 신발(elastic curly lace) 사용 • 신발을 당기기 위해 발꿈치에 탭(tab)이 있는 신발 사용 • 긴 손잡이의 신발 주걱 사용
수행방법에 대한 적응	• 안정적인 바닥에 앉아 수행함 • 의자에 다리를 올려놓음 • 등을 대고 눕고 반대쪽 무릎에 다리를 올림 • 다리를 구부리고 발가락은 아래를 향함 • 중력 사용함 • 신발 안으로 발꿈치를 밀어 넣을 때 사용함

답 5)

19 보상적 중재는 남아있는 기능을 최대한 사용하여 손상된 기능을 보완해야 한다. 얼굴과 어깨근육에 위축이 있는 아동에게 어깨보다 낮은 높이에 물건을 두는 환경수정방법은 적절한 보상적 중재 방법이라 할 수 있다. 1), 4)는 남아 있는 기능을 사용하지 못하는 수준이며, 2)와 3)은 남아 있는 기능으로 수행하기 어려운 수준이다.

답 5)

20

다음과 같은 보상방법의 적용대상은?

단추나 상표가 잘 보이는 셔츠를 사용한다

1) 공간장애
2) 순서장애
3) 조직화장애
4) 운동 앞 고집증
5) 운동행위상실증

21

아동의 옷 입기 발달 과정을 순서대로 나열한 것은?

가. 신발끈을 풀어주면 신발 벗기
나. 소매에 팔 넣기
다. 옷의 앞부분 찾기
라. 앞쪽 큰 단추 풀기

1) 가 – 나 – 다 – 라
2) 나 – 라 – 가 – 다
3) 나 – 가 – 라 – 다
4) 다 – 라 – 가 – 나
5) 다 – 라 – 나 – 가

22

아동의 의복착용 및 양말신기의 적응(adaptation)으로 옳은 것은?

1) 헐렁한 신발의 사용은 피한다
2) 단추 잠그기는 위쪽부터 시작한다
3) 하의를 입을 때는 누워서 입는 것이 좋다
4) 양말은 부드럽고 신축성 작은 양말이 좋다
5) 상의는 탄력이 있는 소매와 허리밴드를 피한다

문제해설

20 공간장애가 있는 경우 옷의 앞뒤좌우 방향을 찾기 어렵다. 옷의 방향을 쉽게 찾기 위해 단추나 상표를 보상으로 사용할 수 있다.

답 1)

21 나 – 가 – 라 – 다 순서로 발달하며 만 1세에는 팔 다리를 구멍에 넣기, 2세에는 신발끈을 풀어주면 신발을 벗을 수 있으며, 2.5세에는 큰 단추를 풀 수 있게 되며, 옷의 앞부분을 찾는 것은 약 3.5세 정도 되어야 할 수 있다.

답 3)

22 해설내용 참조

답 3)

옷입기의 적응(adaptation)

Explanation

의복	옷의 변형 및 보조공학적 적응	수행방법에 대한 적응
풀업/하의 (pull up) 타입의 의복	• 큰 사이즈 제공 • 늘어나는 소재 선택 • 허리에 루프(loop) 달기 • 고무줄 형태의 허리밴드 – 너무 꽉 조이지 않게 함 • 지퍼 고리 사용 • 드레싱 스틱 사용	• 의자에 앉음 • 바닥에 누움 • 바지를 올리기 위해 옆으로 누워 구름 • 바지 올리기 시 안정성을 위해 의자 또는 손잡이를 이용함 • 먼저 팔다리를 손상 측(약한 측)부터 넣음
풀오버 (pull over) 타입의 의복	• 사이즈가 크며, 머리가 쉽게 들어가는 의복 사용 • 질감은 유연성이 있는 것을 제공 • 팔 구멍과 소매를 크게 확대 • 탄력이 있는 소매와 허리밴드를 사용	• 의복을 무릎, 바닥, 테이블에 놓음 – 앞면이 전방을 향하도록 배치함 • 머리 위로 쓰고 팔을 옷에 넣음 • 손상 측과 약한 측의 팔을 먼저 넣음
앞이 트인 의복	• 헐렁한 스타일의 의복 사용 • 의복 뒷부분이 높은 의복의 사용 • 짧은 소매의 의복에서 시작함 – 긴 소매의 의복으로 진행함 • 느슨한 소매의 의복 사용 • 한 개 또는 두 개의 단추를 채우는 의복 또는 잠금이 없는 의복 사용	• 의복을 무릎, 바닥, 또는 테이블에 놓음 • 순서 – 목 부위가 아동을 향하도록 배치함 – 팔을 넣고, 머리를 숙임 – 팔을 뻗음 – 의복을 머리 위로 뒤집어 입음 • 손상 측과 약한 측의 팔을 먼저 넣음
단추 잠그기	• 편평하고 큰 단추 사용 • 의복과 색채가 대비되는 단추 사용 • 자루(shank)가 있는 단추 사용 • 헐렁하게 재봉된 단추 사용 • 벨크로가 달린 의복 사용 • 먼저 앞 단추를 잠금(순서) – 이후로 옆면, 그리고 뒷면 순으로 단추잠그기를 수행함	• 단추가 있는 의복 대신 풀오버 스타일의 의복제공 : 단추가 없음 • 처음에는 2~3개의 단추 잠그기로 시작함 – 또는 풀오버 타입의 셔츠로 시작함 • 단추 잠그기는 아래 단추부터 시작함 – 보기가 쉽고, 정렬이 쉬움 • 버튼후크(buttonhook)를 사용함 • 소매의 단추는 탄력 있는 실을 사용함 – 또는 단추 잠그기 없이 소매에 넣음 • 후방연쇄(backward chain)를 사용함
양말	• 부드럽고, 신축성 있는 양말 사용 • 큰 사이즈의 양말 사용 • 튜브 모양의 양말(tube sock) 사용 • 처음에는 발목(ankle) 양말을 사용(순서) – 다음은 종아리(calf) 양말 또는 긴 종아리 양말의 사용 • 고리가 달린 양말의 사용 • 'sock aid' 또는 'donner' 사용	• 안정적인 바닥에 앉아 수행함 • 등을 대고 눕고, 반대쪽 무릎 위에 다리를 올려 수행함 • 양말을 발에 넣기 전 양말을 말거나 접음 • 후방연쇄(backward chin)를 사용함
신발	• 큰 구멍의 헐렁한 신발 사용 • 조이지 않고 넉넉한 신발 사용 • 'slip-on' 타입의 신발 사용 • 벨크로(hook & loop)로 묶는 신발 사용 • 탄력 있는 끈으로 묶여진 신발 사용 • 묶을 필요 없는 고무줄 레이스 신발(elastic curly lace) 사용 • 신발을 당기기 위해 발꿈치에 탭(tab)이 있는 신발 사용 • 긴 손잡이의 신발 주걱 사용	• 안정적인 바닥에 앉아 수행함 • 의자에 다리를 올려놓음 • 등을 대고 눕고 반대쪽 무릎에 다리를 올림 • 다리를 구부리고 발가락은 아래를 향함 • 중력 사용함 • 신발 안으로 발꿈치를 밀어 넣을 때 사용함

23

옷입기와 관련된 문제점과 예측되는 행동을 바르게 연결한 것은?

1) 공간지각장애 — 좌측 팔을 끼우지 않는다
2) 편측신체무시 — 보지 않고 단추를 끼울 수 없다
3) 산만함(distraction) — 셔츠의 앞뒤를 구분하지 못한다
4) 관념적 실행증(ideational apraxia) — 셔츠의 용도를 모른다
5) 촉각실인증(tactile agnosia) — 치료사가 도와주려고 손을 잡으면 화를 낸다

문제해설

23 개념적/관념적(ideational) 실행증
- 동작의 개념을 형성할 수 없음
- 지시 또는 자동적 실행 능력이 없음

답 4)

옷 입기와 관련된 문제점들

Explanation

1. 실행증(apraxia)

1) **개념적/관념적**(ideational) **실행증**
   (1) 동작의 개념을 형성할 수 없음
   (2) 지시 또는 자동적 실행 능력이 없음
2) **운동**(ideomotor) **실행증**
   (1) 지시에 의한 실행은 수행 못하나 자동적으로는 가능함
   (2) 말로는 가능하지만 동작으로는 실행 할 수 없음
3) **구성**(constructional) **실행증**
   (1) 지시 또는 자동적 그리기, 구성하기 능력에 장애가 있음
   (2) 전체를 조직하거나, 조립하는데 문제가 있음
   - 블록 쌓기, 그림 그리기, 성냥 쌓기 등의 문제
   (3) 옷 입기, 장난감 조립, 그릇 쌓기 등이 어려움
   (4) 2차원과 3차원으로 나눠짐
4) **옷 입기**(dressing) **실행증**
   (1) 신체 도식(body scheme)과 관련이 있음
   (2) 오른쪽과 왼쪽을 구분 못함
   (3) 단추와 지퍼를 제대로 조작 할 수 없음

2. 실인증(agnosia)

1) 두정엽과 관련

2) 시각, 촉각, 청각을 재인식하는 능력의 손상
3) 평가는 일상의 실제 물건들을 제시하고 질문
   • 이 물건을 어떻게/어디에 사용하는지에 대해 질문함

3. 좌우 구별(right left discrimination)

1) 신체의 양쪽을 분별하는 것
2) 평가 방법은 좌우에 위치한 물건의 이름 말하기 또는 지적하기

4. 편측 무시(unilateral neglect)

1) 편측 무시는 편측 시각 장애라고도 함
2) 편측의 정보 입력에 대한 장애

24

아동의 옷 입기 중재 중 적응(adaptation)에 해당하는 것은?

1) 한 치수 더 큰 옷 구입하기
2) 한 쪽 소매에 태그(tag) 달기
3) 상의의 아래쪽 단추 먼저 잠그기
4) 탄력이 있는 고무줄 바지로 교체하기
5) 자루 모양의 긴 단추가 달린 상의 사용하기

25

저시력 또는 저청력을 가진 아동 및 청소년을 위한 적응으로 타당한 것은?

1) 사물의 특징적인 감각을 제거한다
2) 청각적, 시각적 방해물들을 제거한다
3) 일상적인 일과 순서의 틀을 만들어 연습한다
4) 손상되지 않은 감각 또는 잔존한 감각의 사용을 피한다
5) 행동의 시작과 끝을 결정할 수 있도록 지속적인 강화물을 제공한다

문제해설

24 1) 한 치수 더 큰 옷 구입하기 – 보상
2) 한 쪽 소매에 태그(tag) 달기 – 보상
3) 상의의 아래쪽 단추 먼저 잠그기 – 적응
4) 탄력이 있는 고무줄 바지로 교체하기 – 보상
5) 자루 모양의 긴 단추가 달린 상의 사용하기 – 보상

답 3)

25 **장애아동 및 청소년을 위한 전형적인 적응원리**

문제	적응(adaptation) 원리
저시력 또는 저청력 (low vision or hearing)	• 손상되지 않은 감각 또는 잔존한 감각의 사용 • 사물의 특징적인 감각을 확대함 예) 색, 크기, 촉감, 청각 • 행동의 시작과 끝을 결정할 수 있도록 지속적인 큐의 제공 • 촉각적/언어적/시각적 또는 사물 큐 사용 예) 수건을 손에 놓아줌 예) "얼굴을 닦을 시간이다"라는 말을 해줌 • 몸짓의 사용 예) 팔을 넣을 소매를 지적함 • 청각적, 시각적 방해물들 제거

답 2)

26

다음과 같은 화장실 가기 기술이 나타나는 아동의 연령은?

- 배뇨는 가끔 실수를 하지만 배변 실수는 거의 없다.
- 화장실을 이용하고 싶을 때 타인에게 요구할 수 있다.
- 혼자서는 화장실을 갈 수 없다.

1) 1세
2) 1.5세
3) 2.5세
4) 3.5세
5) 4세

문제해설

26 해설내용 참조

답 3)

화장실 사용의 전형적 발달

Explanation

나이(년)	화장실 사용 기술
1	• 젖거나 더럽혀졌을 때 불편감을 호소함 • 규칙적인 배변행동이 형성됨 • 아동을 변기에 올려놓으면 앉아있을 수는 있지만 감독이 필요함(짧은 시간)
$1\frac{1}{2}$	• 규칙적인 소변이 가능함
2	• 변기 훈련에 관심을 보임 • 2시간 이상 건조상태를 유지할 수 있음 • 변기물을 내릴 수 있음 • 낮에는 특별한 경우를 제외하고는 실수 없이 규칙적으로 화장실 가기가 가능함
$2\frac{1}{2}$	• 배변실수가 드물게 발생됨 • 화장실을 이용하고 싶을 때 타인에게 요구할 수 있음 • 변기 오르기에 도움이 필요할 수도 있음 • 독립적인 손씻기가 가능함 • 밤에 소변을 위해 일어날 수 있음
3	• 독립적으로 화장실 가기가 가능함 • 뒤처리(닦기)에 도움이 필요할 수 있음 • 옷을 잠그기 어려울 수 있음 또는 옷을 다루는 데 어려움이 있을 수 있음
4~5	• 독립적으로 화장실을 갈 수 있음 – 휴지 사용하기 – 물 내리기 – 손 씻기 – 옷 입기 등

27

정상발달을 보이는 아동의 옷입기 과정 중 가장 늦게 나타나는 기술은?

1) 지퍼 풀기
2) 지퍼 채우기
3) 큰 단추 풀기
4) 바지 혼자 내리기
5) 끈 없는 신발 신기

28

보조공학(AT)을 사용한 적응(adaptation)에 대한 설명으로 옳은 것은?

1) 수행의 완성을 막는다
2) 내구성이 적고 청소가 쉬워야 한다
3) 상업적으로 이용 가능한 도구는 피한다
4) 사용하는 환경에 실용적이고 융통성이 있어야 한다
5) 지속적 사용을 위해 유지 또는 교체가 어려운 것이 좋다

문제해설

27 지퍼 채우기는 약4세 정도에 할수 있으며 지퍼 푸는 활동보단 늦게 발달하는 활동이다. 나머지 보기는 2~3세 사이에 할 수 있는 활동들이다.

답 2)

28 **보조공학(AT)을 사용한 적응(adapting)**

- 보조공학(assistive technology)
  - 상업적으로 이용 가능함
  - 맞춤형이 있음
  - 수행의 완성을 도움
  - 전반적 환경을 수용해야함
  - 사용하는 환경에 실용적이고 융통성이 있어야 함
  - 내구성이 있고 청소가 쉬워야 함
  - 안전해야 함
  - 지속적 사용을 위해 유지 또는 교체가 가능해야 함
  - 경제적으로 적절해야 함

답 4)

제한된 운동기술을 가진 아동

Explanation

1. 기저귀 차기

1) 다리에 강한 폄 및 모음 패턴을 가진 아동은 수행의 어려움을 가짐
   - 치료사는 기저귀 착용 방법을 교육함

2. 화장실가기

1) 근력, 지구력, 관절가동범위, 자세 안정성 등의 제한이 있는 아동
   - 독립적 화장실 가기가 지연될 수 있음
2) 배변 후 뒤처리(cleaning)에 필요한 동작
   (1) 손의 뒤침(supination)
   (2) 손목의 굽힘
   (3) 팔(arm)의 안쪽/바깥돌림
   (4) 팔의 폄

29

만 3세 아동의 화장실 기술의 지표(milestone)에 해당하는 것은?

1) 독립적인 손 씻기
2) 독립적인 옷 입기
3) 변기에 올라가 앉기
4) 독립적인 물 내리기
5) 배변 후 휴지로 뒤처리하기

30

규칙적인 소변보기가 가능한 정상발달 지표는?

1) 6개월
2) 12개월
3) 18개월
4) 24개월
5) 36개월

31

대소변 처리기술 중 가장 빨리 나타나는 기술은?

1) 혼자 뒤처리를 한다
2) 혼자 변기에 앉는다
3) 독립적으로 화장실에 간다
4) 옷이 젖었을 경우 표현한다
5) 규칙적인 소변 습관을 갖는다

문제해설

29 해설내용 참조

답 3)

30 해설내용 참조

답 3)

31 해설내용 참조

답 4)

화장실 사용 기술

Explanation

나이(년)	화장실 사용 기술
1	• 젖거나 더럽혀졌을 때 불편감을 호소함 • 규칙적인 배변행동이 형성됨 • 아동을 변기에 올려놓으면 앉아있을 수는 있지만 감독이 필요함(짧은 시간)
$1\frac{1}{2}$	• 규칙적인 소변이 가능함
2	• 변기 훈련에 관심을 보임 • 2시간 이상 건조상태를 유지할 수 있음 • 변기물을 내릴 수 있음 • 낮에는 특별한 경우를 제외하고는 실수 없이 규칙적으로 화장실 가기가 가능함

나이(년)	화장실 사용 기술
$2\frac{1}{2}$	• 배변실수가 드물게 발생됨 • 화장실을 이용하고 싶을 때 타인에게 요구할 수 있음 • 변기 오르기에 도움이 필요할 수도 있음 • 독립적인 손씻기가 가능함 • 밤에 소변을 위해 일어날 수 있음
3	• 독립적으로 화장실 가기가 가능함 • 뒤처리(닦기)에 도움이 필요할 수 있음 • 옷을 잠그기 어려울 수 있음 또는 옷을 다루는 데 어려움이 있을 수 있음
4~5	• 독립적으로 화장실을 갈 수 있음 – 휴지 사용하기 – 물 내리기 – 손 씻기 – 옷 입기 등

32

아동의 목욕 활동에 필요한 안전 요소에 대한 설명으로 가장 거리가 먼 것은?

1) 미끄럼 방지 매트를 설치함
2) 수도꼭지의 손잡이를 신장함
3) 수도에 온도 표시를 만들어 줌
4) 찬물에서 따뜻한 물로 적응시켜 나아감
5) 보호자는 적절한 물리적 지지를 제공함

33

아동과 환경 사이의 적성(fitness)을 증진시키는 사례로 타당한 것은?

1) 문턱 설치하기
2) 건물에 계단 설치하기
3) 화장실에 안전 손잡이 제거하기
4) 높이 조절이 가능한 책상 사용하기
5) 문의 손잡이를 둥근 형태로 바꾸기

문제해설

32 아동의 안전한 목욕

안전한 목욕	• 목욕을 위한 안전교육이 필요함 • 미끄럼 방지 매트 등을 이용한 안전 확보 • 수도꼭지에 고무 커버 등을 덮어 상해를 예방함 • 수도에는 온도 표시가 있어야 함 • 물의 온도는 찬물에서 따뜻한 물로 적응시켜 나감 • 보호자는 적절한 신체 역할을 통해 허리 손상을 예방해야 함

답 2)

33 문의 손잡이는 레버 타입으로 바꿔주어야 한다.

- 환경과 아동 사이의 적성 증진(improving the fit between the child and the environment)사례
  - 학교의 화장실
    - 휠체어를 이용하는 아동을 위해 변기 주변에 봉(bar)을 설치함
    - 'standing pivo'을 안전하게 수행할 수 있음
  - 의자 및 책상
    - 높이 조절이 가능한 것으로 사용함
  - 건물
    - 경사로(ramp)의 설치

답 4)

34

다음 중 아동의 옷 입기 발달기술 중 가장 높은 수준의 기술은?

1) 장갑 끼기
2) 벨트 풀기
3) 벨트 매기
4) 지퍼 올리기
5) 등 뒤의 단추 잠그기

문제해설

34 해설내용 참조

답 5)

옷 입기 기술의 발달

Explanation

나이(년)	옷 입기 기술	
1	• 옷 입기에 협조하기 – 신발, 양말을 벗음	– 팔을 소매에 넣고 다리를 바지에 넣음
2	• 단추가 풀어진 코트 벗기 – 신발 끈 없는 신발 또는 풀려진 신발 벗기 – 셔츠의 팔 구멍을 찾을 수 있음·단추가 풀어진 코트 벗기 – 바지 벗기를 도울 수 있음	– 바지 벗기를 도울 수 있음 – 신발 끈 없는 신발 또는 풀려진 신발 벗기 – 셔츠의 팔 구멍을 찾을 수 있음
$2\frac{1}{2}$	• 허리에 고무줄 있는 바지 벗기 – 양말을 올리기를 도울 수 있음 – 큰 단추는 풀 수 있음	– 앞이 열린 코트나 셔츠를 입을 수 있음
3	• 최소한의 도움으로 풀오버(pullover) 셔츠를 입음 – 끈이 없는 신발을 신을 수 있음 – 독립적으로 바지를 내림 – 풀오버 셔츠를 벗기 위해 도움이 필요함	– 양말을 신을 수 있음(뒤집어 신을 수도 있음) – 트랙을 따라 재킷의 지퍼를 올리고 내림 – 앞쪽의 큰 단추를 채움
$3\frac{1}{2}$	• 옷의 앞면을 찾음 – 앞에 있는 스냅(snap) 또는 후크(hook)를 채움 – 벙어리장갑을 착용함 – 신발 또는 벨트를 잠금	– 재킷의 지퍼를 올리고 내며 지퍼를 분리시킴 – 3~4개의 단추를 연속해서 채움 – 옷 입기에 감독이 필요함
4	• 독립적으로 풀오버 종류의 옷을 벗음 – 신발이나 벨트를 풀 수 있음 – 정확히 양말을 착용함 – 신발 끈 묶기	– 재킷의 지퍼를 채움 – 신발을 신을 수 있지만 끈 묶기에 도움이 필요함 – 옷의 앞뒤를 구별함
$4\frac{1}{2}$	• 고리가 있는 벨트 맴	
5	• 매듭을 풀고 묶을 수 있음 – 감독 없이 옷을 입음	
6	• 뒤에 지퍼가 있는 옷을 입을 수 있음 – 리본 묶기를 할 수 있음 – 뒤의 스냅을 잠글 수 있음	– 뒤의 단추를 잠글 수 있음

35

배변 후 뒤처리(cleaning)에 필요한 동작으로 거리가 먼 것은?

1) 팔의 폄
2) 손목의 굽힘
3) 팔의 돌림(rotation)
4) 손의 엎침(pronation)
5) 손의 뒤침(supination)

36

양말 신기의 보상전략으로 옳은 것은?

1) 작은 사이즈를 사용한다
2) 견고한 양말을 사용한다
3) 고리가 달린 양말은 피한다
4) 신축성이 적은 양말을 사용한다
5) 'sock aid' 또는 'donner'와 같은 보조도구를 사용한다

37

다음 장애아동에게 알맞은 적응원리로 옳은 것은?

운동조절의 문제로 칫솔이나 컵의 사용이 어렵다

1) 지지면에 유동성을 제공한다
2) 섬세한 조절에 대한 요구를 제거한다
3) 다른 신체부위를 사용해 물체를 움직이게 한다
4) 시작과 끝을 결정할 수 있도록 지속적인 강화물을 제공한다
5) 고유수용성감각의 되먹임을 제공하는 가벼운 도구를 사용한다

문제해설

35 배변 후 뒤처리(cleaning)에 필요한 동작

- 손의 뒤침(supination)
- 손목의 굽힘
- 팔(arm)의 내/바깥돌림
- 팔의 폄

답 4)

36 보상전략

	양말
옷의 변형 및 보조공학적 적응	• 부드럽고, 신축성 있는 양말 • 큰 사이즈 • 튜브 모양의 양말(tube sock) • 처음에는 발목(ankle) 양말 – 그 다음은 종아리(calf) 양말 또는 긴 종아리 양말 • 고리가 달린 양말 • sock aid 또는 donner
수행방법에 대한 적응	• 안정적인 바닥에 앉음 • 등을 대고 눕고 반대 무릎에 다리를 올림 • 양말을 발에 넣기 전 양말을 말거나 접음 • 후방연쇄(backward chin)의 사용

답 5)

37 장애아동 및 청소년을 위한 전형적인 적응원리

문제	적응(adaptation)원리
운동 조절의 어려움	• 지지면(base of support)에 안정성 제공 • 섬세한 조절(fine control)의 필요성 제거 예) 큰 지퍼 손잡이 사용 • 고유수용성감각의 되먹임을 제공하는 무게 있는 도구의 사용 예) 무거운 칫솔과 컵의 사용

답 2)

38

다음 중 성격이 다른 하나는?

1) shower bench
2) hammock chair
3) trunk support ring
4) inflatable bath collar
5) foam-filled feeder seat

문제해설

38 foam filled feeder seat
식사에 필요한 보조 장치

답 5)

목욕에 필요한 장치들

Explanation

1. Hammock Chair

1) 몸 전체를 지지할 수 있음
2) 보호자가 아동을 온전히 목욕시킬 수 있음

2. Trunk Support Ring

1) 가볍고 디자인이 우수함
2) 눈에 잘 띄지 않음

3. 샤워 벤치(shower bench)

1) 다양한 종류의 벤치 및 의자가 있음
2) 보다 큰 아동에게 적용
3) 탕으로 들어가기 및 이동에 사용됨

4. Inflatable Bath Collar

1) 심각한 운동의 장애가 있는 아동에게 사용됨
2) 'prone' 및 'supine' 자세에 모두 사용 가능함

39

다음과 같은 운동제한이 있는 아동의 옷 입기에 대한 적응방법으로 옳은 것은?

편근 긴장이 높은 아동

1) 서서 옷 입히기
2) 의자에 앉혀 옷 입히기
3) 벽에 기대어 옷 입히기
4) 앉은 자세에서 옷 입히기
5) 바닥에 등을 대고 누워 옷 입히기

문제해설

39 해설내용 참조

답 5)

운동제한이 있는 아동의 옷 입기 적응 방법

Explanation

1. 바닥에 등을 대고 누워서 옷 입히기

- 이 자세는 신경학적 문제를 지닌 아동에게 적절함
- 편근 긴장이 나타날 때 사용

2. 아동이 머리 및 몸통 조절을 습득 했을 경우

- 보호자는 아동의 등을 지지해주므로 옷 입기를 수행함
  - 이 자세는 옷 입는 동안 자신의 신체를 관찰하는 기회를 제공함

3. 편근의 긴장이 증가된 아동의 옷 입히기

- 보호자는 양말이나 신발을 착용시켜주기 전 아동의 엉덩관절이나 무릎을 굽힘시킴

4. 아동이 나이가 많거나 무거울 때

- 옆으로 눕혀(sidelying) 실시
  - 아동의 엉덩관절과 무릎을 구부리고 팔을 앞쪽에 가져오는 것이 편리함

40

뇌성마비 아동에게 옷을 입힐 때 아동의 배를 보호자의 무릎에 올려놓은 엎드린 자세를 추천하였다. 가장 타당한 이유는?

1) 자세 안정성 확보
2) 아동의 시야 차단
3) 폄 근의 긴장도 감소
4) 중력에 대한 불안 감소
5) 보호자와 신체 접촉 증가

41

치료실에서 신발 끈 묶기를 처음으로 성공한 후 이를 일반화시키기 위한 방법으로 가장 적절한 중재는?

1) 신발 모양을 바꾼다
2) 집에서 신발 끈을 묶는다
3) 신발 끈 색깔을 바꿔준다
4) 선물 포장 리본 묶기를 연습한다
5) 여동생의 머리를 묶어주는 연습을 한다

42

다음 내용의 옷 입기 기술을 수행할 수 있는 아동이 정상적 발달을 보이고 있다면 예상되는 아동의 나이는?

- 최소 도움으로 앞이 막힌 형태의 상의를 입을 수 있다
- 끈이 없는 신발을 신을 수 있다
- 양말을 신을 수 있다
- 독립적으로 바지를 내릴 수 있다
- 의복 앞쪽의 큰 단추를 채울 수 있다

1) 12개월
2) 18개월
3) 24개월
4) 3년
5) 5년

문제해설

40 보호자 무릎에 엎드려 옷 입히는 자세는 extensor tone이 심하여 뻗치는 아동에게 추천되는 자세이다.

답 3)

41 선물 포장 리본 묶기 연습과 여동생의 머리를 묶기는 난이도가 올라간 과제로 아동에게 좌절감을 제공할 수 있다. 습득한 기술을 일반화하기 위해서는 같은 기술을 다른 환경에서 반복 연습하는 것이 필요하다.

답 2)

42 해설내용 참조

답 4)

옷 입기 발달

Explanation

나이(년)	옷 입기 기술
2	• 단추가 풀어진 코트를 벗을 수 있음 • 신발 끈이 없는 신발 또는 풀려진 신발을 벗을 수 있음 • 바지 벗기를 도울 수 있음 • 셔츠의 팔 구멍을 찾을 수 있음
$2\frac{1}{2}$	• 허리에 고무줄이 있는 바지를 벗을 수 있음 • 양말 올리기를 도울 수 있음 • 앞이 열린 코트나 셔츠를 입을 수 있음 • 큰 단추를 풀 수 있음
3	• 최소 도움으로 풀오버(pullover) 셔츠를 입음 : 앞이 막힌 형태의 상의 • 끈이 없는 신발을 신을 수 있음 • 양말을 신을 수 있음 : 뒤집어 신을 수도 있음 • 독립적으로 바지를 내릴 수 있음 • 트랙을 따라 재킷의 지퍼를 올리고 내릴 수 있음 • 풀오버 셔츠를 벗기 위해 도움이 필요함 • 앞쪽의 큰 단추를 채울 수 있음
$3\frac{1}{2}$	• 옷의 앞면을 찾을 수 있음 • 앞에 있는 스냅(snap) 또는 후크(hook)를 채울 수 있음 • 재킷의 지퍼를 올리고 내리며, 지퍼를 분리시킬 수 있음 • 벙어리장갑을 착용할 수 있음 • 3~4개의 단추를 연속해서 채울 수 있음 • 신발 또는 벨트를 잠글 수 있음 • 옷 입기에 감독이 필요함
4	• 독립적으로 풀오버 종류의 옷을 벗을 수 있음 • 신발이나 벨트를 풀 수 있음 • 재킷의 지퍼를 채울 수 있음 • 정확히 양말을 착용할 수 있음 • 신발을 신을 수 있지만 끈 묶기에 도움이 필요함 • 신발 끈 묶기가 가능함 • 옷의 앞뒤를 구별할 수 있음

43

정상발달을 보이는 만 2세 아동의 화장실 기술로 가장 타당한 것은?

1) 옷 입기
2) 손 씻기
3) 물 내리기
4) 화장실의 휴지사용
5) 규칙적으로 소변보기

문제해설

43 손 씻기, 옷 입기, 물 내리기, 화장실의 휴지사용은 모두 만 4세 이상에서 가능한 기술이다.

답 5)

44

정상 발달 아동이 정확하게 양말을 신을 수 있으며, 모든 종류의 단추 없는 상의(pull over)를 독립적으로 입고 벗을 수 있다면 같은 수준의 발달 단계는?

1) 에릭슨의 구순기
2) 에릭슨의 항문기
3) 에릭슨의 남근기
4) 피아제의 구체적 조작기
5) 피아제의 형식적 조작기

45

다음 사례의 아동에게 가장 적절한 칫솔은?

- 민첩성이 낮은 아동
- 근력 약화가 있는 아동
- 독립적인 양치질이 가능하지만 더 깨끗한 양치가 필요한 아동

1) 전동 칫솔
2) 가벼운 칫솔
3) 실리콘 칫솔
4) 스폰지 칫솔
5) 손잡이가 긴 칫솔

46

NICU 영아의 목욕 방법에 대한 사례 및 과정으로 옳은 것은?

1) 얼굴은 가장 나중에 물티슈로 닦아준다
2) 포대기에 싼 상태로 욕조에 넣어야 한다
3) 욕조에 넣을 때 발이 가장 먼저 들어가야 한다
4) 차가운 물 사용을 통해 아동의 각성을 자극해야 한다
5) 목욕은 영아에게 스트레스를 줄 수 있으므로 금기이다

문제해설

44
- 이 아동의 옷 입기 수준은 만 4세이다.
- 에릭슨의 구순기 : 출생~1세
- 에릭슨의 항문기 : 1~3세
- 에릭슨의 남근기 : 3~5세
- 피아제의 구체적 조작기 : 5~10세
- 피아제의 형식적 조작기 : 11세 이상

답 3)

45 전동칫솔 대상 아동
- 민첩성이 낮은 아동 : 근력의 약화가 있는 아동의 경우에도 가능함
- 아동이 독립적인 양치질이 가능한 경우 보다 깨끗한 양치를 위해

답 1)

46 목욕
- 목욕은 영아에게 스트레스를 줄 수 있음
- 따뜻한 물은 안정감을 제공함
- 포대기에 싼 영아를 따뜻한 물이 담긴 욕조에 어깨부터 넣어야 함
- 얼굴부터 깨끗한 물로 씻어줌 : 신체의 한 부분을 벗겨 목욕을 시키고 헹군 후 젖은 천으로 다시 감싸주는 방식으로 목욕시킴, 따뜻한 물에 젖은 담요는 영아를 진정시키는 효과가 있음

답 2)

47

CP 진단을 받은 8세의 남아는 심한 운동장애로 인해 쥐기와 동시에 손목의 굽힘(flexion)이 나타나고 있다. 이 아동이 독립적으로 손을 펼 수 있다면 테이블 높이로 바람직한 것은?

1) 배꼽 아래
2) 배꼽 높이
3) 가슴 높이
4) 머리 높이
5) 팔꿈치 아래

48

다음 중 장애아동의 문제와 그에 따른 적응(adaptation)이 올바르게 연결된 것은?

1) 저시력 — 제스처를 사용한다
2) 앉기 균형 저하 — 누운 자세로 옷을 입는다
3) 촉각방어 — 꼭 맞는 사이즈의 옷을 착용한다
4) 뻗기의 제한 — 손잡이의 굵기를 두껍게 만든다
5) 저청력 — 색과 크기를 이용해 사물의 특징을 강조한다

49

다음 설명에 해당하는 발달 연령은?

- 상·하의 옷을 벗을 수 있다
- 지퍼사용을 제외하고 바지입기가 가능하다
- 페달을 밟으며 세발자전거 타기가 가능하다

1) 1~2세
2) 2~3세
3) 3~4세
4) 5~6세
5) 7~8세

문제해설

47 독립적으로 손을 펼 수 있지만 쥐기와 동시에 손목의 굽힘(flexion)이 나타나는 아동. 치료사는 테이블 상면(또는 가슴 높이)에 물체를 놓고 손목 폄(extension)을 동반한 잡기를 강조할 수 있음

답 3)

48
- 저청력 – 제스처를 사용한다.
- 촉각방어 – 느슨한 옷을 착용한다.
- 뻗기의 제한 – 손잡이를 길게 만든다.
- 저시력 – 색과 크기를 이용해 사물의 특징을 강조한다.

답 2)

49 3~4세의 발달
- T-shirts 입기에서는 앞/뒤 구분에 대한 도움이 주어지면 혼자 가능하다.
- 신발끈을 제외하고 신발과 양말 신기가 가능하다.
- 상·하의 옷을 벗을 수 있다.
- 지퍼사용을 제외하고 바지입기가 가능하다.

답 3)

50

정상발달을 보이는 만 4세 아동의 옷 입기 기술과 가장 거리가 먼 것은?

1) 지퍼를 올릴 수 있다
2) 양말을 신을 수 있다
3) 리본 묶기를 할 수 있다
4) 단추가 없는 상의를 벗을 수 있다
5) 신발을 신기와 신발 끈 묶기를 할 수 있다

51

12개월 아기는 발달 지연으로 몸통조절을 하지 못한다. 아기는 아직 똑바로 앉아 있지 못한다. 부모는 아동을 목욕시킬 때 보조도구를 필요로 한다. 어떤 보조도구가 이 아동에게 가장 적합한가?

1) inflatable bath tub
2) light weight trunk support bath ring
3) horseshoe-shaped inflatable bath collar
4) adjustable hammock seat with oversized suction feet
5) shower bench with back suport, side rails and safety belt

52

ADL 수행 확립을 위한 방식 중 후방 연쇄(backward chain)에 해당하는 내용은?

1) 첫 단계부터 수행한다
2) 수행의 시작에 긍정적 강화를 준다
3) 연속성이 부족한 아동에게 적절한 방식이다
4) 일반화가 어려운 아동에게 적절한 방식이다
5) 참을성이 적거나 자신감이 부족한 아동에게 적절한 방식이다

문제해설

50 옷 입기 기술

4	• 독립적으로 풀오버 종류의 옷을 벗을 수 있음 • 신발이나 벨트를 풀 수 있음 • 재킷의 지퍼를 채울 수 있음 • 정확히 양말을 착용할 수 있음 • 신발을 신을 수 있지만 끈 묶기에 도움이 필요함 • 신발 끈 묶기가 가능함 • 옷의 앞뒤를 구별할 수 있음
$4\frac{1}{2}$	• 고리가 있는 벨트를 맬 수 있음
5	• 매듭을 풀고 묶을 수 있음 • 감독 없이 옷을 입을 수 있음
6	• 뒤에 지퍼가 있는 옷을 입을 수 있음 • 리본 묶기를 할 수 있음 • 뒤의 단추를 잠글 수 있음 • 뒤의 스냅을 잠글 수 있음

답 3)

51 이 아기는 앉아서 몸통조절이 어렵다. hammock hair가 부모가 아동을 목욕시키는 동안 아기의 몸을 지지할 수 있다. 나머진 앉기 자세가 충분하지 않는 아기에게 적합하지 않다.

답 4)

52 후방 연쇄(backward chain)는 마지막 단계부터 수행하므로 수행의 완성에 긍정적 강화를 준다. 즉각적인 성공을 제공하므로 참을성이 적거나 자신감이 부족한 아동에게 도움이 된다.

답 5)

53

아동의 옷입기 훈련 중 앞이 열린(opening) 옷 입기를 위한 보상 방법으로 옳은 것은?

1) 꼭 맞는 의복을 사용한다
2) 건측의 팔을 먼저 소매에 넣게 한다
3) 유연성이 없는 천의 재질이 유리하다
4) 옷 입기 훈련 시 뒤집어 쓰기는 피한다
5) 단추는 아래에서 위로 끼워 나아가야 한다

54

아동의 전형적인 화장실 위생 발달 순서에 맞게 나열된 것은?

가. 지정된 변기에 앉아 있을 수 있고 관찰이 필요하다
나. 드물게 대변 실수가 관찰된다
다. 2시간 이상 대·소변을 참을 수 있다
라. 닦아내는 데 도움이 필요하다

1) 가－나－다－라
2) 나－가－다－라
3) 가－다－나－라
4) 나－가－라－다
5) 나－라－다－가

55

신체장애를 지닌 아동의 바지입기에 대한 일반적 보상방법으로 가장 거리가 먼 것은?

1) 큰 사이즈의 바지를 사용한다
2) 고무줄 형태의 허리띠를 사용한다
3) 늘어나는 소재의 바지를 사용한다
4) 허리에 루프(loop) 달아주어 손가락을 보상한다
5) 무게가 많이 나가는 바지를 사용하여 안정적인 움직임을 제공한다

문제해설

53 1) 한 치수 더 큰 의복을 사용한다.
2) 환측의 팔을 먼저 소매에 넣게 한다.
3) 유연성 있는 재질이 유리하다.
4) 옷 입기 훈련 시 뒤집어쓰기를 사용한다.

답 5)

54 가. 지정된 변기에 앉아 있을 수 있고 관찰이 필요하다(1.5세).
나. 드물게 대변 실수가 관찰된다(2.5세).
다. 2시간 이상 대·소변을 참을 수 있다(2세).
라. 닦아내는 데 도움이 필요하다(3세).

답 3)

55 무게가 많이 나가는 바지는 보다 큰 상지의 근력을 요구하므로 바람직하지 않다.

답 5)

56

아동의 양치질과 관련된 다양한 문제와 치료적 중재가 바르게 연결된 것은?

1) 구강이 민감한 아동 — 전동 칫솔을 사용한다
2) 구토반사가 있는 아동 — 가능한 크고 단단한 칫솔을 사용한다
3) 손의 악력이 약한 아동 — 핸들이 작고 가벼운 칫솔을 사용한다
4) 잇몸이 민감한 아동 — 부드러운 스펀지 형태의 칫솔을 사용한다
5) 손의 민첩성이 낮은 아동 — 핸들이 길고 가벼운 칫솔을 사용한다

57

다음 중 정상발달을 보이는 만 3세의 아동에게 기대할 수 있는 화장실 사용 기술은?

1) 손 씻기
2) 옷 입기
3) 변기에 오르기
4) 화장실 휴지사용
5) 변기의 물 내리기

58

양손의 근력이 약한 초등학생 남자아이는 신발신기에 어려움을 겪고있다. 치료적 접근으로 가장 거리가 먼 것은?

1) 사이즈에 꼭 맞는 신발은 피한다
2) 벨크로 시스템이 달린 신발은 피한다
3) 탄력이 있는 끈으로 묶인 신발을 추천한다
4) 미끄러져 들어가는(slip-on) 타입의 신발을 추천한다
5) 중력을 이용하여 신발 안으로 발꿈치를 밀어 넣도록 교육한다

문제해설

56

전동 칫솔의 사용	• 아동이 독립적으로 양치질을 할 경우 – 청결한 양치질을 위해 사용함 • 민첩성(dexterity)의 문제를 가진 아동이 사용함 • 근력 약화가 있는 아동에게도 사용할 수 있음 – 아동에게 전동 칫솔이 무거울 수도 있음
잇몸이 민감한 아동	• 부드러운 스펀지 형태의 칫솔을 사용함
악력이 약한 (weak grasp) 아동	• 손잡이를 굵게 확대할 수 있음 • 스트랩(strap)을 이용해 고정할 수 있음
혀 내밀기 및 구토반사를 가진 아동	• 작고 부드러운 칫솔을 사용 • 칫솔이 구강 내에서 쉽게 움직이도록 함
구강이 민감한 아동	• 인내력이 향상될 때 까지 자신이 선호하는 방식을 선택함

답 4)

57 손 씻기, 옷 입기, 화장실의 휴지사용, 변기의 물 내리기 등은 4세 이상의 아동이 수행할 수 있는 수준이다.

답 3)

58 신발의 사이즈는 조금 큰 것이 유리하다. 헐렁한 신발은 신고 벗기가 용이하다. 벨크로가 달린 신발이 근력이 약한 아동의 쥐기를 보상할 수 있다.

답 2)

59

무정위형 아동은 머리와 팔에 불수의적 움직임이 동반된다. 다음 중 가장 적절한 훈련 방법은?

1) 체중 지지를 통해 비정상적인 근 긴장을 억제한다
2) 전정자극을 통해 항 중력 근의 긴장을 촉진한다
3) 근위부 안정성향상을 통해 원위부의 움직임 조절을 촉진한다
4) 저항운동으로 근력을 증진시킨다
5) 중력에 노출하여 자세조절을 향상시킨다

60

다음에서 일반적으로 가장 우선 훈련을 고려하는 활동은?

- 10세 뇌성마비 아동
- 일상생활활동 훈련이 필요하며, 특히 자기관리활동 훈련을 하기로 결정됨

1) 옷 벗기
2) 목욕하기
3) 신변처리
4) 식사하기
5) 이동 기술

61

46세 여자환자는 옷을 입을 때 정확하게 옷의 소매를 찾지 못하고 당황한다, 옷의 앞－뒤, 위－아래, 안－밖을 잘 구별하지 못한다. 또한 양쪽 다리를 한 바지 구멍에 같이 넣기도 한다. 이 환자의 문제점으로 가장 거리가 먼 것은?

1) 실인증(agnosia)
2) 편측무시(unilateral neglect)
3) 신체도식 손상(body scheme disorder)
4) 공간 관계손상(spatial relation impairment)
5) 좌우 구별손상(Rt-Lt discrimination impairment)

문제해설

59 무정위형 아동은 불수의적인 움직임이 동반되어 원위부의 움직임 조절에 어려움을 겪는다. 이에 원위부의 움직임 조절향상을 위해서는 근부의 안정성(자세 안정성 등)을 향상시켜 원위부의 부드럽고 조절된 움직임 향상을 촉진해야 한다.

답 3)

60 환자의 장애상태와 능력, 제한점, 개인적 우선순위 및 독립성의 가능성에 따라 일상생활훈련의 목표를 조절하여 설정함. 일반적으로는 자기관리 활동 훈련의 경우 아동의 자기관리 기술의 독립성 획득 시 나타나는 정상발달을 기초로, '식사하기 → 신변처리 → 대소변 조절 → 이동기술 → 대소변 처리 → 옷 벗기 → 옷 입기 → 목욕하기'의 순서를 따름

답 4)

61
- 옷입기 실행(dressing apraxia)은 스스로 옷 입기가 무능력(inability)한 것이다.
- 이 실행증은 운동능력보다는 신체도식과 공간관계 문제와 연관되어 있다.
- 환자는 옷을 입을 때, 앞－뒤, 위－아래, 좌－우, 안과 밖의 방향에서 실수를 하며 편측무시가 있을 경우엔 양측 다리를 같은 바지 구멍에 넣는다.

답 1)

62

옷의 앞뒤를 잘 구별하지 못하는 아동을 위한 보상 방법은?

1) 느슨한 옷을 제공한다
2) 누운 자세에서 옷 입기를 한다
3) 옷의 한 쪽에 특정 표시를 만들어 준다
4) 순서의 틀을 만들어 반복적으로 연습한다
5) 고유수용성 감각 되먹임이 많은 옷을 제공한다

63

치료 중재로 다음과 같은 활동을 실시하였다면 중재 목적으로 가장 타당한 것은?

- 활동 1 : 물고 놀 수 있는 고무장난감 가지고 놀기
- 활동 2 : NUK 칫솔로 구강 솔질하기

1) 양치질 훈련
2) 혀 움직임 촉진
3) 턱의 안정성 증진
4) 구강의 탈감각 훈련
5) 입술 닫힘 및 턱의 근력 훈련

64

양말신기 활동을 확립하기 위해 전방 연쇄(forward chain)를 사용하고자 한다. 방법으로 옳은 것은?

1) 양말을 신고 정리하는 과정만 집중 훈련한다
2) 양말 신기의 가장 쉬운 단계부터 천천히 훈련한다
3) 첫 단계로 양말 안으로 발가락 넣기까지만 훈련한다
4) 실패로 인한 좌절감이 많은 아동들에게 우선적으로 적용한다
5) 전체 양말 신기 과정을 처음부터 끝까지 순서대로 반복 수행한다

문제해설

62 앞뒤구별이 어려운 아동을 위한 보상 방법

- 사물의 특징을 극대화함
- 방해 요소는 감소시킴(예, 요리 활동 시 한 가지 도구만 올려놓고 수행함)
- 시각적 큐 또는 제스처의 사용(예, 바른 발에 신발 신기를 위해 내측에 특정 표시를 만들어 줌)
- 물건을 찾을 때 체계적으로 찾아나감(예, 옷장에서 옷 찾기)

답 3)

63 민감한 구강 감각을 가진 아동들을 위한 탈감각 놀이

- 구강의 탈감각화(desensitization)로 역치를 높여줌
- 아동 자신의 손으로 자신의 입을 경험하는 것으로 시작함
  - 치료사는 아동의 손을 잡고 입으로 유도함
- 구강놀이(oral play) : 고무장난감(rubber toy)을 사용함
- 잇몸 칫솔질(brush)
  - 마사지 제공 효과
  - NUK 칫솔을 사용함
- 숨기고 찾기 게임
  - 고무 장난감 또는 칫솔을 사용함
  - 서로 다른 압박으로 입안을 자극해줌

답 4)

64 후방 연쇄(backward chain)

- 수행 완성에 긍정적 강화를 제공하는 방법임 : 마지막 단계를 수행하므로 강화시킴
- 참을성이 적거나 자신감이 부족한 아동에게 도움이 되는 접근법임
- 즉각적인 성공을 제공할 수 있음

전방 연쇄(forward chain)

- 수행 순서는 첫 단계부터 시작함
- 다음 단계는 두 번째 단계가 됨
- 아동은 모든 단계를 수행할 때까지 수행단계들을 지속적으로 학습함
- 연속성이 부족하고 일반화가 어려운 아동에게 도움이

답 3)

65

만 5세 정상발달 아동에게 기대할 수 있는 옷 입기 기술은?

1) 리본 묶기
2) 감독 없이 옷 입기
3) 등 뒤의 단추 잠그기
4) 등 뒤의 스냅 잠그기
5) 등 뒤의 지퍼 올리기

66

'후방연쇄(backward chain)'에 대한 내용으로 옳은 것은?

1) 첫 단계를 먼저 수행한다
2) 즉각적인 성공을 얻을 수 없다
3) 연속성이 부족한 아동에게 도움이 된다
4) 참을성이 적거나 자신감이 부족한 아동에게 도움이 된다
5) 아동은 모든 단계를 수행할 때까지 수행의 단계를 지속적으로 학습한다

문제해설

65 5세/6세 아동의 옷 입기 기술

5	• 매듭을 풀고 묶을 수 있음 • 감독 없이 옷을 입을 수 있음
6	• 뒤에 지퍼가 있는 옷을 입을 수 있음 • 리본 묶기를 할 수 있음 • 뒤의 단추를 잠글 수 있음 • 뒤의 스냅을 잠글 수 있음

답 2)

66 해설내용 참고

답 4)

후방연쇄와 전방연쇄

Explanation

1. 후방연쇄(backward chain)

1) 수행의 완성에 긍정적 강화를 줌
   • 마지막 단계를 수행함
2) 참을성이 적거나 자신감이 부족한 아동에 도움이 됨
3) 즉각적인 성공을 제공함

2. 전방연쇄(forward chain)

1) 수행 순서는 첫 단계부터 시작함
2) 다음 단계는 두 번째 단계가 됨
3) 아동은 모든 단계를 수행할 때까지 수행의 단계를 지속적으로 학습함
4) 연속성이 부족하고 일반화가 어려운 아동에게 도움이 됨

2024 OCCUPATIONAL THERAPY

9

C·H·A·P·T·E·R

일반적인 아동의 질환

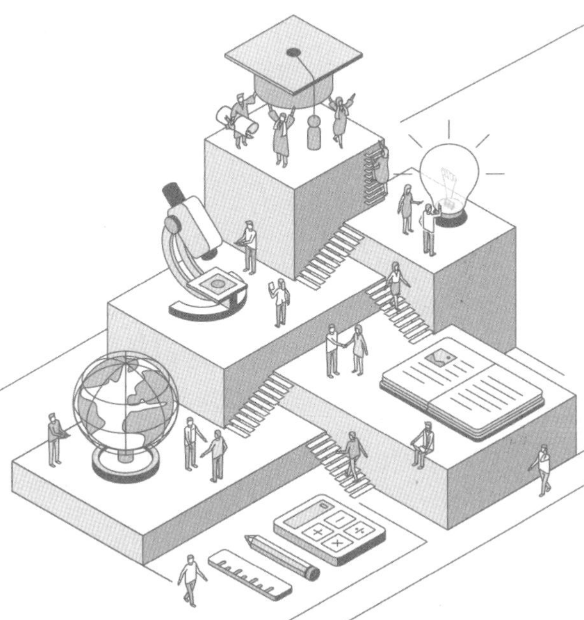

예·상·문·제·풀·이

01

자세가 불안정한 7세의 'moderate spastic quadriplegia CP' 아동에게 놀이를 시키려고 한다. 치료 내용으로 옳지 않은 것은?

1) 아동이 흥미를 가질 수 있는 장난감을 준비한다
2) 아이의 인내력과 집중력 정도를 파악하고 고려한다
3) 안정감을 가질 수 있도록 적당한 의자나 책상을 준비한다
4) 다양한 감각적 경험을 가질 수 있도록 장난감을 바꿔주는 것이 바람직하다
5) 아이의 지적수준 보다는 아이가 할 수 있는 움직임에 맞춰 장난감을 선택해야 한다

문제해설

01 **활동의 등급화(graded activities)**
지금 당장할 수 있는 수준의 도전("Just Right" challenge)

답 5)

활동의 등급화(Graded activities)

Explanation

1. 지금 당장 할 수 있는 수준의 도전("just right" challenge)

2. 아동이 지금 막 도전할 수 있는("just right" challenge) 활동의 요소들

1) 치료사는 수용 가능성이 높은 활동을 선택해야 함
   - 아동의 수행에 기초해 난이도를 신중하게 높이거나 낮춰줌
2) 아동의 내적 변화를 촉진하기 위해 활동은 반드시 도전적이며 어느 정도의 스트레스를 제공
   - 스트레스는 상위 수준의 반응을 유도하기 위한 것
3) 치료사는 아동이 더 높은 단계에 성공적으로 반응하게 하기 위해 아동의 행동을 촉진하며 지지함
   (1) 치료사는 아동의 반응에 성공에 기초하여 피드백을 제공함
   (2) 보다 많게 또는 보다 적게 난이도를 제공함
4) 활동에 필요한 인지(cognitive), 감각(sensory), 운동(motor), 지각(perceptual), 사회 요소는 보다 쉽거나 어렵게 구성할 수 있음
5) 아동의 반응에 대한 평가를 통해 지금 도전할 수 있는 적절한 수준의 활동을 제공함

02

다음 설명의 뇌성마비 유형은?

- 소뇌 손상으로 발생된다
- 근긴장은 다소 낮지만 일정하다
- 균형감 손상과 협응력 손상이 특징이다

1) 실조형(ataxic)
2) 혼합형(mixed)
3) 경직형(spastic)
4) 이완형(flaccid)
5) 무정위형(athetoid)

문제해설

02 해설내용 참조

답 1)

뇌성마비

Explanation

1. 뇌성마비의 분류

1) Spastic cerebral palsy
   (1) 근 긴장의 증가가 특징
   (2) 대뇌 피질(cerebral cortex)의 운동 영역 손상
   (3) 뻣뻣한(stiff) 움직임
   (4) 끊어지는 움직임(jerky movement)
   (5) 한 자세에서 다른 자세로 움직이기 힘듦(다른 곳으로 손 뻗기 힘듦)
   (6) CP의 50% 정도를 차지함

2) Ataxia cerebral palsy
   (1) 근 긴장이 감소된 상태
   (2) 소뇌 손상
   (3) 협응적 움직임의 손상(poor coordination of movement)
   (4) 낮은 균형감(poor balance)
   (5) 불안정한 움직임 및 흔들리는 움직임이 특징(unsteady & shaky movement)
   - 가위질, 책 넘기기, 글씨쓰기의 어려움

3) Athetoid Cerebral Palsy
   (1) 근 긴장이 오르고 내림의 일정하지 않은 상태
   (2) 'basal ganglia'의 손상
   (3) 직립(upright) 자세 유지가 어려움
   (4) 앉거나 걸을 때 지속적으로 자세 유지 어려움

(5) 우발적이고 불수의적 움직임(random, involuntary movement)
  ① 얼굴, 팔, 상체(upper body)에 많이 나타남
  ② 본인이 원하는 상지의 움직임이 어려움
(6) 특정 지점에 손을 닿으려고 할 때 많은 움직임(노력)이 필요함

4) Flaccid Cerebral Palsy
  (1) 근 긴장이 매우 낮은 상태(거의 없음)
  (2) 관절 움직임의 과도함(힘이 없어서 떨어짐)
  (3) 협응(coordination)의 문제는 없지만 근 긴장이 너무 낮으므로 움직임이 어려움

5) Mixed Cerebral Palsy

03

다음 중 뇌성마비의 일반적 특징에 대한 설명으로 옳은 것은?

1) 바닥핵이 손상될 경우 뇌성마비 중 경직형(spasticity)이 된다
2) 낮은 긴장도, 체간의 흔들림, 협응 부족, 기도 진전 등은 이완형(flaccidity)에서 보이는 증상이다
3) 근긴장도의 변화가 가장 심하며 불수의적이고, 불안정한 움직임을 보이는 형태를 운동실 조형(ataxia)라고 한다
4) 무정위형(athetosis)은 안정성보다 움직임을 많이 유도하는 것이 효과적이라서 빠르고 역동적인 운동은 도움이 된다
5) 경직형(spasticity)일 경우 비정상적인 동작 패턴을 분석하고 보상작용을 평가하는 것은 치료에 있어 기초가 된다

04

뇌성마비 아동인 민수는 소뇌 손상으로 근 긴장이 감소되어 있으며, 손 협응력이 매우 저하된 상태이다. 균형감이 낮아 자주 넘어지는 민수는 어떤 유형의 뇌성마비인가?

1) 혼합형(mixed)
2) 실조형(ataxic)
3) 경직형(spastic)
4) 이완형(flaccid)
5) 무정위형(athetoid)

문제해설

03 바닥핵의 손상은 무정위형(athetosis)에 영향을 주며, 기도 진전은 운동실조형(ataxia)에서 보이는 증상이다. 불수의적인 움직임이 많이 나타나는 것은 무정위형(athetosis) 타입이다. 무정위형은 움직임보다 안정성을 확보하기 위한 정적인 운동자세가 더 효과적이다.

답 5)

04 실조형(ataxic)
- 근 긴장이 감소된 상태
- 소뇌 손상
- 협응적 움직임의 손상(poor coordination of movement)
- 낮은 균형감(poor balance)
- 불안정한 움직임 및 흔들리는 움직임이 특징(unsteady & shaky movement)
  - 가위질, 책 넘기기, 글씨쓰기의 어려움

답 2)

05

뇌성마비(Cerebral palsy) 유형 중 지속적인 자세의 유지가 어려우며, 불수의적 움직임이 특징인 유형은?

1) 경직형(spastic)
2) 실조형(ataxic)
3) 무정위형(athetoid)
4) 이완형(flaccid)
5) 혼합형(mixed)

문제해설

05 해설내용 참조

답 3)

뇌성마비의 분류

Explanation

spastic CP	• 근 긴장의 증가가 특징 • 대뇌 피질(cerebral cortex)의 운동영역 손상 • 뻣뻣한(stiff) 움직임 • 끊어지는 움직임(jerky movement) • 한 자세에서 다른 자세로 움직이기 힘듦 – 다른 곳으로 손 뻗기 힘듦 • CP의 50% 정도를 차지함
ataxia CP	• 근 긴장이 감소된 상태 • 소뇌 손상 • 협응적 움직임의 손상(poor coordination of movement) • 낮은 균형감(poor balance) • 불안정한 움직임 및 흔들리는 움직임이 특징(unsteady & shaky movement) – 가위질, 책 넘기기, 글씨쓰기의 어려움
athetoid CP	• 근 긴장의 오르고 내림이 일정하지 않음 • 'basal ganglia'의 손상 • 직립(upright) 자세의 유지가 어려움 • 앉거나 걸을 때 지속적으로 자세 유지가 어려움 • 우발적이고 불수의적 움직임(random, involuntary movement)이 특징 – 얼굴, 팔, 상체(upper body)에 많이 나타남 – 본인이 원하는 상지의 움직임이 어려움 • 특정 지점에 손을 닿으려고 할 때 많은 움직임(노력)이 필요함
flaccid CP	• 근 긴장이 매우 낮은 상태 • 관절 움직임이 과도하게 나타남 • 협응(coordination)의 문제는 없지만 근 긴장이 너무 낮으므로 움직임이 어려움
기타	• mixed cerebral palsy

06

다음은 아동의 근골격계 장애에 대한 설명이다. 예상되는 질환은?

- 4피트 이상 성장하기 어렵다
- 사지의 비정상적 길이가 특징이다
- 얼굴은 튀어나온 이마와 턱이 특징이다

1) Syndactyly
2) Polydactyly
3) Achondroplasia
4) Marfan's syndrome
5) OI(Osteogenesis Imperfecta)

문제해설

06 해설내용 참조

답 3)

아동의 근골격계 장애

Explanation

1. 선천적 장애

1) OI(Osteogenesis Imperfecta)
   (1) 유전성 질환
   (2) 많은 골절이 아동기 초기에 발생됨
   (3) 심각한 사지의 기형이 발생됨
   (4) 성장의 문제가 발생됨
   (5) 사춘기 이후 골절이 줄어 듦

2) Marfan's syndrome
   (1) 성장판의 과잉성장으로 인해 발생
   (2) 거미가락증이 나타남
   (3) 손가락이 길고 가는 것이 특징 : 휘어진 거미 다리와 유사함
   (4) 나이보다 체중이 적게나감
   (5) 과도하게 긴 사지가 특징
   (6) 척추 측만증이 나타남
   (7) 어깨의 쳐짐 등이 나타남

3) Achondroplasia(or chondrodystrophia)
   (1) 난장이증(dwarfism)이 나타남
   (2) 사지의 비정상적 길이가 특징 : 4피트 이상 성장이 어려움
   (3) 두개골 크기는 정상적임
   (4) 얼굴 : 튀어나온 이마와 턱, 작은 코가 특징

07

아동의 근육 질환 중 가장 흔하며 근세포 표면과 내막의 생화학적 특성과 구조에 변화를 일으키는 질환은?

1) 척수근위축증
2) 심장근육병증
3) 근육퇴행위축
4) 중증근무력증
5) 근육위축가쪽경화증

08

뇌성마비의 유형 중 가장 많은 것은?

1) 경직형
2) 이완형
3) 혼합형
4) 무정위형
5) 운동실조형

09

다음 보기에 해당하는 증후군은?

- 거미가락증
- 두개골의 비대칭
- 성장판의 과잉성장
- 수정체 위치 이탈로 인한 시력문제

1) 마르팡 증후군(Marfan's syndrome)
2) 유약X 증후군(Fragile X syndrome)
3) 클라인펠터 증후군(Klinefelter's syndrome)
4) 에드워드 증후군(Edward's syndrome)
5) 임마누엘 증후군(Immanuel syndrome)

문제해설

07 근육퇴행위축은 근이영양증으로도 불리며 다양한 근육집단의 퇴행과 허약함, 장애, 기형, 때로는 사망을 일으킨다.

답 3)

08 경직성 뇌성마비가 50~75%로 가장 많다.

답 1)

09 Marfan's syndrome

- 성장판의 과잉성장으로 인해 발생
- 거미가락증이 나타남
- 손가락이 길고 가는 것이 특징 : 휘어진 거미 다리와 유사함
- 나이보다 체중이 적게나감
- 과도하게 긴 사지가 특징
- 척추 측만증이 나타남
- 어깨의 쳐짐 등이 나타남

답 1)

10

다음 자세가 특징인 아동의 질환은?

- 어깨관절 안쪽돌림, 폄, 모음
- 팔꿉관절 폄
- 아래팔 엎침

1) 근이영양증
2) 선천성 질환
3) 에르브 마비
4) 경직형 뇌성마비
5) 실조형 뇌성마비

11

다음에서 설명하는 뇌성마비의 유형은?

- 첨족 보행, 가위 보행, 웅크림 보행과 같은 병적보행이 나타난다
- 뇌성마비 중 가장 흔한 형태이다

1) 혼합형
2) 저긴장형
3) 편마비형
4) 사지마비형
5) 양하지마비형

12

불수의적인 움직임이 특징이며, 어깨 및 엉덩 관절의 안정성이 부족한 뇌성마비 유형은?

1) 이완형
2) 강직형
3) 복합형
4) 무정위형
5) 운동실조형

문제해설

10 보기 설명은 에르브마비의 웨이터팁 자세로 주로 에르브마비 환자들에게 보이는 특징적인 자세이다.

답 3)

11 보기 설명은 양하지마비에 대한 설명으로 양측 다리의 근육 약화와 경직 등 운동기능 장애가 뚜렷하고 좌우가 비대칭인 양상을 보인다.

답 5)

12 무정위형은 바닥핵 손상으로 비정상적인 근긴장과 불수의적인 움직임을 특징으로 하고 어깨 및 엉덩관절의 근위부 안정성 부족을 초래함

답 4)

13

5세의 근육병 아동에게 사용하는 평가도구로 가장 거리가 먼 것은?

1) ROM
2) MMT
3) MVPT
4) DDST Ⅱ
5) Wee FIM

문제해설

13 MVPT
시지각 검사 도구

답 3)

근이양증(MD)

Explanation

1. MD(Musclular Dystrophies)

1) Limb－girdle MD
  (1) 근위부(몸쪽)(proximal)를 주로 침범
    • ‘pelvic’, ‘shoulder girdle’
  (2) 진전이 느림

2) Facioscapulohumeral MD
  (1) 주로 성인 초기에 발생
  (2) 얼굴, 상지, 견갑부의 근 약화
  (3) 팔 들기의 어려움
  (4) 안면 근육의 움직임 감소

3) Duchenne’s MD
  (1) 가장 심하며, 가장 일반적
  (2) X 염색체의 문제
  (3) 남아에게만 발생 : 3,500명 중 1명
  (4) 증상
    ① 2～6세 사이에 계단 오르기 및 일어나기 어려워짐
    ② 잘 흔들리고 넘어짐
      • ‘pseudohypertorphy muscle’
        – 종아리의 근육 : GCM
        – 종아리가 비대해져 있지만 근섬유는 적고 지방으로 구성됨
    ③ 근위부(몸쪽)(어깨, 골반)에서부터 전체 근육에 영향을 미침
    ④ ‘gower’s sign’이 나타남
    ⑤ 일반적으로 9살 때 휠체어를 사용하게 됨
      • 다리와 골반 근육의 약화로 아동은 앉은 자세에서 일어날 때 손으로 허벅지를 집으며 일어남

⑥ ADL이 어려워짐
- 결국 기능을 완전히 잃음
- 일반적으로 20세 전에 사망

(5) 치료 목표
① 독립적 기능 유지
② 신체적 변형 예방
③ 사회 참여 제공

2. Motor-Free Visual Perception Test(MVPT-3)

1) 저자

(1) 아동용 : ronald p. colarusso, donald D. Hammill(1972)
(2) 성인용 : mary jane bouska, eugene kwatny(1983)
(3) MVPT 3 : colarusso, R. R., & hammill, D.D(1995)

2) 목적

(1) 대상자의 운동능력과 상관없이 실시할 수 있는 빠르고 간단한 시지각 검사
(2) 판별, 진단, 연구 목적으로 사용

3) 대상

(1) 4세에서 70세 까지의 개인을 대상으로 함
(2) 아동용 검사 : 4~8세 까지의 아동
(3) 성인용 검사 : 뇌손상환자를 대상
(4) 제외
① 시력이 20/80 이하인 사람
② 검사지시를 이해하지 못하거나 집중력이 떨어지는 환자

4) 구성

(1) 아동용 검사
① 공간관계, 시각구별, 전경배경, 시각 완성, 시각적 기억력에 대한 검사
② 5개영역의 36항목으로 구성
(2) 성인용 검사 : 아동용 검사와 동일-평가

5) 아동용 검사의 평가

(1) 15초 안에 4개의 그림 중에서 맞는 것을 찾아내는 형식으로 구성
(2) 검사시간은 약 10분 정도 소요

6) 평가방법 요약

(1) 주의 산만을 피하기 위해 시야 밖에 기록용지를 위치시킴
(2) 대상자가 "몰라요"라고 말하면 반응을 촉진시키고 반응을 거부하면 틀린 것으로 표시
(3) 예는 점수로 계산하지 않음

14

다음과 같은 양상의 뇌성마비 유형은?

> 근긴장은 저긴장에서 고긴장 사이를 요동치는 형태이며, 조절이 어려운 격동(jerky)이 가까운 쪽(proximal)에 주로 나타난다. 사지마비 형태이며, 불수위적 움직임이 극단적 범위에서 나타난다.
> 정위반응과 균형반응은 존재하나 비정상적 협응을 보이며, 불규칙적인 호흡과 발성이 특징이다.

1) 경직 타입
2) 운동실조 타입
3) 무도형 무정위 타입
4) 순수형 무정위 타입
5) 경직형 무정위 타입

문제해설

14 해설내용 참조

답 3)

무정위형

Explanation

1. 무도형(choreoathe tosis)

1) 근긴장도 : 저긴장~고긴장 사이에서 요동이 나타남, 동시수축 없이도 요동이 나타남, 조절이 어려운 격동(jerkey)이 가까운 쪽(proximal)에 주로 나타남
2) 자세 및 ROM : 사지마비 형태로 나타남, 정중선에서의 조절이 어려움, 불수위적 움직임이 극단적 범위(ROM)에서 나타남, 변형은 적으나 어깨 및 손가락에서 아탈구가 나타날 수 있음
3) 원시반사 및 균형 : 정위반응과 균형반응이 존재하나 비정상적 협응을 보임
4) 기타 : 얼굴에 불수의적인 움직임이 나타남, 불규칙적인 호흡, 발성이 나타남

2. 순수형(pure athetosis)

1) 근긴장도 : 저긴장~정상 긴장 사이에서 요동이 나타남, 경직은 거의 없거나 약간 있을 수 있음, 굽힘근과 폄근의 동시수축이 어려움
2) 자세 및 ROM : 주로 사지마비 형태를 보임, 일부에서는 편마비를 보이기도 함, 관절의 변형은 거의 없음, 어깨와 손가락에 아탈구가 나타날 수 있음
3) 원시반사 및 균형 : 원시반사는 존재하지 않음
4) 기타 : 가까운 쪽(proximal)에서 불수의적 움직임이 나타남

15

초등학교 1학년 남아는 팔신경얼기뿌리(brachial plexus root)의 5~6번에 문제가 발생하여 팔의 사용이 어렵다. 어깨세모근(deltoid), 위팔근(brachialis) 위팔두갈래근(biceps)과 같은 몸쪽 근육 마비가 있지만 손가락 사용에는 문제가 없다. 이 아동의 문제는?

1) Erb's palsy
2) Klumpke's palsy
3) Radial nerve palsy
4) Axillary nerve palsy
5) Volkman's contracture

16

뇌성마비 아동의 그룹치료에서 협동을 통해 큰 나무 꾸미기를 하였다. 목적으로 가장 적절한 것은?

1) 인지 증진
2) 감각압력 증진
3) 신체기능 향상
4) 심리적 기능 향상
5) 사회적 기능 증진

문제해설

15 Erb's palsy

- 정의 : 팔신경얼기뿌리(brachial plexus root)의 5~6번에 병변이 발생하는 것
- 증상 : 몸쪽 쪽의 근육 마비 및 위축(atrophy)이 특징－어깨세모근(deltoid), 위팔근(brachialis), 위팔두갈래근(biceps), 위팔노근(brachiordialis), 임상적으로 팔이 힘없이 흔들리며 달려 있는 양상이 나타남, 손이 안쪽으로 돌림되어 있음(inward rotation), 기능적 움직임이 매우(extremely) 제한됨－어깨의 사용이 어려움, 손사용가능(손가락 굽힘 가능)

답 1)

16 큰 나무 장식하기

- 대인 상호작용이 일어남
- 서로 협력하는 활동
- 사회성의 발달을 촉진함

답 5)

Yalom의 11가지 그룹의 치료적 요소(Creative factors of group therapy)

Explanation

1. 희망의 내재화(instillation of hope)
2. 보편성(universality)
3. 정보전달(imparting information)
4. 이타심(altruism)
5. 1차 가족집단의 교정 반복(corrective recapitulation)
6. 사회 기술의 발달(development of socializing techniques)
7. 모방행동(imitative behavior)
8. 대인관계 학습(interpersonal learning)
9. 그룹 결속력(group cohesiveness)
10. 정화(catharsis)
11. 실질적인 요소들(existential factors)

17

다음 사례에 해당하는 근육 질환의 유형은?

초등학교 5학년인 희수는 7살에 근육병이 발병하였지만 현재도 보행이 가능하다. 종아리의 가성비대도 나타났으며, 심장질환 또한 가지고 있다.

1) Becker's MD
2) Myotonic MD
3) Duchenne's MD
4) Limb-girdle MD
5) Facioscapulohumeral MD

18

뇌성마비 아동은 휴식 시 정상에 가까운 근긴장도를 유지하다가 큰 노력과 빠른 움직임 시에는 경도의 근긴장 증가가 나타난다. 어떤 유형의 뇌성마비인가?

1) 경도 경직형(mild spastic)
2) 순수 무전위형(pure athetosis)
3) 중등도 경직형(moderate spastic)
4) 경직 무정위형(athetosis with spasticity)
5) 긴장과 경련무정위형(athetosis with tonic spasm)

문제해설

17 Becker's MD

- 발병
  - 디스트로핀(dystrophin)을 만드는 유전자의 변이로 인해 발생됨 : X연관 열성 유전질환
  - 발병시기가 듀센형보다 늦은 5~20세임
- 특징
  - 듀센형에 비해 진행속도가 느림
  - 25~40세까지 보행이 가능할 수도 있음
  - 심장에 질환이 생길 가능성이 높음
  - 듀센형과 비슷한 근육 약화가 나타남
  - 종아리의 가성비대도 나타남

답 1)

18 해설내용 참조

답 1)

경직형(spastic type)

Explanation

1. 중등도 경직형(moderate spastic)

1) 경직의 경향
   - 중간 수준의 근긴장 증가가 나타남
   - 휴식 시 정상에 가까운 근긴장이 나타남
   - 흥분 시, 움직임 시, 지나친 노력이 필요할 시에는 근긴장도의 증가가 나타남
   - 먼 쪽(distal)이 가까운 쪽(proximal)보다 근긴장이 더 높음
2) 자세 및 변형 : 근긴장의 불균형으로 인해 척추변형(후만증/측만증/전만증)이 나타날 수 있음

3) 반사 및 정위 반응
- 모로반사, 긴장성미로반사 등이 나타남
- 정위반응이 나타날 수 있음
- 균형반응은 감소되어 있음

2. 경도 경직형(mild spastic)

1) 경직의 경향
- 휴식 시 정상에 가까운 근긴장도를 유지함
- 큰 노력과 빠른 움직임 시에는 경도의 근긴장 증가가 나타남

2) 자세 및 변형
- 하지마비 또는 편마비 아동에게 흔히 나타남
- 먼쪽 ROM의 제한 더 일반적임 → 약간의 변형을 동반할 수 있음

3) 반사 및 정위 반응
- 보행이 가능하며 다양한 움직임을 만들 수 있음
- 원시반사를 동반하기는 하지만 경미함

4) 기타
- 지적장애 및 지각장애의 수준은 경미함
- 성격 변화가 심할 수는 있으나 또래에 비해 인내심은 높은 편임

19

만 9세의 남아는 종아리 근육에 비대가 나타나고, 오리걸음(waddling gait)과 트렌델렌버그 보행이 나타난다. 이 남아가 생후 30개월에 근육병 진단을 받았다면 어떤 유형인가?

1) Becker's MD
2) Myotonic MD
3) Duchenne's MD
4) Limb-girdle MD
5) Facioscapulohumeral MD

문제해설

19 Duchenne's MD
- 발병 : 진행 속도가 느림, X linked 열성 유전질환, 주로 남아에게 발생됨, 출생 시부터 질환이 시작됨 : 일반적으로 18~36개월 사이에 진단을 받게 됨
- 특징
  - 근력약화(weakness)는 골반대(pelvic girdle)와 다리의 근육부터 시작됨 : 어깨(shoulder girdle)까지 지속적으로 올라감
  - 근 섬유(muscle fiber)의 퇴행 : 종아리 근육(calf muscle)에 비대(hypertrophy)가 나타남
  - 걷기의 어려움 : 'waddling gait'가 나타남, 트렌델렌버그 보행이 나타남, 일반적으로 12살 정도에 휠체어를 타게 됨
  - 말기 : 최후에는 침상생활만 하게 됨, 보통 30세 이전에 사망하는 것이 일반적임

답 3)

20

뇌성마비에 대한 설명으로 옳은 것은?

1) 염색체 질환이다
2) 이완형이 가장 많다
3) 여아가 더 많이 발병한다
4) 인지 장애를 동반하기도 한다
5) 뇌가 성숙된 이후 손상을 말한다

21

뇌성마비 아동인 철수는 근 긴장이 낮은 편이며, 협응력의 문제와 낮은 균형감이 이 특징이다. 그로 인해 책 넘기기와 가위질 등에 어려움을 보이고 있다. 소뇌 손상이 원인이 되어 나타나는 철수의 유형은?

1) 실조형(ataxic)
2) 혼합형(mixed)
3) 강직형(spastic)
4) 이완형(flaccid)
5) 무정위형(athetoid)

22

다음 중 뇌성마비 유형과 근긴장도의 특징이 올바르게 연결된 것은?

1) 무도형 : 저긴장~과긴장
2) 운동실조형 : 저긴장 유지
3) 순수 무정위형 : 정상~과긴장
4) 긴장성경련을 동반한 무정위형 : 저긴장~과긴장
5) 경도 경직형 : 휴식 시에는 거의 정상 긴장도, 흥분에 의해 근긴장도 증가

문제해설

20 경직형이 가장 많이 발생하며, 남아가 많고, 뇌가 성숙하기 이전의 질환이다.

답 4)

21

spastic CP	• 근 긴장의 증가가 특징 • 대뇌 피질(cerebral cortex)의 운동 영역 손상 • 뻣뻣한(stiff) 움직임 • 끊어지는 움직임(jerky movement) • 한 자세에서 다른 자세로 움직이기 힘듦 – 다른 곳으로 손 뻗기 힘듦 • CP의 50% 정도를 차지함
ataxia CP	• 근 긴장이 감소된 상태 • 소뇌 손상 • 협응적 움직임의 손상(poor coordination of movement) • 낮은 균형감(poor balance) • 불안정한 움직임 및 흔들리는 움직임이 특징(unsteady & shaky movement) – 가위질, 책 넘기기, 글씨쓰기의 어려움

답 1)

22 Athetoid cerebral palsy

- 근 긴장의 오르고 내림이 일정하지 않음
- 'basal ganglia'의 손상
- 직립(upright) 자세의 유지가 어려움
- 앉거나 걸을 때 지속적으로 자세 유지가 어려움
- 우발적이고 불수의적 움직임(random, involuntary movement)이 특징
  - 얼굴, 팔, 상체(upper body)에 많이 나타남
  - 본인이 원하는 상지의 움직임이 어려움
- 특정 지점에 손을 닿으려고 할 때 많은 움직임(노력)이 필요함

답 1)

23

뇌성마비에 관한 설명 중 적절한 것은?

1) 감각의 손상 수준에 따라 뇌성마비를 구분할 수 있다
2) 대동작 운동 기능적 분류(GMFC)에서 레벨 3는 실외 전동차 이동이다
3) 사지마비(quadriplegia)는 비정상적 근 긴장도가 목을 제외한 사지에서 나타난다
4) 문동 및 자세 손상이 동반되며 인지기능 손상이 가장 두드러진다
5) 근 긴장도에 따른 유형 중 무정위형(athetosis)은 기저핵(BG) 병변에 의한 결과이다

24

다음에서 설명하는 뇌성마비 유형은?

> A는 뇌성마비로 인한 사지마비 진단을 받았다. A를 치료실 매트에 눕혔을 때 가만히 있지 못하고 끊임없이 불규칙하고 불수의적인 넓은 범위의 움직임을 보였다. 불수의적인 움직임은 먼쪽보다 몸쪽에서 좀 더 나타났다. A는 담당 작업치료사가 하는 말을 잘 알아듣지 못 하며, 정서적으로도 불안정해 보인다

1) 운동실조형(ataxic)
2) 무도형(choreoathetosis)
3) 순수 무정위형(pure athetosis)
4) 경직을 동반한 무정위형(athetosis with spasticity)
5) 긴장성 경련을 동반한 무정위형(athetosis with tonic spasm)

문제해설

23 1) 근긴장도나 침범부위에 따라 뇌성마비를 구분할 수 있다.
2) 대동작 운동 기능적 분류(GMFC)에서 레벨 4는 실외 전동차 이동이다.
3) 사지마비(quadriplegia)는 비정상적 근 긴장도가 목과 사지에서 나타난다.
4) 인지기능 손상은 없는 것이 전형적이며 운동 및 자세손상이 두드러진다.
5) 근 긴장도에 따른 유형 중 무정위형(athetosis)은 핵황달, 질식에 의한 기저핵(BG) 병변에 의한 결과이다.

답 5)

24 무도형 뇌성마비

먼쪽보다 몸쪽에서 불수의적인 움직임이 나타남

답 2)

아동작업치료

25

10세의 아동은 기관지 과민반응으로 거친 호흡과 마른기침이 특징이다. 증상이 사라지면 거의 정상으로 돌아오지만 특정 상황이 되면 다시 재발한다. 이 아동의 문제로 타당한 것은?

1) 천식
2) 폐기종
3) 협심증
4) 만성기관지염
5) 울혈성 심부전증

26

12세 남아는 성장판의 과잉성장으로 인해 발생 손가락이 길고 가는 것이 특징이다. 다리는 휘어져 있고 말라있다. 체중은 정상아동들보다 가벼우며 긴 사지가 특징이다. 예상되는 아동의 질환은?

1) Colles' fracture
2) Marfan's syndrome
3) Mallet finger deformity
4) Osteogenesis Imperfecta
5) juvenile rheumatoid arthritis

27

다운증후군의 일반적 특성 대한 설명으로 옳은 것은?

1) X 염색체의 문제이다
2) 정신지체는 잘 나타나지 않는다
3) 손가락이 길고 넓으며 두텁고, 손금이 한 줄이다
4) 머리가 편평하고, 안열이 위로 치솟고 좁으며 미간에 주름이 많다
5) 첫번째 손가락의 중절골의 형성부전과 선천성 심장이상 등이 있다

문제해설

25 천식(asthma)

- 하기도의 수축
- 호흡곤란
- 거친 호흡
- 기관지의 평활근이 과민하게 반응하는 만성 염증성 질병
- 대부분 초기 증상은 5세 이전에 나타남
- 유전적 성향이 높음
  - 유발 원인
    - 알레르기 항원, 흡연, 찬 공기, 자극적 물질, 운동, 바이러스성 등
  - 특징
    - 거친 호흡(쌕~하는 소리)
    - 마른기침

답 1)

26 Marfan's syndrome

- 성장판의 과잉성장으로 인해 발생
- 거미가락증이 나타남
- 손가락이 길고 가는 것이 특징
  - 휘어진 거미 다리와 유사함
- 나이보다 체중이 적게 나감
- 과도하게 긴 사지가 특징임
- 척추 측만증이 나타남
- 어깨의 쳐짐 등이 나타남

답 2)

27 다운증후군

- 환자들의 염색체 수가 47개이며 21번째 염색체가 3개임이 발견되어 21-trisomy라 함
- 머리가 편평하고, 안열이 위로 치솟고 좁으며 미간에 주름이 많음
- 손가락이 짧고 넓으며 두텁고, 손금이 한 줄로 되어 있고 특히 다섯째 손가락의 중절골의 형성부전과 선천성 심장 이상 등
- 중등도 이하 정신지체를 나타냄

답 4)

28

생후 24개월 이후부터 시작되며, 종아리 부위가 비대해지는 질환이다. X염색체 문제로 발생되는 이 질환에 대한 설명으로 옳은 것은?

1) 여아에게 더 많이 나타난다
2) 출혈이 멈추지 않는 특징이다
3) 종아리의 GCM 근육이 비대하게 발달한다
4) 'Gower's sign'이 나타나는 것이 특징이다
5) 성인이 되면 결국 지팡이나 크러치를 이용해 보행하게 된다

29

뇌성마비의 발병 원인 중 출생 후 원인에 해당하는 것은?

1) 매독
2) 뇌막염
3) X-ray 노출
4) 임신 중독증
5) 탯줄에 의한 산소 결핍

30

다음과 같은 비정상적 근긴장도의 유형은?

- 수동적 신장 시 대항근과 작용근의 근긴장도가 동시에 증가된다
- 움직임의 속도에 영향을 받지 않는다

1) 강직(rigidity)
2) 이완(flaccidity)
3) 경직(spasticity)
4) 근육긴장저하(hypotonus)
5) 과다근육긴장증(hypertonus)

문제해설

28 Duchenne's MD

- 가장 심하며, 가장 일반적인 MD
- X염색체의 문제로 인해 발생
- 남아에게만 발생 : 3,500명 중 1명
- 증상
  - 2~6세 사이에 계단 오르기 및 일어나기 어려워짐
  - 잘 흔들리고 넘어짐
  - 'pseudohypertorphy muscle'이 발생됨
    - 종아리의 근육 : GCM
    - 종아리가 비대해져 있음
    - 근섬유는 적고 주로 지방으로 구성됨
  - 몸쪽(어깨, 골반)에서부터 전체 근육에 영향을 미침
  - 'Gower's sign'이 나타남
  - 일반적으로 9살 정도에 휠체어를 사용하게 됨
    - 다리와 골반 근육의 약화로 아동은 앉은 자세에서 일어날 때 손으로 허벅지를 집으며 일어남
  - 결국 사망하게 됨
    - 기능을 완전히 잃게 됨
    - 일반적으로 20세 전에 사망함

답 4)

29 뇌성마비의 원인

- 출산 후
  - 두부 외상
  - 감염 : 뇌염, 뇌막염
  - 뇌종양
  - 독성물질 등

답 2)

30 강직

작용근과 대항근의 근긴장이 동시에 증가, 파킨슨병, 퇴행성 질환, 외상성 뇌손상 등에서 나타난다.

답 1)

31

근 긴장은 일정하나 불안정한 움직임과 흔들림이 특징인 뇌성마비 유형은?

1) 실조형(ataxic cerebral palsy)
2) 혼합형(mixed cerebral palsy)
3) 경직형(spastic cerebral palsy)
4) 이완형(flaccid cerebral palsy)
5) 무정위형(athetoid cerebral palsy)

문제해설

31 해설내용 참조

답 1)

CP의 분류

Explanation

1. 경직형(Spastic Cerebral Palsy)

1) 근 긴장의 증가가 특징
2) 대뇌 피질(cerebral cortex)의 운동 영역 손상
3) 뻣뻣한(stiff) 움직임
4) 끊어지는 움직임(jerky movement)
5) CP의 50% 정도를 차지함

2. 실조형(Ataxic Cerebral Palsy)

1) 근 긴장이 감소된 상태
2) 소뇌 손상
3) 협응적 움직임의 손상(poor coordination of movement)
4) 낮은 균형감(poor balance)
5) 불안정한 움직임 및 흔들리는 움직임이 특징(unsteady & shaky movement)
   - 가위질, 책 넘기기, 글씨쓰기의 어려움

3. 무정위형(Athetoid Cerebral Palsy)

1) 근 긴장이 오르고 내림의 일정하지 않은 상태
2) 'basal ganglia'의 손상
3) 직립(upright) 자세 유지가 어려움
4) 앉거나 걸을 때 지속적으로 자세 유지 어려움
5) 우발적이고 불수의적 움직임(random, involuntary movement)

6) 특정 지점에 손을 닿으려고 할 때 많은 움직임(노력)이 필요함

4. 이완형(Flaccid Cerebral Palsy)

1) 근 긴장이 매우 낮은 상태(거의 없음)
2) 관절 움직임의 과도함
3) 협응(coordination)의 문제는 없지만 근 긴장이 너무 낮으므로 움직임이 어려움

5. 혼합형(Mixed Cerebral Palsy)

32

천식(asthma)에 대한 설명으로 틀린 것은?

1) 호흡곤란이 있다
2) 유전적 경향이 있다
3) 대부분 초기 증상은 청소년기에 나타난다
4) 기관지의 평활근이 과민하게 반응하는 만성 염증성 질환이다
5) 알레르기 항원, 흡연, 찬 공기, 자극적 물질, 바이러스성 등이 유발원인이다

33

다음 설명하는 내용은 무엇인가?

- 근 긴장의 증가가 특징이다
- 뻣뻣한(stiff) 움직임이 특징이다
- 한 자세에서 다른 자세로 움직이기 힘들다

1) ataxic cerebral palsy
2) spastic cerebral palsy
3) mixed cerebral Palsy
4) flaccid cerebral Palsy
5) athetoid cerebral Palsy

문제해설

32 천식(asthma)

- 하기도의 수축, 호흡곤란, 거친 호흡
- 기관지의 평활근이 과민하게 반응하는 만성 염증성 질병
- 대부분이 초기 증상은 5세 이전에 나타남
- 유전적 성향이 높음
- 유발 원인
  - 알레르기 항원, 흡연, 찬 공기, 자극적 물질, 운동, 바이러스성 등
- 특징
  - 거친 호흡(쌕~하는 소리), 마른기침

답 3)

33 spastic cerebral palsy

- 근 긴장의 증가가 특징
- 대뇌 피질(cerebral cortex)의 운동 영역 손상
- 뻣뻣한(stiff) 움직임
- 끊어지는 움직임(jerky movement)
- 한 자세에서 다른 자세로 움직이기 힘듦
  - 다른 곳으로 손 뻗기 힘듦
- CP의 50% 정도를 차지함

답 2)

34

듀첸형 근이영양증(Duchenne's MD)의 특징으로 옳은 것은?

1) 여아에게만 발생한다
2) 종아리가 비대해진다
3) 21번째 염색체가 3개이다
4) 초기에 언어와 감각의 장애가 특징이다
5) 10~20세 사이에 일어서기가 어려워진다

35

다음 중 'Gower's sign'이 나타나는 질환은?

1) 골절
2) 뇌수종
3) 사지절단
4) 근이영양증
5) 척수 이분증

문제해설

34 Duchenne's MD
- 가장 심하며, 가장 일반적
- X 염색체의 문제
- 남아에게만 발생
  - 3,500명 중 1명

답 2)

35 해설내용 참조

답 4)

Duchenne's MD(Musclular dystrophy)

Explanation

1. 가장 심하며, 가장 일반적

2. X 염색체의 문제

3. 남아에게만 발생

- 3,500명 중 1명

4. 증상

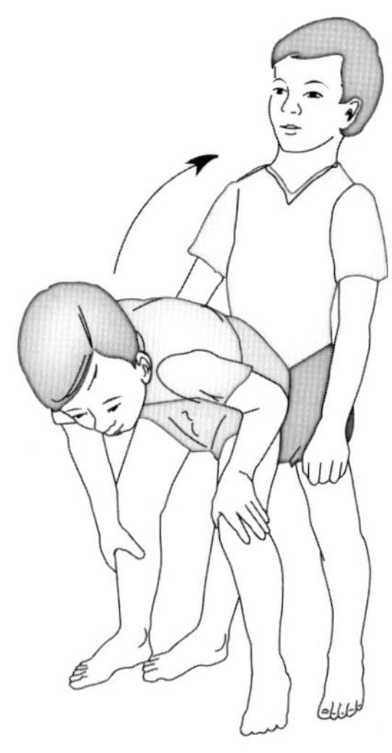

1) 2~6세 사이에 계단 오르기 및 일어나기 어려워짐
2) 잘 흔들리고 넘어짐
3) pseudohypertorphy muscle
   (1) 종아리의 근육 : GCM
   (2) 종아리가 비대해져 있지만 근섬유는 적고 지방으로 구성됨
4) 근위부(몸쪽)(어깨, 골반)에서부터 전체 근육에 영향을 미침
5) 'Gower's sign'이 나타남

36

뇌성마비 아동의 수동관절범위(RPOM)는 과도한 폄이 되며, 근육을 촉지하면 부드럽다. 이 아동의 뇌성마비 분류는?

1) rigid
2) spastic
3) flaccid
4) fluctuated
5) hypertonic

문제해설

36 아동의 근긴장

- 이완(flaccid)
  - 과도한 ROM 범위
  - 촉지 시 부드러운 상태
- 경직(spastic)
  - 제한된 ROM
  - 촉지 시 단단함

답 3)

촉각방어 치료

Explanation

1. 눌러주면서 다양한 방향으로 심부압박을 줌

- 담요나 큰 타월에 아동을 올려놓고 다양한 촉감의 천을 부드러운 것부터 사용함

2. 게임

1) 매트와 매트 사이에 아동을 눕혀서 샌드위치를 만들기
2) 눕힌 매트 끝을 말아서 올리고 눌러주기

3. 촉각판이나 카드를 이용하여 짝 맞추기 함

1) 면, 털, 코르덴, 울, 샌드페이퍼 같은 다양한 도구로 구성됨
2) 촉각방어가 감소되고 맞추기 기술이 증가되면 자극 정도를 추가함
3) 쌀, 작은 콩, 밀가루 모래를 가득 담은 큰 플라스틱 통이나 세숫대야에 물건, 장난감모양 들을 감춰놓고 찾게 함
4) 작은 옷가방이나 상자에 물건, 장난감, 여러 가지 모양 등을 넣고 물건을 잡아서 느끼고, 책상 위에 똑같은 물건 종류를 찾아 맞추기를 시도함
5) 수예작품 만들기
6) 다양한 천의 촉감, 로션 파우더로 몸에 문지르기
7) 장애물 통과하기나 다양한 촉감의 바닥에서 네발기기, 엎드려서 배로 기기
8) 그림붓을 사용하여 몸에 그리기를 하거나, 수건으로 물기를 닦는 놀이 등

37

다음 중 천식(asthma)의 증상으로 거리가 먼 것은?

1) 호흡곤란이 나타난다
2) 입술, 손 등에 청색증이 나타난다
3) 마른기침과 흉부압박감이 나타난다
4) 불안, 혼란 등의 정신적 변화도 나타날 수 있다
5) 가래를 동반한 지속적인 기침이 하루 종일 지속된다

문제해설

37 천식(asthma)

- 개요
  - 기관지의 과민반응
    - ◦ 숨을 쉴 때 들어오는 여러 자극물에 의해 기관지가 과민반응을 보임
  - 기관지와 기도에 염증이 생겨 부어오르며 기관지가 좁아짐
    - ◦ 거친 호흡음, 기침, 호흡곤란 등이 나타남
    - ◦ 발작처럼 나타남
  - 증상이 호전될 경우
    - ◦ 거의 정상으로 회복이 됨
    - ◦ 반복적으로 재발하는 특징을 가짐
- 증상
  - 천명을 동반한 발작적인 기침과 호흡곤란
  - 마른기침과 흉부 압박감
  - 입술, 손 등의 청색증(cyanosis)
  - 불안, 혼란 등의 정신적 변화까지 일어날 수 있음

답 5)

뇌성마비의 원인

Explanation

1. 출산 전

1) 모체의 감염 : 임신 초 3개월간의 풍진, 매독, 기타의 바이러스 감염 등
2) 방사선 조사
3) 약물 중독
4) 제대(배꼽)의 이상
5) 태반의 이상
6) 모체의 산소 결핍 등

2. 주산기(perinatal period)

1) 태아의 미성숙
2) 비정상 분만
   (1) 난산 등의 기계적 요인
   (2) 기도 폐쇄, 호흡마비, 양수 흡인 등

3. 출산 후

1) 두부 외상
2) 감염 : 뇌염, 뇌막염
3) 뇌종양
4) 독성물질 등

38

주의력결핍 · 과다활동장애(ADHD)의 내용으로 옳은 것은?

1) 자극에 둔감하다
2) 움직임이 적고 느리다
3) 번잡하고 잠을 많이 자고 많이 운다
4) 소음, 빛, 온도, 그 밖의 환경변화에 쉽게 과민반응을 보인다
5) 높은 집중력으로 인해 충동성 및 과다활동이 나타난다

39

다음 설명하는 전반적 발달장애는?

- 생후 6개월까지 정상적인 발달을 보인다
- 생후 6~24개월 사이에 점진적으로 뇌장애가 발생한다
- 손을 비틀거나 손가락을 핥거나 등의 상동성 손 운동을 보인다
- 이미 배워서 습득한 말을 하지 못하게 된다

1) Rett 장애
2) 자폐 장애
3) 아스퍼거 장애
4) 회피성 인격장애
5) 소아기붕괴성 장애

40

다음 내용의 의사소통장애는 무엇인가?

- 보통 12세 이전에 나타난다
- 대개 첫 자음의 반복으로 시작된다
- 점차 긴 단어나 구의 첫째 단어를 반복하면서 점차 악화된다

1) 말더듬기
2) 음성장애
3) 읽기장애
4) 표현성 언어장애
5) 수용성·표현성 혼합 언어장애

문제해설

38 주의력결핍 · 과다활동장애 (attention-deficit/hyperactivity disorder : ADHD)

- 낮은 집중력으로 인한 짧은 주의집중 기간, 충동성 및 과다활동임
- 자극에 지나치게 민감
- 소음, 빛, 온도와 그 밖에 환경변화에 쉽게 과민반응을 보임
- 번잡하고 잠을 잘 자지 않고 많이 움
- 항상 지나치게 많이 움직이고 부산

답 4)

39 Rett 장애

- 생후 6개월까지는 정상적으로 발달하다 생후 6~24개월 사이에 점진적으로 뇌장애가 발생
  - 손을 비틀거나 손가락을 핥거나 등의 상동성 손 운동을 보임
- 이미 배워서 습득한 말을 하지 못하게 됨
- 두뇌성장이 감퇴되어 뇌가 작으로 60~70%는 간질이 있음
- 호흡, 과호흡, 무호흡 등의 호흡기 증상과 척추측만증이 많이 동반
- 질병이 경과되면 근육긴장도가 증가하여 강직이 일어남

답 1)

40 말더듬기(stuttering)

- 말할 때 음이나 음절을 자주 반복하거나 지연시키고, 한 단어 사이를 쉬어서 발음하기 때문에 유창하게 말하는 것이 나이에 비해 현저한 장애가 있음
- 보통 12세 전에 나타남
- 대개 첫 자음의 반복으로 시작됨
- 점차 긴 단어나 구절의 첫 번째 단어를 반복하면서 점차 악화됨
- 읽거나, 노래하기, 인형이나 애완동물에게 이야기 할 때는 말더듬기가 없어지는 경우 많음

답 1)

41

현재 할아버지와 같이 살고 있는 17세 정신지체아인 민수는 특이한 외관을 지니고 있다. 머리가 편평하며, 안열이 위로 치솟아 있고, 미간이 매우 좁다. 또한 손가락이 짧고 두터우며, 손금이 한 줄이다. 민수가 가진 질환의 원인으로 타당한 것은?

1) 당뇨
2) 알코올
3) 산전감염
4) 비타민 결핍
5) 21번째 염색체

문제해설

41 다운증후군

- 환자들의 염색체 수가 47개이며 21번째 염색체가 3개임이 발견되어 21-trisomy라 함
- 영아에서 저긴장성(hypotonia)이 발견됨
- 머리가 편평하고, 안열이 위로 치솟고 좁으며 미간에 주름이 많음
- 손가락이 짧고 넓으며 두텁고, 손금이 한 줄로 되어 있고 특히 다섯째 손가락의 중절골의 형성부전과 선천성 심장 이상 등
- 중등도 이하 정신지체를 나타냄
- 21-trisomy는 산모의 연령과 발생빈도가 밀접한 연관관계를 가짐
  - 고연령 일수록 위험률이 높음

답 5)

42

정신지체분류 중 가장 경미한 '경도의 정신지체(mild mental retardation)'의 기준으로 옳은 것은?

1) IQ 35~49 정도이다
2) 정신연령은 6~9세 정도이다
3) 훈련을 해야 신변 처리가 가능하다
4) 초등학생 수준의 사회상식을 지닌다
5) 전혀 도움 없이 독립적인 생활을 할 수 있다

42 해설내용 참조

답 4)

정신지체(Mental retardation)

Explanation

구분	내용
경도 정신지체 (mild mental retardation)	• IQ 50~69 정도로서 초등학생 정도의 학력과 사회상식을 획득 • 원조를 받아가며 독립된 생활을 할 수 있음
중등도 정신지체 (moderate mental retardation)	• IQ 35~49 정도로서 정신연령은 6~9세 정도 • 어느 정도의 자조기능과 의사소통 및 학습기술을 획득할 수 있음
고도 정신지체 (severe metal retardation)	• IQ 20~34 정도로 3~6세에 머무름 • 언어의 발달이 극소하며, 훈련을 하면 신변 처리를 겨우 할 수 있음 • 생활 전반에서 보호가 필요함
최고도 정신지체 (profound mental retardation)	• IQ 20 미만으로서 정신연령은 3세 미만 • 언어의 발달이 거의 없고, 의사소통을 할 수 없음 • 기본적인 생활습관과 신변처리 모두에 개호가 필요함

43

천식(asthma)을 진단받은 6세 남아는 찬공기를 마시면 갑자기 증상들이 나타난다. 이 아동에게 예상되는 증상과 먼 것은?

1) 불안
2) 호흡곤란
3) 흉부 압박감
4) 얼굴과 손의 청색증
5) 가래가 동반된 기침

44

다음 보기에서 설명하는 아동 질환은?

- 심실중격 및 대동맥의 혼합
- 출생 전 나타나는 중격의 문제
- 우심실 비대(right ventricular hypertrophy)
- 폐동맥판 또는 동맥 협착증(pulmonary valve or artery stenosis)

1) 팔로사징(TOF)
2) 낭성섬유증(CF)
3) 심방중격 결손(ASD)
4) 심실중격 결손(VSD)
5) 기관기 폐형성 이상(BPD)

45

무정위형(athetoid type) 뇌성마비 아동의 초기 중재 내용으로 타당한 것은?

1) 빠르게 움직이는 활동을 제공한다
2) 모든 움직임은 완전 ROM이 동반되어야 한다
3) 아동이 움직임을 시도할 때 큰 소리로 지시해 준다
4) 먼 쪽 움직임에 앞서 가까운 쪽의 안정성을 확보시켜 준다
5) 활동 시 도구들을 최대한 멀리 놓고 뻗기를 시도하게 한다

문제해설

43 천식(asthma)의 증상

- 천명을 동반한 발작적인 기침과 호흡곤란
- 마른기침과 흉부 압박감
- 입술, 손 등의 청색증(cyanosis)
- 불안, 혼란 등의 정신적 변화까지 일어날 수 있음

답 5)

44 팔로사징(TOF)

네 가지 병변이 동반된 선천성 심장병을 말함

- 심실 중격 결손 : 팔로 사 징후에서의 심실 중격 결손은 막양부 결손이 가장 흔하고 다음으로 판막하 결손과 근성 결손 등의 여러 종류가 있음
  - 여러 개의 심실 중격 결손이 있기도 함
- 우심실 유출로 협착 : 폐동맥 협착, 협착이 심해서 완전히 막힌 경우를 폐동맥 폐쇄라고 함
- 대동맥이 심실 중격 위로 걸쳐 있습니다. : 대동맥 기승
- 우심실 비대

답 1)

45 Athetoid 타입은 손으로 물체를 잡으려고 손을 뻗칠 때 불규칙하고 원하는 방향으로 조절되지 않는 움직임이 나타나기 때문에 최대한 중심부 관절은 고정시키고 작은 범위의 움직임에서 Activity를 시작하여 성공률을 높여주어야 한다.

답 4)

46

'ADHD'를 지닌 아동이 수학문제를 풀다가 운동장의 사람들에게 주위를 빼앗겨 집중하지 못하였다. 이때 치료사는 어떤 방법의 중재를 제공해야 하는가?

1) 단시간 내 풀 수 있는 문제를 주고 칭찬함
2) 보다 많은 다양한 자극 제공하고 집중하도록 함
3) 강한 처벌과 근육 압박을 통해 부정적 강화를 제공함
4) 매번 언어적 신호를 보내며 문제에 집중하라고 명령함
5) 장시간의 시간을 주며 보다 많은 문제를 풀도록 요구함

문제해설

46 해설내용 참조

답 1)

주의력결핍 · 과다활동장애(Attention-Deficit/Hyperactivity Disorder, ADHD)

Explanation

1. 개념

- 낮은 집중력으로 인한 짧은 주의집중기간, 충동성 및 과다활동임

2. 원인

1) 정확한 원인은 아직 충분히 밝혀지지 않음
2) 신경생물학적 요인이 주로 관련이 있다고 추정함

3. 임상양상

1) 유아기 때 발생한다고 볼 수 있음
2) 자극에 지나치게 민감함
3) 소음, 빛, 온도와 그 밖에 환경변화에 쉽게 과민반응을 보임
4) 번잡하고 잠을 잘 자지 않고 많이 움
5) 커서는 학교에서 가만히 앉아 있지 못하고 안절부절 못함
6) 항상 지나치게 많이 움직이고 부산스러움
7) 충동성과 기다리지 못함
8) 사고를 잘 내기 때문에 정서장애가 심해 부정적 자아개념, 적대적·공격적으로 악화됨

4. 경과 및 예후

1) 다양하며 청소년기나 성인 때까지 지속되기도 하고 사춘기 때에 호전되기도 함

2) 25% 이상에서 성인기까지 증상이 지속됨
   • 과다활동은 감소하지만 충동성과 사고 호발경향은 그대로 지속됨

5. 치료

1) 약물치료는 'detroamphetamine', 'methylphenidate', 'pemoline' 같은 중추신경자극제가 사용됨
2) 약물치료로 만족하지 못할 경우에 인지행동치료가 주요보조치료로 효과적임
3) 경우에 따라 지지적 정신치료와 부모 및 교사와의 상담, 환경조정이 필요함

47

생후 35개월 된 남아는 하지의 근약화와 종아리 부위에 비대한 외관이 특징이다. 일반적으로 12세에 휠체어를 타며, 현재 'Gower's sign'이 나타난다. 예상되는 질환은?

1) Poliomyelitis
2) Guillain Barre syndrom
3) Myotonic muscular dystrophy
4) Amyotrophic lateral sclerosis
5) Duchenne's muscular dystrophy

48

자폐를 지닌 10세 남아는 요리 활동 중이다. 성공적 수행에 대한 설명으로 타당한 것은?

1) 지시는 짧고 엄격해야 한다
2) 재료의 정돈은 피해야 한다
3) 친구들과의 상호작용은 가능한 짧게 유지하도록 한다
4) 치료사는 다른 아동들과의 협력적 활동을 강조해야 한다
5) 전체 과정을 잘 이해할 수 있도록 장시간의 설명이 필요하다

문제해설

47 Duchenne's MD(DMD)

• 발병
  - 진행 속도가 느림
  - 주로 남아에게 발생됨
  - 출생 시부터 질환이 시작됨
    ◦ 일반적으로 18~36개월 사이에 진단 받게 됨
• 특징
  - 약화(weakness)는 골반대(pelvic girdle)와 다리 근육부터 시작됨
    ◦ 어깨(shoulder girdle)까지 올라감
  - 근 섬유(muscle fiber)의 퇴행
    ◦ 종아리 근육(calf muscle)에 비대(hypertrophy)가 나타남
  - 걷기의 어려움
    ◦ 'waddling gait'가 나타남
    ◦ 일반적으로 12살에는 휠체어를 타게 됨
  - 사망
    ◦ 최후로는 침상생활만 가능함
    ◦ 보통 30세 이전에 사망함

답 5)

48 자폐아동의 요리활동

• 아동의 요리 활동

요리 활동에 참여하기	어려운 수행 조건	• 재료들이 엉켜있는 것 • 사회적 상호작용이 잠깐 있거나 예측할 수 없음
	수행이 좋은 조건	• 재료들이 구조화되어 있을 때 • 지시가 분명할 때 • 상호작용이 짧게 유지될 때

• 작업치료사의 역할
  - 재료의 정돈을 활동에 참여한 다른 아동들에게 요구함
  - 아동이 따라올 수 있도록 간단하고 구체적인 지시를 제공함

답 3)

49

실조형과 무정위형 뇌성마비의 비교가 옳은 것은?

1) 무정위형은 경련이 없다
2) 무정위형은 대뇌 피질의 손상이다
3) 실조형은 회전하는 경련을 보인다
4) 실조형은 intention tremor을 보인다
5) 실조형은 기저핵과 손상과 관련이 있다

50

다음과 같은 중재가 가장 필요한 아동은?

- 자주 사용하는 물건은 같은 위치에 둠
- 물체를 구별하도록 촉각 단서를 제공함

1) 시각장애 아동
2) 청각장애 아동
3) 의사소통장애 아동
4) 발달성 협응장애 아동
5) 주의력 결핍 과잉행동장애 아동

51

다음 설명에 가장 부합하는 아동질환은?

- 허혈에 의해 초래되는 뇌증
- 만삭아에서 특징적으로 발생함
- 허혈성 손상 시 혈류가 가장 먼저 감소하며 이에 따른 허혈성 손상이 유발됨

1) 빌리루빈 뇌증
2) 선택적 신경원 괴사
3) 시상주위 대뇌손상
4) 뇌실주의 백질연화증
5) 배아기질-뇌실내출혈

문제해설

49 1) 무정위형은 회전하는 경련을 보인다.
2) 무정위형은 기저핵 손상과 관련이 있다.
3) 실조형은 주로 앞-뒤로의 경련을 보인다.
5) 실조형은 소뇌 손상과 관련이 있다.

답 4)

50 위에서 제공하는 중재는 시각장애아동에게 적용하는 중재방법이다.

답 1)

51 위 설명은 시상주위 대뇌손상에 대한 설명이다. 이는 만삭아에서 주로 발생하며 시상주위가 주요 대뇌동맥들의 경계구역으로서 허혈성 손상이 유발되는 병변이다.

답 3)

52

기저핵 부위 손상이 원인이며, 사지나 몸통이 뻣뻣해지거나 뒤로 휘는 양상을 보이다가 금방 힘이 빠지는 뇌성마비는?

1) 경직형 뇌성마비
2) 혼합형 뇌성마비
3) 저긴장형 뇌성마비
4) 운동실조형 뇌성마비
5) 불수의운동형 뇌성마비

문제해설

52 불수의운동형(athetoid) 뇌성마비에 대한 설명이다.

답 5)

뇌성마비의 유형

Explanation

spastic CP	• 근 긴장의 증가가 특징 • 대뇌 피질(cerebral cortex)의 운동영역 손상 • 뻣뻣한(stiff) 움직임 • 끊어지는 움직임(jerky movement) • 한 자세에서 다른 자세로 움직이기 힘듦 – 다른 곳으로 손 뻗기 힘듦 • CP의 50% 정도를 차지함
ataxia CP	• 근 긴장이 감소된 상태 • 소뇌 손상 • 협응적 움직임의 손상(poor coordination of movement) • 낮은 균형감(poor balance) • 불안정한 움직임 및 흔들리는 움직임이 특징(unsteady & shaky movement) – 가위질, 책 넘기기, 글씨쓰기의 어려움
athetoid CP	• 근 긴장의 오르고 내림이 일정하지 않음 • 'basal ganglia'의 손상 • 직립(upright) 자세의 유지가 어려움 • 앉거나 걸을 때 지속적으로 자세 유지가 어려움 • 우발적이고 불수의적 움직임(random, involuntary movement)이 특징 – 얼굴, 팔, 상체(upper body)에 많이 나타남 – 본인이 원하는 상지의 움직임이 어려움 • 특정 지점에 손을 닿으려고 할 때 많은 움직임(노력)이 필요함 • 사지나 몸통이 뻣뻣해지거나 뒤로 휘는 양상을 보임
flaccid CP	• 근 긴장이 매우 낮은 상태 • 관절 움직임이 과도하게 나타남 • 협응(coordination)의 문제는 없지만 근 긴장이 너무 낮으므로 움직임이 어려움
기타	• mixed cerebral palsy

53

다음과 같은 문제의 빈도가 가장 높은 뇌성마비 유형은?

Dysmetria, Nystagumus

1) 경직형
2) 무도형
3) 실조형
4) 이완형
5) 무정위형

54

다음 설명에 부합하는 아동의 질환은?

출생 전후 및 출생과정 중 미성숙한 뇌의 손상으로 인한 발생되는 비진행성 운동장애가 특징인 질환이다

1) 소아마비
2) 뇌성마비
3) Erb's palsy
4) Klumpke's palsy
5) Central cord syndrome

문제해설

53 • 실조형은 소뇌가 침범된 것으로 Dysmetria와 Nystagumus가 나타나기 쉬움
• 경직형은 간질 발작의 빈도가 높음

답 3)

54 위 설명은 뇌성마비의 정의이다.

답 2)

뇌성마비의 원인

Explanation

원인	• 성숙중에 있는 뇌의 손상(미성숙한 뇌에 병변) • 발병 : 1,000명 중 1.4~2.4명	주산기 (perinatal period) 원인	• 태아의 미성숙 • 비정상적 분만 – 난산 등의 기계적 요인 – 기도 폐쇄, 호흡마비, 양수 흡인 등으로 인한 요인
출산 전 원인	• 모체의 감염 – 임신 초 3개월 동안 풍진, 매독, 기타의 바이러스 등에 감염된 경우 • 방사선 조사 • 약물 중독 • 제대(배꼽)의 이상 • 태반의 이상 • 모체의 산소 결핍	출산 후 원인	• 두부 외상 • 감염 : 뇌염, 뇌막염 • 뇌종양 • 독성물질

55

다음 설명에 부합하는 근육질환은?

- X-연관 열성 유전질환
- 장딴지 근육의 가성비대가 나타남
- 발병시키는 5~20세경

1) 중증근무력증
2) 듀센형 근디스트로피
3) 베커형 근디스트로피
4) 얼굴어깨대위팔형 근디스트로피
5) 근육긴장퇴행위축형 근디스트로피

56

다음 설명에 부합하는 뇌성마비 유형은?

- 양측 팔 다리 모두 운동마비가 뚜렷하다
- 근골격계 변형이 심각하다
- 삼킴곤란, 언어장애, 간질을 동반한다

1) 혼합형
2) 저긴장형
3) 경직형 편마비
4) 경직형 사지마비
5) 경직형 양하지마비

57

다음과 같은 특징을 지닌 근육병은?

- 발병 시기 5~20세이다
- 25~40세까지 보행이 가능한 유형이다
- 종아리에 가성비대가 나타난다

1) Becker's MD
2) Myotonic MD
3) Duchenne's MD
4) Limb-girdle MD
5) Facioscapulohumeral MD

문제해설

55 다음 설명은 베커형 근디스트로피에 대한 설명이다. 듀센형과 동일하게 근위부 근육이 약화가 되지만 듀센형보다 발병시기가 늦다는 것이 특징이다.

답 3)

56 위 설명은 경직형 사지마비에 대한 설명으로 스스로 보행할 수 있는 가능성이 가장 낮으며 성인이 되어서도 독립적인 생활이 불가능하여 타인의 도움이 필요한 경우가 많다.

답 4)

57 Becker's MD

발병	• 디스트로핀(dystrophin)을 만드는 유전자의 변이로 인해 발생됨 – X연관 열성 유전질환 • 발병시기가 듀센형보다 늦은 5~20세임
특징	• 듀센형에 비해 진행속도가 느림 • 25~40세까지 보행이 가능할 수도 있음 • 심장에 질환이 생길 가능성이 높음 • 듀센형과 비슷한 근육 약화가 나타남 • 종아리의 가성비대도 나타남

답 1)

아동작업치료

58

뇌성마비 아동이 불안정한 떨림(shaky), 균형(balance) 감소, 협응(coordination) 감소 증상을 호소한다. 적절한 근 긴장도 유형은?

1) 경축동반 무정위(athetosis with spasticity)
2) 무도 무정위(choreoathetosis)
3) 긴장 연축(tonic spasms)
4) 실조형(ataxia)
5) 순수무정위(pure athetosis)

59

다음에서 설명하는 뇌성마비 유형은?

- 근육의 단축과 관절의 구축 및 변형이 특징이다
- 엉덩관절의 부분탈구 위험이 가장 큰 뇌성마비 유형이다

1) 실조형
2) 이완형
3) 무도형
4) 경직형
5) 무정위형

문제해설

58 실조형(ataxia)

움직임이 불안정한 떨림(shaky; tremor)과 균형(balance), 협응(coordination)에 문제를 가진다.

답 4)

59 경직형 뇌성마비는 굽힘근과 폄근의 불균형으로 척주 및 관절 변형, 근육의 단축, 엉덩관절의 부분탈구 등이 자주 발생한다.

답 4)

경직형(spastic type)

Explanation

1. 개요

1) 발생
   - 생후 4개월 이후에 현저한 경직이 나타나기 시작함
2) 발병률
   - 뇌성마비 유형 중 가장 많음
   - 전체의 약 80%를 차지함
3) 주요 원인
   - 뇌실주변의 백색연화증(periventricular leukomalacia)
   - 주변의 뇌조직의 괴사
4) 주요 증상
   - 높은 근긴장도로 수동적 움직임 시 심한 저항이 나타남

- 상지에는 주로 굽힘근의 긴장도가 증가하는 경향
- 하지에는 주로 폄근의 긴장도가 증가하는 경향
- 반사기능의 감소
- 자세 조절의 어려움

2. 분류

중증 경직형 (severe spastic)	• 경직의 경향 – 굽힘근 및 폄근 모두에 강한 경직이 나타남 – 수면 또는 휴식 시에도 고긴장 상태임 – 먼쪽(distal)보다 가까운 쪽(proximal)의 긴장이 더 증가된 상태임 • 자세 및 변형 – 사지마비(quardiriplegia) 형태가 많음 – 일부의 경우 하지마비 형태로도 나타남
중증 경직형 (severe spastic)	– 아래팔 구축, 엉덩관절 부분탈구 등이 잘 나타남 • 반사 및 정위반응 – ATNR, STNR, positive support 등이 잘 나타남 – 정위반응 및 균형반응은 손상됨 • 기타 – 수동적 혹은 의존적 경향이 강함 – 움직임에 대한 두려움을 가짐
중등도 경직형 (moderate spastic)	• 경직의 경향 – 중간 수준의 근긴장 증가가 나타남 – 휴식 시 정상에 가까운 근긴장이 나타남 – 흥분 시, 움직임 시, 지나친 노력이 필요할 시에는 근긴장도의 증가가 나타남 – 먼 쪽(distal)이 가까운 쪽(proximal)보다 근긴장이 더 높음 • 자세 및 변형 – 근긴장의 불균형으로 인해 척추변형(후만증/측만증/전만증)이 나타날 수 있음 • 반사 및 정위 반응 – 모로반사, 긴장성미로반사 등이 나타남 – 정위반응이 나타날 수 있음 – 균형반응은 감소되어 있음
경도 경직형 (mild spastic)	• 경직의 경향 – 휴식 시 정상에 가까운 근긴장도를 유지함 – 큰 노력과 빠른 움직임 시에는 경도의 근긴장 증가가 나타남 • 자세 및 변형 – 하지마비 또는 편마비 아동에게 흔히 나타남 – 먼쪽 ROM의 제한 더 일반적임 ◦ 약간의 변형을 동반할 수 있음 • 반사 및 정위 반응 – 보행이 가능하며 다양한 움직임을 만들 수 있음 – 원시반사를 동반하기는 하지만 경미함 • 기타 – 지적장애 및 지각장애의 수준은 경미함 – 성격 변화가 심할 수는 있으나 또래에 비해 인내심은 높은 편임

60

다음의 선천성 심장질환 중 폐로 유입되는 혈류가 감소되는 것은?

1) 동맥관 개존증(Patent ductus arteriosus)
2) 대동맥 전위증(Transposition of the great arteries)
3) 팔로사징증(Tetralogy of Fallot)
4) 심방 중격 결손증(Atrial septal defects)
5) 심실 중격 결손증(Ventricular septal defects)

61

뇌성마비 아동이 다음과 같은 특징을 보인다. 예상되는 유형은?

> 가슴이 납작하고, 발달과정에서 순한 아이였다고 한다. 하지만 과도한 ROM이 관찰되고 아탈구의 위험이 크다

1) 무정위형(athetoid)
2) 경직형 양지마비(spastic diplegia)
3) 실조형(ataxia)
4) 이완형(flaccid)
5) 경직형 사지마비(spastic quadriplegia)

62

뇌성마비 아동이 불안정한 떨림, 협응감소, 지속되는 비정상적인 근육 수축증상을 호소한다. 적절한 근 긴장도 유형은?

1) 실조형(ataxia)
2) 순수무정위(pure athetosis)
3) 무도 무정위(choreoathetosis)
4) 경축동반 무정위(athetosis with spasticity)
5) 긴장 연축동반 무정위(athetosis with tonic spasms)

문제해설

60
- 폐 혈류량 감소 : 팔로 사징증
- 폐 혈류량 증가 : 동맥관 개존증, 심방 중격 결손증, 심실 중격 결손증
- 혈류의 혼합 : 대동맥 전위증

답 3)

61 이완형 뇌성마비 아동은 근육 긴장도 감소로 인해 rib cage가 축소되는 특징을 보인다. 근 긴장도 감소로 인해 과도한 관절가동범위를 보이고 관절안정성 감소로 아탈구의 위험이 크다. 또한 움직임이나 반응이 저조하여 순한 아이로 인식된다.

답 4)

62 **긴장 연축이 동반된 무정위 운동**

낮음에서 매우 높음까지 예측할 수 없이 근 긴강도가 변화하며 비정상적인 근육 수축이 지속되는 것이 특징이다. 이로 인해 원위의 불안정한 떨림과 협응 감소가 나타나며 지속되는 근육 수축이 동반된다. 보기의 유형 중 지속되는 수축을 보이는 것은 ⑤가 유일하다.

답 5)

63

다음 유형의 MD(muscular dystrophy)는?

- X 염색체 관련 유전질환이다
- 25~40세까지 보행이 가능하기도 하다
- 근육 약화가 특징이며 종아리의 가성비대가 나타난다

1) Becker's MD
2) Myotonic MD
3) Duchenne's MD
4) Limb-girdle MD
5) Facioscapulohumeral MD

64

다음의 특징을 지닌 뇌성마비 유형은?

- 바닥핵 손상이 원인이다
- 빠르고 짧은(jerky) 무정위성 움직임이 나타난다
- 원시반사(ATNR, STNR)가 강하게 나타나고 잔존하며, 고위자세반응이 없다

1) 실조형(ataxia)
2) 심한 경직형(severe spasticity)
3) 무도성 무정위형(choreoathetoid)
4) 경직동반 무정위형(ahetoid with spastic)
5) 긴장경련 동반 무정위형(athetoid with tonic spasm)

65

뇌성마비 아동의 침범부위 별 분류에서 사지에 경직성 마비가 관찰되고, 마비정도가 다리보다 팔에서 심하며 편측이 강한 특징을 보이는 유형은?

1) 양측마비(diplegic)
2) 사지마비(quadriplegic)
3) 편측 마비(hemiplegic)
4) 무정위(athetosis)
5) 이중 편측 마비(double hemiplegic)

문제해설

63 Becker's MD

발병	• 디스트로핀(dystrophin)을 만드는 유전자의 변이로 인해 발생됨 – X연관 열성 유전질환 • 발병시기가 듀센형보다 늦은 5~20세 임
특징	• 듀센형에 비해 진행속도가 느림 • 25~40세까지 보행이 가능할 수도 있음 • 심장에 질환이 생길 가능성이 높음 • 듀센형과 비슷한 근육 약화가 나타남 • 종아리의 가성비대도 나타남

답 1)

64
• 바닥핵이 손상된 질환은 무정위형이다.
• 무도성 무정위형
– 불수의적 움직임이 빠르고 짧게 나타남
– ATNR, STNR과 같은 원시반사가 나타남
– 고위자세반응은 나타나지 않음

답 3)

65 이중 편측 마비(double hemplegia)는 경직형 마비가 양측 팔과 다리에서 모두 나타나며, 다리보다 팔에 정도가 심하며 특정 편측이 우세한 특징을 보인다.

답 5)

66

다음은 뇌성마비 아동에 대한 설명이다. 뇌성마비 아동이 보이는 자세와 운동의 장애의 특성으로 유형과 성격이 다른 하나는?

1) 자발적 운동은 비교적 적은 편이다
2) 움직임을 시작할 때 딱딱하고 뻗치는 모습을 자주 보인다
3) 관절의 구축은 나타나지 않고 불수의적인 과잉운동을 보인다
4) 체중이 불어날 경우 균형의 문제로 인해 고관절이 탈구될 위험성을 갖는다
5) 상체가 컵 손잡이 모양의 굴곡자세 모양을 특징적으로 나타낸다

67

갓 태어난 신생아는 처음으로 폐호흡을 시작한다. 이와 관련된 태아기에 특징적인 심장의 구조는?

가. 난원공(foramen ovale)
나. 대동맥 궁(arch of aorta)
다. 동맥관(ductus arteriosus)
라. 정맥관(ductus venosus)

1) 가, 나, 다
2) 가, 다
3) 나, 라
4) 다, 라
5) 가, 나, 다, 라

68

강○○는 조산아로 주산기 호흡곤란을 경험했고, 뇌실주변에 뇌조직의 괴사로 시력이 손상되었다. 손상이 예측되는 대뇌의 구조는?

1) 피질 척수로(corticospinal tract)
2) 관자엽(temporal lobe)
3) 시각 교차(optic chiasm)
4) 시각 부챗살(optic radiation)
5) 이마엽(frontal lobe)

문제해설

66 3) 무정위형 뇌성마비 아동에 대한 설명
1), 2), 4), 5) 경직형 뇌성마비 아동에 대한 설명

답 3)

67 태아기에는 폐순환 없이 양수를 통해 호흡을 하는데 이는 난원공(foramen ovale)과 동맥관(ductus arteriosus)의 특징적 구조 때문에 가능하다. 출산 시 폐호흡을 하면서 정상적인 심장구조를 형성한다.

답 2)

68 뇌실주변 백질연화증(PVL)에 관한 설명으로, 뇌실주변을 지나가는 시각 부챗살의 손상으로 시력이 저하되는 증상이 나타날 수 있다. 시각 교차는 중간뇌(midbrain) 앞에 위치한 구조로 뇌실의 위치와는 거리가 있다.

답 4)

69

혈우병 타입 A에 대한 설명으로 옳은 것은?

1) 여아에게 주로 발병한다
2) 혈액응고 Ⅷ 요소의 결핍이 원인이다
3) 전체 혈우병의 15%정도를 차지한다
4) 출혈은 신체 특정 부위에서만 일어난다
5) 비정상적인 과소출혈과 자발적 출혈이 특징이다

70

심장 질환은 지닌 5세 민수는 조금만 움직여도 숨이 차고 힘들어 한다. 좌심방과 우심방 사이의 중격에 구멍이 형성되어 있어 발생되는 현상이다. 예상되는 아동의 진단명은?

1) TOF(tetralogy of fallot)
2) ASD(artrial septal defects)
3) PDA(patent ductus ateriosus)
4) VSD(ventricular septal defects)
5) BPD(bronchopulmonary dysplasia)

문제해설

69 혈우병(hemophilia)

- 특징
  - 지연되는 피 응고(coagulation) 시간
  - 비정상적 과다출혈
    - 출혈은 신체 어디에서나 일어날 수 있음
    - 자발적 발생 또는 외상으로 인해 발생함
- 타입
  - 혈우병 A(전형적인 혈우병)
    - 혈액응고 Ⅷ 요소의 결핍이 원인임
    - 전체의 85%
  - 혈우병 B
    - Ⅸ 요소의 결핍이 원인임
    - 전체 혈우병 중 15% 정도임
- 기타
  - 남아에만 발생됨 : 5,000중 1명
  - 제Ⅷ 요소의 결핍이 85%이고, 제Ⅸ 요소의 결핍이 15%임
  - 관절 내의 출혈
    - 심각한 근골격계 문제를 일으킬 수 있음
    - 치명적인 이동 및 기능의 장애를 초래할 수 있음

답 2)

70

- PDA(patent ductus ateriosus)
  - 폐혈류량의 증가
  - 심장기능의 상실
  - 뇌 산소공급의 부족
- ASD(artrial septal defects)
  - 좌우심방 사이 중격에 구멍이 발생됨
  - 정상보다 많은 혈액이 폐에 공급됨
  - 상기도 감염의 위험이 높아짐
  - 'wet lung'의 발생
  - 결국 아동은 심장의 기능을 상실하게 됨
- VSD(ventricular septal defects)
  - 심실 중격에 구멍이 발생됨
  - 혈액이 좌실심에서 우심실로 이동함
  - 증가된 혈류는 폐로 이동하게 됨
  - 주 증상
    - 짧은 호흡, 발한 증가, 신체적 피로, 호흡기 감염 증가, 성장 지연 등
- TOF(tetralogy of fallot)
  - 전형적 문제
    - 폐동맥판 또는 동맥 협착증
    - 출생 전 나타나는 VSD
    - 우심실 비대
    - 심실중격 및 대동맥의 혼합

답 2)

71

다음과 같은 병리와 증상을 지닌 질환은?

- 미숙아의 뇌실주위에서 자주 나타나는 병리 소견
- 산소 결핍으로 뇌실주변의 부위가 괴사됨
- 양쪽 하지마비형 뇌성마비 환아에서 자주 관찰됨

1) 간성뇌증
2) 백질연화증
3) 요독뇌병증
4) 미토콘드리아뇌병증
5) 허혈성 저산소뇌병증

문제해설

71 위 설명은 백질연화증에 대한 설명으로 뇌성마비 아동들의 대표적인 질환으로 이 백실 부분은 하지로 가는 운동신경이 많이 지나가는 부위기에 양하지마비 뇌성마비 아동에게 자주 관찰된다.

답 2)

10

C·H·A·P·T·E·R

시지각 (Visual Perception)

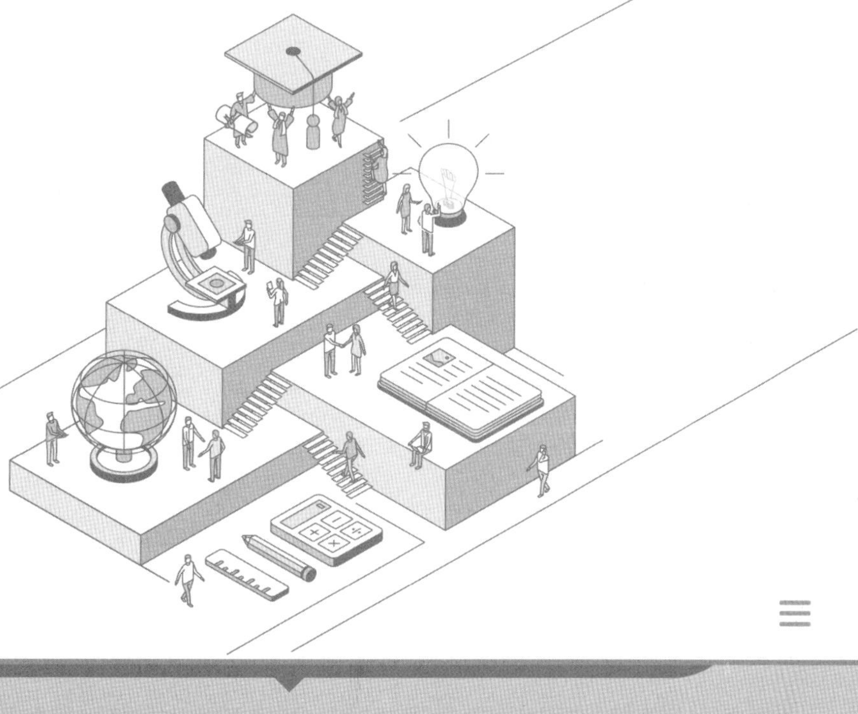

예·상·문·제·풀·이

01

4세 편측 경직성 뇌성마비 아동의 초기 평과 결과로 시각 이상이 관찰되었을 때 가장 먼저 해야 할 것은?

1) 시각발달 평가
2) 편측무시 검사
3) 안경을 맞춘다
4) 시각선별 검사
5) 놀이 발달 평가

02

시각추적 능력이 심하게 손상된 아동의 초기중재로 가장 적절한 것은?

1) 캐치볼
2) 탁구치기
3) 공기놀이
4) 배드민턴 치기
5) 비눗방울 터트리기

03

사물의 특징과 색, 질감 등을 인식하는 시지각 기술은?

1) 스캐닝(scaning)
2) 시각 기억(visual memory)
3) 시각 인지(visual cognition)
4) 패턴 재인식(pattern recognition)
5) 시야(visual field)와 시력(visual acuity)

문제해설

01 시각선별 검사를 통하여 시력, 시야, 안구조절운동 등을 우선적으로 평가하고 이후에 시지각 검사 등을 시행한다.

답 4)

02 모두 시각추적이 사용되는 활동이기는 하나 비눗방울은 천천히 움직이기 때문에 시각추적이 더 쉽고 비눗방울 터트리며 성취감을 얻을 수 있기에 가장 적당한 활동이라 할 수 있다.

답 5)

03 패턴 재인식(pattern recognition)
- 사물의 외관을 인식하는 능력
  - 모양, 형태 등
- 사물의 특성을 인식하는 능력
  - 색, 질감, 음영 등

답 4)

04

초등학생인 10세 남아는 글씨쓰기 시 철자의 순서를 정하기 어려워하며, 정확한 철자 쓰기가 힘들다. 이 아동에게 가장 필요한 시지각 기술은?

1) 시야
2) 시각탐색
3) 시각기억
4) 시각집중
5) 패턴 재인식

문제해설

04 글씨쓰기와 시지각

철자 쓰기의 문제	• 발음 나는 대로 철자를 쓸 수는 있음 – 철자가 부정확함 • 시각적 기억의 손상 – 단어의 순서 정하기 또는 정확한 철자 쓰기가 어려움
손으로 글씨쓰기	• 운동 감각, 시운동 통합, 운동 계획 등과 밀접한 관련이 있음 • 집중력이 낮은 아동은 문법, 철자 등에 문제를 지님 • 시각 분별의 문제가 있는 아동은 단어를 인식하기 어려움 • 시공간 문제를 지닌 아동은 글씨를 배치시키는 데 어려움을 가짐
시운동 통합	• 시운동 통합과 글씨 쓰기 사이에 높은 연관성이 있음

답 3)

05

다음 중 아동의 시각 구별(discrimination)을 발달시키기 위한 중재방법으로 가장 거리가 먼 것은?

1) 환경 정리를 통해 시각적 혼란을 줄여준다
2) 필요할 때마다 적절한 단서(cue)를 제공한다
3) 단순한 수행부터 복잡한 수행으로 등급화한다
4) 짧은 시간 동안 보고 기억하는 활동을 제공한다
5) 각 수행에 대해 아동이 이해할 수 있도록 순차적으로 진행한다

05 시각적 기억 중재

- 반복 : 단기 기억에 도움이 됨
- 연상 기호 장비
  - 노래, 리듬, 약어 같은 언어적 신호를 사용함
  - 기억회상을 강화하기 위함 정보를 변형하고 조직하는 기억 지향적 전략임
- 작업치료
  - 짧은 시간 동안 보고 기억하는 게임을 실시할 수 있음
  - 쉽게 성공적으로 완성할 수 있는 과제를 제공
  - 서서히 과제의 길이와 복잡성을 증진시킴

시각 구별 중재

- 치료사는 치료프로그램을 위해 과제 분석을 사용함
- 치료적 중재의 일반적 방법
  - 아동이 각 수행에 대해 이해할 수 있도록 순차적으로 진행해야 함
  - 단순부터 복잡 순으로 등급화해야 함
- 치료 전략의 예
  - 단서의 제공
  - 사물의 특징을 극대화하기
  - 작업치료사는 시각적 혼란을 줄여주어야 함

답 4)

06

저시력 아동의 적응(adaptation) 원리의 내용으로 가장 거리가 먼 것은?

1) 사물의 특징을 최대화한다
2) 청각적 및 시각적 방해물들은 제거한다
3) 행동의 시작과 끝을 정할 수 있도록 큐(cue)를 제공한다
4) 언어적인 설명은 가능한 피하고 제스처 위주로 교육한다
5) 손상되지 않은 감각 또는 잔존 감각을 최대로 사용하게 한다

07

시지각 기능은 시각수용요소와 시각인지요소로 구분할 수 있다. 다음 중 평가하는 요소의 성격이 다른 것은?

1) 시야 측정(perimetry)
2) 스넬렌 검사(Snellen test)
3) 시분석 기술평가(test of visual analysis skills)
4) 시각 선별(visual screening)
5) 시각 추적기(eye tracker)

08

시지각 발달의 순서로 옳은 것은?

1) 훑어보기 — 시각집중 — 패턴인식 — 시각기술 — 시각기억 — 시각적응
2) 훑어보기 — 패턴인식 — 시각기술 — 시각집중 — 시각적응 — 시각기억
3) 시각집중 — 시각기술 — 시각기억 — 패턴인식 — 훑어보기 — 시각적응
4) 시각기술 — 시각집중 — 훑어보기 — 패턴인식 — 시각기억 — 시각적응
5) 시각기술 — 훑어보기 — 패턴인식 — 시각집중 — 시각적응 — 시각기억

문제해설

06 저시력 또는 저청력 아동을 위해 사물의 특징적 감각을 최대화해야 하며, 언어적 설명을 통해 상황을 안내해 준다.

답 4)

07 시분석 기술평가는 시각 인지요소를 검사하는 도구이다. 나머지는 지각수용요소를 평가한다.

답 3)

08 **시지각발달순서**

시각기술 – 시각집중 – 훑어보기 – 패턴인식 – 시각기억 – 시각적응

답 4)

09

다음 사례에 나타나는 시각기능의 문제는?

- 수업시간에 칠판에 적힌 글씨를 옮겨 적는 데 오랜 시간이 걸린다
- 선생님이 불러 주시는 페이지를 찾는 데 오래 걸린다
- 좌우측의 가려진 물체는 잘 찾지만 갑자기 나타나는 자극에 대한 반응은 매우 늦는다

1) 시각추적(Pursuit)
2) 시야(Visual field)
3) 시력(visual acuity)
4) 시각 집중(visual attention)
5) 신속눈운동(Saccadic eye movement)

문제해설

09 해설내용 참조

답 5)

주요 시지각 기술

Explanation

시야 (visual field)	• 지정된 부분에 집중할 때 눈이 물체를 발견할 수 있는 범위를 말함 • 시야 범위의 손상은 매우 다양함 – 뇌 손상의 영역과 크기에 의해 결정됨 • 환경에 적응하는 능력과 독립적인 일상생활에 있어 중요한 역할을 함 • 정상적인 시야 – 위 60°, 아래 70~75°, 안쪽 60°, 바깥쪽 100~110°
시각 집중 (visual attention)	• 시각적 집중의 발달은 출생과 동시에 자연적으로 형성됨 • 출생 후 4주 동안 성숙하고 의지적인 행동으로 환경 속에서 시각을 고정할 물건을 찾음 • 손상 시 – 환경 내에서 어떠한 물체에 시각을 고정하고 지속하지 못함 – 공간 및 신체 무시와 함께 나타남
시력 (visual acuity)	• 작고 세밀한 부분을 볼 수 있는 능력을 말함 • 근시와 원시가 있음
눈 추적 (ocular pursuit)	• 느리게 움직이는 목표물(slow-moving target)을 따라가는 눈의 능력 • 손상 시 – 처음 목표물 응시가 어려움 – 너무 빠르거나 느린 눈의 움직임 – 비대칭적인 눈의 움직임(한 눈이 더 빠르거나 느림) • 검사자가 여러 방향의 물체 움직임에 대한 눈의 추적 정도를 보는 것
신속눈운동 (saccadic eye movement)	• 하나의 고정된 물체를 응시하다 다른 것으로 전환 시 나타나는 빠른 눈의 움직임 • 주어지는 자극에 빨리 대응하는 능력 • 읽기 또는 두 물체 사이에서 지시에 따라 눈을 움직이는 능력

10

시각장애를 지닌 아동의 일상생활을 돕기 위한 방법으로 옳은 것은?

1) 넉넉한 품의 옷을 제공한다
2) 선호하는 촉감의 물건을 제공한다
3) 누운 자세로 안정감 있게 옷을 입는다
4) 물건의 특징을 확대한 도구를 사용한다
5) 긴 손잡이의 목욕스펀지를 이용하여 목욕을 한다

11

시지각 기술 발달을 하위에서 상위로 바르게 연결한 것은?

가. 스캐닝(scanning)
나. 시각집중(visual attention)
다. 시각 기억(visual memory)
라. 패턴 재인식(pattern recognition)

1) 가-나-다-라
2) 가-나-라-다
3) 나-가-라-다
4) 나-가-다-라
5) 라-가-나-다

12

다음의 활동에서 필요한 기능은 무엇인가?

• 신문이나 잡지에서 특정 글자를 찾기(예, 글자 '가' 찾기)
• 복잡한 미로 따라 길 찾기, 퍼즐 완성하기
• 치료실이나 병실에서 특정 물건 찾기

1) 시력(visual acuity)
2) 눈 추적(ocular pursuit)
3) 시각적 고정(visual fixation)
4) 시각 스캐닝(visual scanning)
5) 도약 안구 운동(saccadic eye movement)

문제해설

10
• 시각 또는 청각손상 : 물체의 감각 특징으로 확장함
• 접촉을 거부 : 촉각선호를 위한 선택을 주거나 넉넉한 옷을 입게 해줌
• 앉거나 균형을 유지하기 어려움 : 누운 자세로 옷을 입는다.
• 제한적입 뻗침 : 길어진 손잡이 도구를 사용한다.

답 4)

11

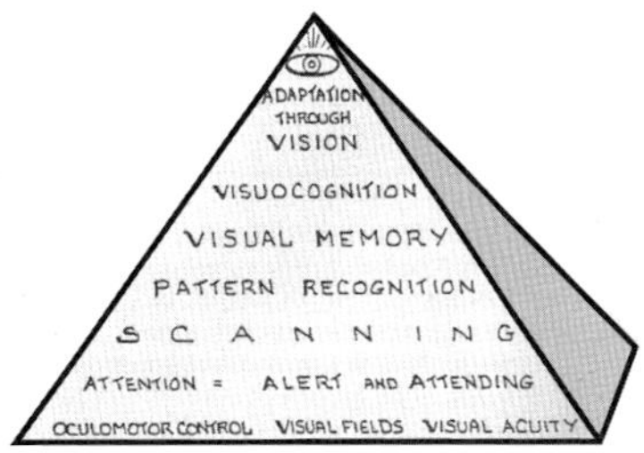

답 3)

12 다음 활동들은 시각적 스캐닝(visual scanning) 훈련 방법이다.

답 4)

아동작업치료

13

시지각발달계층 모델을 적용하여 시지각 훈련을 실시할 때 1차적으로 평가하고 접근해야 하는 기술은?

1) 시인지
2) 시각패턴
3) 시각기억
4) 시각집중
5) 안구운동

14

다음 사례의 환자에게 적절한 치료 활동은?

> 빠른 눈 움직임에 문제가 있는 아동은 칠판의 내용을 필기할 때 단어를 빠뜨리거나 한 줄을 띄어 읽는 경우가 많다

1) 두더지 잡기 게임
2) 굴러가는 축구공 추적하기
3) 장난감더미에서 타요 버스 찾기
4) 하얀 침대보에서 하얀 셔츠 찾기
5) 펜 끝을 보게 한 후 멀리 있는 사물의 이름 맞추기

15

NICU에 있는 영아에게 중재 목적으로 희미한 불빛을 제공하며, 침대 위에 모빌을 달아주는 이유로 타당한 것은?

1) 호흡안정
2) 신뢰형성
3) 안정감 제공
4) 시지각 자극 제공
5) 근긴장 촉진 및 즐거움 제공

문제해설

13 시지각 발달계층모델은 안구운동, 시야, 시력－훑어보기－패턴재인－시각적 기억－시각적 인지가 발달한다는 이론이다. 그러므로 일차적으로 안구운동을 평가하고 접근해야 한다.

Hierarchy of visual perceptual development in central nervous system

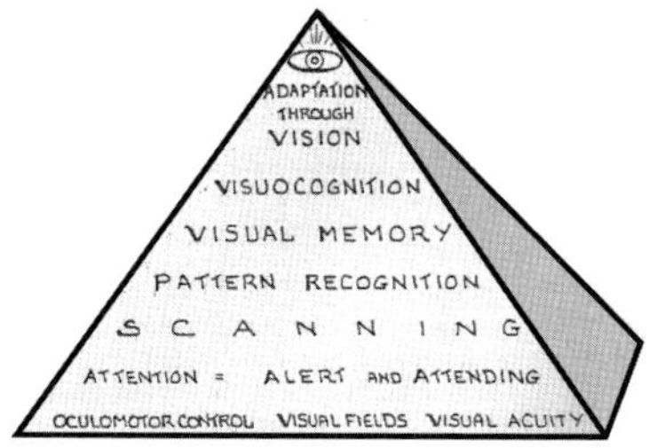

답 5)

14 환자의 증상은 단속성 눈 운동의 능력의 손상이다. 따라서 단속성 눈 운동과 관련된 활동은 두더지 잡기 게임이다.

답 1)

15 영아의 시지각 발달을 촉진하기 위해 적절한 자극을 제공해야 한다. NICU 영아에게 희미한 불빛 자극이 적절하며, 모빌을 이용해 시각을 자극할 수 있다.

답 4)

16

마른 나뭇잎으로 카드 만들기를 할 경우 수행의 어려움으로 인해 은행잎 카드를 보며 수행하였다. 그 이유로 적절한 것은?

1) 난이도를 높이기 위해
2) 호흡기 문제를 예방하기 위해
3) 아동의 흥미를 유도하기 위해
4) 아동의 과감각 문제를 최소화하기 위해
5) 부족한 시지각 능력을 보상해 주기 위해

17

눈으로 들어오는 빛의 양을 조절하는 해부학적 구조물은?

1) 망막
2) 홍채
3) 공막
4) 각막
5) 안방수

문제해설

16 마른 나뭇잎으로 카드 만들기

- 다양한 인지 지각 능력을 필요로 하는 활동
  - 패턴에 대한 지각능력
  - 공간배치에 대한 지각능력
  - 색 분류 및 깊이 지각 능력
  - 문제해결 능력
  - 순서 정하기 능력 등

답 5)

17 홍채의 역할

- 동공의 크기를 확대 또는 축소시킴
- 눈으로 들어오는 많은 양의 빛을 조절함

답 2)

11

C·H·A·P·T·E·R

신생아 집중치료실
(Neonatal Intensive Care Unit, NICU)

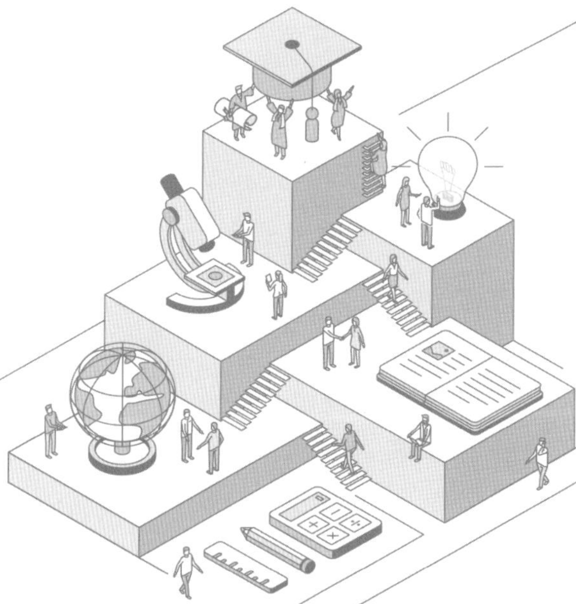

예·상·문·제·풀·이

01

태아의 자궁내 환경과 자궁외 환경의 비교가 옳은 것은?

		자궁내 환경	자궁외 환경
1)	촉각	고유수용성 자극 입력	부드러운 진동 자극 입력
2)	전정감각	수평상태의 중력	수직상태의 중력
3)	청각	자극 없음	매우 강함
4)	시각	붉은 빛의 자극	푸른 빛의 자극
5)	주변온도	항온	변온

문제해설

01 해설내용 참조

답 5)

자궁 내외의 환경(sensory environment) 비교

Explanation

감각	안	밖
촉각 (tactile)	• 지속적인 고유수용성 자극의 입력 • 부드럽고, 습하고, 안정감이 있음 • 둘러싸여 분리되어 있음	• 통증이 있고 침투성(invasive)이 있음 • 찬 공기와 접촉함 • 사회적 접촉보다 의료적 처치가 우세함
전정감각 (vestibular)	• 엄마의 움직임에 의해 발생 • 양수에 의한 부드러운 진동 • 분리되어 있는 상태에서의 움츠림	• 수평상태, 편평한 자세 • 빠른 자세의 변화 • 중력의 영향 • 구속의 영향 • 기계의 영향
청각 (auditory)	• 엄마의 생물학적 소리 • 둘러싸인 환경에서의 소리들	• 시끄러움, 기계소리 • 듣기 싫은 임펄스(impulse) 소리
시각 (visual)	• 어두움 • 어둔 붉은 스펙트럼 빛	• 밝은 빛 • 보호 받지 못하는 눈
온도 (temperature)	• 항온 • 항상 따뜻함	• 환경적 온도가 다양함 • 신생아의 열손실 위험이 높음

02

조산아의 기준은?

1) 30주 이전에 출산
2) 33주 이전에 출산
3) 35주 이전에 출산
4) 37주 이전에 출산
5) 39주 이전에 출산

03

망막혈관이 생성되며 시신경의 발달이 완성되는 태아기는?

1) 27주 미만
2) 28~30주 사이
3) 31~32주 사이
4) 33~35주 사이
5) 36~40주 사이

문제해설

02 출산시기에 따른 분류

- 정상아(normal child) : 37~38주에 태어난 영아
- 조산아(preterm) : 37주 전에 태어난 영아
- 말기 조산아(late-preterm) : 34~37주 사이에 태어난 영아
- 과숙아(postterm) : 42주 이후에 태어난 영아

답 4)

03 해설내용 참조

답 5)

태아의 시각(visual system) 발달

Explanation

주	발달
22	• 모든 망막층(retinal layers)이 나타남
25	• 막대(rods)와 원추(cones)를 구별할 수 있음 • 빛이 눈 깜박 반사(blink reflex)를 유발함
25~26	• 시각피질(visual cortex) 신경이 나타남
26~28	• 눈꺼풀이 열림
27	• 짧은 시간 동안 자발적으로(spontaneous) 깰 수 있음 • 시각적인 초점을 맞출 수 없음
28~30	• 눈을 가끔씩(occasionally) 뜨고 있음 • 눈 움직임이 전형적으로(typically) 빠르고 격렬함(jerky)
30~32	• 밝은 빛에 눈을 감음 • 짧고 평온한 각성상태 • 시각적 주의집중(visual attention)에는 여전히 스트레스가 많음
32~35	• 시각적 선호도(visual preference)가 나타남 • 시각적 추적(visual track)은 중앙선을 지나 수평(horizontally)으로 움직임
36~40	• 망막 혈관생성(retinal vascularization)과 시신경(optic nerve) 발달이 완성됨 • 시각적 추적은 수평(horizontal), 수직(vertical), 원(circular) 방향으로 움직임 • 머리와 눈 움직임이 잘 협응(coordinated)되지 않음 • 곡선(curved line)과 모양(shape)을 선호함 • 색깔을 볼 수 있음

04

NICU 영아에게 좋은 환경이란?

1) 밝은 조명이 있는 환경
2) 시각적 자극이 없는 환경
3) 빛을 완전히 차단한 환경
4) 팔다리를 정중선으로 모아놓은 환경
5) 청각 자극을 위해 스피커가 설치된 환경

05

스트레스 상태의 신생아로 보기 어려운 상태는?

1) 빠른 호흡을 한다
2) 딸꾹질이 잘 난다
3) 몸통을 둥글게 유지한다
4) 산만한 움직임이 나타난다
5) 근 긴장의 변화가 일정하다

문제해설

04 밝은 조명이 비치지 않는 환경, 시각 자극이 적절한 환경, 빛이 적당히 차단된 환경, 팔다리를 정중선으로 모아놓은 환경, 스피커가 없는 환경 등이 좋은 환경이다.

답 4)

05 해설내용 참조

답 5)

스트레스와 안정

Explanation

		스트레스 상태	안정 상태
호흡		• 멈춤 • 빠른 호흡 • 힘든 호흡	• 부드러움 • 규칙적임
소화		• 딸꾹질, 토함, spitting 등	• 안정적임
운동	이완	• 입을 벌림 • 몸통의 낮은 근 긴장 • 팔 다리의 처짐	• 팔다리 및 몸통의 근 긴장이 일정함
	과 긴장 (hypertonicity)	• 하지의 폄(extension)과 공중 앉은 자세(air sitting) • 손가락 벌림 • 주먹 쥠 • 몸통이 둥글게 됨 • 혀의 돌출(extension)	• 부드럽고 조절된 움직임
	과도한 굽힘	• 몸통 및 상하지에 나타남 • 산만한 움직임	• 운동 조절을 통해 자신을 조절함

06

조산 아동의 부모가 캥거루 케어를 실시할 때 기대되는 효과로 거리가 먼 것은?

1) 무호흡의 증가
2) 심박동수의 안정
3) 조기 퇴원의 촉진
4) 감염 발생의 감소
5) 불규칙한 움직임의 감소

07

다음 중 조산아를 위한 NICU의 조명을 바르게 설명한 것은?

1) 전반적으로 밝은 조명을 제공한다
2) 시각 자극을 위해 강한 조명을 사용한다
3) 전체 조명을 어둡게 하고 인큐베이터는 밝게 한다
4) 전체 조명을 밝게 하고 인큐베이터는 어둡게 한다
5) 전체 조명을 어둡게 하며 인큐베이터는 빛을 차단한다

08

NICU의 영아를 위한 식사중재로 옳은 것은?

1) 가능한 모유보다는 분유를 추천한다
2) 대부분의 영아에게 위절제술을 시행하여 영양을 공급한다
3) 영아가 비영양적 빨기(NNS)를 할 수 있도록 인공젖꼭지를 제공한다
4) 젖병으로 영양을 공급할 때는 다양한 감각자극을 제공하므로 발달을 촉진한다
5) 가능한 빠른 기간 내에 잘게 다진 고기와 같은 입자가 있는 음식물을 제공하며 감각자극을 제공한다

문제해설

06 캥거루 케어
- 안정적인 심박동수와 호흡수를 유도함
- 무호흡을 감소시킴
- 주위 환경으로 부터 스트레스를 감소시켜줌
- 안정된 체온을 제공함
- 불규칙하고 불안정한 움직임을 감소시킴
- 조기 퇴원을 촉진함
- 신경 발달에 긍정적 영향을 미침
- 성장을 촉진함
- 조기 모유 수유를 촉진함
- 감염 발생을 감소시킴
- 애착과 친밀감을 형성함

답 1)

07 NICU의 조명
- 최소 1~60fc 정도의 범위가 적당함
- 전체 조명을 어둡게 유지함
- 미숙아의 눈을 실내등으로부터 보호해 주어야 함
  - 빛을 차단하기 위해 커버를 사용함
- 만삭 수준의 신생아에게는 적절한 빛과 시각적 자극이 필요함

답 5)

08 가능한 모유를 제공해야 하며, 특정 문제를 지닌 아동에게만 위절개술을 실시한다. 영아가 음식을 섭취할 때는 감각자극을 최소화해야하며 입자가 있는 음식은 섭취가 어렵다.

답 3)

09

NICU 아동의 열 손실 발생의 원인이 되는 것은?

1) 높은 습도
2) 피부 연화제의 적용
3) 인큐베이터 내부 환경
4) 의료진의 빈번한 치료
5) 자세유지 장치의 적용

10

다음 중 수정 후 37주 이전에 태어나는 조산아에게 발생할 수 있는 문제가 아닌 것은?

1) 생리적 미숙
2) 위식도 역류
3) 엔트레먼트
4) 뇌실내 출혈
5) 뇌실내 백질 연화증

11

40세의 남성은 조산으로 태어난 자신의 아이에게 '캥거루 케어(Kangaroo care)'를 실시하고 있다. 효과로 타당한 것은?

1) 성장을 억제할 수 있다
2) 모유수유를 감소시킬 수 있다
3) 아동의 심박동수가 증가시킨다
4) 환경의 스트레스를 감소시킨다
5) 불규칙적인 움직임을 증가시킨다

12

다음 중 캥거루 케어(kangaroo care)의 결과로 옳은 것은?

1) 체온 저하
2) 호흡의 감소
3) 감염 발생 횟수 증가
4) 안정된 심박수와 호흡수
5) 의료적 중재로 인한 스트레스 증가

문제해설

09 열손실의 원인

- 폐 기능 부전(dysfunction)
- 중추신경계의 미성숙
- 빈번한 치료적 중재
- 대류(공기에 의한 열손실)
- 전도(차가운 고체 표면에 의한 열손실)
- 복사(직접 접촉하지 않은 차가운 고체에 의한 열손실)
- 증발(호흡 기관이나 피부를 통해 소실되는 증기로 인한 열손실)

답 4)

10 엔트레 먼트

신생아 때 기초적 사회변화는 성장 후 나타나는 행동을 변화시킨다는 현상학적 용어이다.

답 3)

11 캥거루 케어(Kangaroo care)의 장점

- 안정적인 심박동수와 호흡수를 유도함
- 무호흡을 감소시킴
- 주위 환경으로부터 스트레스를 감소시켜줌
- 안정된 체온을 제공함
- 불규칙하고 불안정한 움직임을 감소시킴
- 조기 퇴원을 촉진함
- 신경 발달에 긍정적 영향을 미침
- 성장을 촉진함
- 조기 모유 수유를 촉진함
- 감염 발생을 감소시킴
- 애착과 친밀감을 형성함

답 4)

12

- 생리학적 이익 : 안정된 심박수와 호흡수, 무호흡의 감소, 안정됨 체온, 체중의 증가와 성장증진, 감염발생 횟수의 감소와 심각도 감소
- 행동적 이익 : 감소된 흥분과 임의의 움직임 감소, 환경적 장애와 의료적 중재로 인한 스트레스 감소, 울음의 감소
- 자기 조절력 증진을 동반한 상태 조절의 향상 수면 조직화의 성숙

답 4)

13

다음 중 미숙아 망막증의 원인으로 가장 타당한 것은

1) 소음
2) 빛
3) 산소
4) 음식
5) 온도

14

조산 아동의 스트레스 징후에 해당하는 것은?

1) 딸꾹질
2) 느린 호흡
3) 입술 닫힘
4) 핑크빛 피부색
5) 손을 입에 넣고 빨기

문제해설

13 미숙아 망막증은 36주에서 40주 사이 조산, 저체중 등으로 인해 발생되는 망막혈관의 질환이다. 인큐베이터의 높은 산소포화도는 망막혈관의 기형적 발달을 촉진한다. 빛과 미숙아 망막증과의 상관관계는 낮은 것으로 보고되고 있다.
답 3)

14 해설내용 참조
답 1)

스트레스 및 안정화의 징후

Explanation

	스트레스성 징후(sign of stress)	안정의 징후(sign of stability)
자율신경	• 생리적 불안정성(instability)	• 생리적 안정성(stability)
호흡기	• 정지, 빠른 호흡, 헐떡거림	• 부드럽고 규칙적인 호흡수
피부색	• 반점, 홍조, 창백, 거무스름, 청색증, 회색빛 또는 잿빛	• 핑크빛, 안정된 피부색
소화기	• 딸꾹질, 구역질, 침 뱉기, 그르렁거림, 경직	• 딸꾹질, 구역질, 구토, 그르렁거림이 없는 안정된 내장
운동	• 떨림, 놀람, 씰룩거림, 기침, 재채기, 하품, 한숨, 발작 • 근긴장의 변화, 조절되지 않는 운동	• 떨림, 놀람, 씰룩거림, 기침, 재채기, 하품, 한숨, 발작 등이 없음 • 일정한 근긴장, 조절된 운동
이완성	• 입을 벌린 얼굴 상태, 몸통의 저긴장, 늘어진 사지	• 근긴장은 사지와 몸통에서 일정하고, 연령에 적합함
과긴장성	• 다리는 폄되고 공중에 떠 있음; 상지는 거수경례하는 모습, 손가락은 벌림, 움켜쥠, 몸통을 활처럼 만듦(arching), 혀의 돌출	• 부드럽고 조절된 자세, 사지와 머리의 부드러운 움직임
과다굽힘	• 몸통, 상지 및 하지의 흥분되고, 산만한 움직임	• 운동조절은 자기조절을 통해 위해 사용할 수 있음(손과 발을 꽉 쥠, 다리와 발을 긴장시킴, 손을 입에 넣어 물거나 빨기)
상태	• 산만하거나 조직화되지 않은 상태들	• 명확한 상태; 양호, 안정됨, 집중된 각성상태
수면 시	• 실룩거림, 소리, 울먹임, 경련적인 움직임, 불규칙한 호흡수, 시끄러움, 얼굴 찌푸림	• 명확하고 잘 정의된 수면상태, 자발적 안정(self-quieting)과 위안

15

출생 시 영아의 체중분류에서 ULBW의 기준은?

1) 2,500g 이상
2) 1,500g～2,500g
3) 1,000g～1,500g
4) 1,000g 미만
5) 750g 미만

16

다음 신생아의 Apgar 점수(아프가 점수) 결과는?

출생 순간 아이는 분당 100회 이상의 심박동이 나타났지만 느리고 불규칙적인 호흡이 동시에 나타났다. 또한 근육의 수축이 없고, 피부색깔이 창백하며, 반사기능이 나타나지 않았다

1) 3점
2) 4점
3) 5점
4) 6점
5) 7점

문제해설

15 신생아의 체중 분류

평균 체중	2,500g 이상
LBW (low birth weight)	1,500～2,500g
VLBW (very low birth weight)	1,000～1,500g
ELBW (extremely low birth weight)	1,000g 미만
ULBW (ultra lowbirth weight)	750g 미만

답 5)

16 해설내용 참조

답 1)

Apgar 척도

Explanation

영역	점수		
	0	1	2
심장박동	없음	느림(분당 100회 미만)	분당 100회 이상
호흡	없음	느림 또는 불규칙	정상울음
근육운동	이완되고 축처짐	약함 : 약간의 움직임	강함 : 능동적 움직임
피부색깔	청색 또는 창백	몸통은 분홍 사지는 청색	전신 분홍
반사기능	무반응	찌푸림 또는 약한 울음	강한 울음, 기침, 재채기

17

다음 사례의 영아에 해당하는 체중 분류는?

- 진단 : 조산(preterm)
- 신생아의 상태 : 인큐베이터 내에서 호흡기에 의존하는 상태이며, 현재 체중은 900g이다

1) 평균 체중
2) LBW(low birth weight)
3) VLBW(very low birth weight)
4) ULBW(ultra low birth weight)
5) ELBW(extremely low birth weight)

18

다음과 같은 환경이 NICU 아동에게 미치는 영향은?

- 대류
- 전도
- 복사
- 증발

1) 열 손실
2) 땀 분비 촉진
3) 시각장애 유발
4) 청각장애 유발
5) 감각통합장애 유발

19

30~33주 사이에 태어난 영아의 운동 수준은?

1) 사지가 늘어져 있다
2) 젖병 수유가 가능하다
3) 머리를 앞뒤로 움직일 수 있다
4) 사지에 굽힘근 활동이 나타난다
5) 상지보다 하지의 근긴장이 더 높다

문제해설

17 신생아의 체중 분류

- 평균 체중 : 2,500g 이상
- LBW(low birth weight) : 1,500~2,500g
- VLBW(very low birth weight) : 1,000~1,500g
- ELBW(extremely low birth weight) : 750~1,000g
- ULBW(ultra low birth weight) : 750g 미만

답 5)

18 NICU 아동

열손실 원인	• 폐 기능 부전(dysfunction) • 중추신경계의 미성숙 • 빈번한 치료적 중재 • 대류(공기에 의한 열손실) • 전도(차가운 고체 표면에 의한 열손실) • 복사(직접 접촉하지 않은 차가운 고체에 의한 열손실) • 증발(호흡 기관이나 피부를 통해 소실되는 증기로 인한 열손실)

답 1)

19
1) 사지가 늘어져 있다 : 30주 미만
2) 젖병 수유가 가능하다 : 34~36
3) 머리를 앞뒤로 움직일 수 있다 : 34~36주
4) 사지에 굽힘근 활동이 나타난다 : 37~40주

답 5)

20

신생아집중치료실 내 조산아를 위한 환경 및 중재의 내용으로 옳은 것은?

1) 엎드린 자세는 되도록 피하는 것이 좋다
2) 시각발달을 위해 밝은 조명을 제공해 준다
3) 조산아의 팔다리는 되도록 굽히고 모아준다
4) 운동시킬 때에는 다양한 속도로 움직임을 주는 것이 좋다
5) 신생아집중치료실 환경의 소리는 아동에게 큰 영향을 미치지 않는다

21

신생아의 체중 분류 중 ULBW에 해당하는 것은?

1) 750g 미만
2) 1000g 미만
3) 2500g 이상
4) 1000～1500g
5) 1500～2000g

22

조산으로 인해 32주만에 태어난 영아의 신경발달을 촉진하고자 한다. 자극제공으로 가장 거리가 먼 것은?

1) 보호자의 피부와 맞닿게 한다
2) 주기적으로 빛에 노출되도록 한다
3) 낮시간에 부드러운 마사지를 실시한다
4) 상하좌우로 흔들어 주어 전정자극을 제공한다
5) 엄마의 목소리를 들을 수 있는 기회를 제공한다

문제해설

20 신생아집중치료실

조산아의 팔다리는 되도록 굽히고 모아주는 것이 좋다.

답 3)

21 신생아의 체중 분류

평균 체중	2,500g 이상
LBW (low birth weight)	1,500～2,500g
VLBW (very low birth weight)	1,000～1,500g
ELBW (extremely low birth weight)	1,000g 미만
ULBW (ultra lowbirth weight)	750g 미만

답 1)

22 상하좌우로 흔들어주어 전정자극을 제공하는 경우는 정상 발달을 보이는 성숙한 태아에게 적용 가능하다.

임신(gestation) 31~32주 NICU 영아의 감각자극

- 영아 마사지/낮에 이행(implementation)
- 피부 대 피부 간호(skin to skin)
- 엄마의 목소리를 청취할 수 있도록 노출/낮에 이행(implementation)
- 주기성 조명(cycled lighting) : 최소 1~2시간
- 좀 더 복잡한 시각 자극 제공 : 37주 이후(임신기간)

답 4)

23

영아의 각성 상태에 대한 설명으로 옳은 것은?

1) 상태 1 : 낮은 수면
2) 상태 2 : 깊은 수면
3) 상태 3 : 졸거나 기면의 과도기적 상태
4) 상태 4 : 활동적이고 명료함
5) 상태 5 : 울음

24

다음 중 신생아의 체중분류 중 ULBW의 기준에 해당하는 것은?

1) 2,500g 이상
2) 1,500～2,500g 이상
3) 1,000～1,500g 이상
4) 1,000g 미만
5) 750g 미만

25

다음 신생아실의 분류와 치료의 구역화에 대한 설명으로 옳은 것은?

1) 1차 : 정상 분만과 건강한 영아가 기대되는 합병증 없는 임신을 다룸
2) 2차 : NICU 필요한 장비와 숙련된 인력이 있음
3) 2차 : 잠재적인 모든 영아의 상태와 응급상황을 치료할 수 있는 과들이 있음
4) 3차 : 보온과 적은 양의 수유 및 감염 예방을 강조
5) 4차 : 황달 치료를 위한 광선치료, 정맥 항생제 치료, 경관급식과 같은 추가적인 의료 처치가 필요한 영아를 위한 설계

문제해설

23 영아의 각성 범주
- 상태 1(깊은 수면)
- 상태 2(얕은 수면)
- 상태 3(졸거나 기면의 과도기적 상태)
- 상태 4(평온하고 명료함)
- 상태 5(활동적인 명료함)
- 상태 6(울음)

답 3)

24
- 평균체중 : 2,500g 이상
- LBW : 1,500～2,500g
- VLBW : 1,000～1,500g
- ELBW : 1,000g 미만

답 5)

25 구역화

1차 (기초)	• 정상 분만과 건강한 영아가 기대되는 합병증 없는 임신을 다룸
2차 (전문)	• 황달 치료를 위한 광선치료, 정맥 항생제 치료, 경관 급식과 같은 추가적인 의료 처치가 필요한 영아를 위해 설계
3차 (하위전문)	• NICU에서 필요한 장비와 숙련된 인력이 있음 • 잠재적인 모든 영아의 상태와 응급상황을 치료할 수 있는 과들이 있음

답 1)

26

신생아의 체중이 1,250g이었다면 해당하는 체중 등급은?

1) 정상 체중
2) LBW(low birth weight)
3) VLBW(very low birth weight)
4) ULBW(ultra low birth weight)
5) ELBW(extremely low birth weight)

27

미숙아를 위한 NICU의 조명에 대한 설명으로 옳은 것은?

1) 전체 조명을 어둡게 유지하는 것이 좋다
2) 빛에 노출되는 것은 미숙아 망막증의 원인이 된다
3) 가능하면 생체리듬을 고려하여 백색 형광등을 사용한다
4) 아기의 수면을 위해 완전히 어두운 상태를 유지해야 한다
5) 아동의 시각 발달을 위해 빛을 차단하는 커버는 제거해야 한다

문제해설

26
- 평균 체중 : 2,500g 이상
- LBW(low birth weight) : 1,500~2,500g
- VLBW(very low birth weight) : 1,000~1,500g
- ELBW(extremely low birth weight) : 750~1,000g
- ULBW(ultra low birth weight) : 750g 미만

답 3)

27 NICU의 조명
- 최소 1~60fc 정도의 범위가 적당함
- 전체 조명을 어둡게 유지하는 것이 바람직함
- 미숙아의 눈을 실내등으로부터 보호해 주어야 함
- 빛을 차단하기 위해 커버를 사용할 수 있음
- 만삭 수준의 신생아에게는 적절한 빛과 시각적 자극이 필요함
- 수면을 취하기 위해 희미한 조명이 필요함
- 영아의 홍채는 충분히 수축하지 못하기 때문에 실내조명으로부터 자신을 보호할 수 없음

조명의 영향
- 강한 조명
  - 백색 형광등은 생체 리듬을 파괴하고, 내분비계의 변화 등을 초래함
  - NICU에 있는 미숙아의 심박동수 및 호흡의 증가를 초래함
  - 생리적인 불안정성을 만듦
- 미숙아의 눈
  - 30주 미만의 미숙아는 스스로 눈을 감아 빛을 차단하기 어려움
  - 30~34주까지 실내등에 노출되는 것을 스스로 막을 수 없음
  - 빛에 노출되는 것과 미숙아 망막증과의 연관성은 낮음
- 빛과 주기(circadian) 리듬 : 빛은 수면, 각성, 체온, 호르몬 등에 영향을 미침

답 1)

아동작업치료

28

조산으로 태어난 신생아를 위한 신생아집중치료(neonatal intensive care)의 환경으로 적절하지 않은 것은?

1) 지속적인 고유수용성 감각 입력
2) 굴곡 자세(flexed posture) 유지
3) 최대한 외부 소음 차단
4) 빠른 자세 변화
5) 최소한의 붉은 스펙스텀(red spectrum) 빛에 노출

29

NICU에 있는 조산아의 청각 및 시각 자극에 대한 적용 사례로 올바른 것은?

1) 소리전달을 위해 이어폰을 사용한다
2) 조명을 이용해 환경을 밝게 만들어준다
3) 보모의 음성을 가능한 많이 제공해야 한다
4) 밝은 빛에 영아의 눈을 자주 노출시켜야 한다
5) 영아가 조금 괴로워하더라도 청각 자극을 지속해야 한다

30

신생아의 출생체중 분류 중 LBW(low birth weight)에 해당하는 것은?

1) 2500g 이상
2) 1500～2500g
3) 1000～1500g
4) 1000g 미만
5) 750g 미만

문제해설

28 신생아집중치료의 환경은 가능한 자궁 내 환경과 유사해야 한다. 따라서 지속적으로 고유수용성 감각을 자극, 가능한 움직인 범위 안에서 굴곡 자세를 유지, 어둑한 수준의 붉은 스펙트럼 빛 노출, 외부 소의의 차단, 느린 자세 변화 등의 환경이 제공되어야 한다.

답 4)

29
- 소리전달을 위해 이어폰을 사용하면 안 된다. 조명은 밝지 않게 유지한다.
- 밝은 빛에 영아의 눈을 노출시키면 안 된다. 영아가 괴로워하면 청각 자극을 멈추어야 한다.

답 3)

30 체중 분류

1) 평균 체중 : 2500g 이상
2) LBW(low birth weight) : 1500～2500g
3) VLBW(very low birth weight) : 1000～1500g
4) ELBW(extremely low birth weight) : 1000g 미만
5) ULBW(ultra lowbirth weight) : 750g 미만

답 2)

12

C·H·A·P·T·E·R

쓰기 전 기술 및 쓰기 기술 (Prewriting and Handwriting Skills)

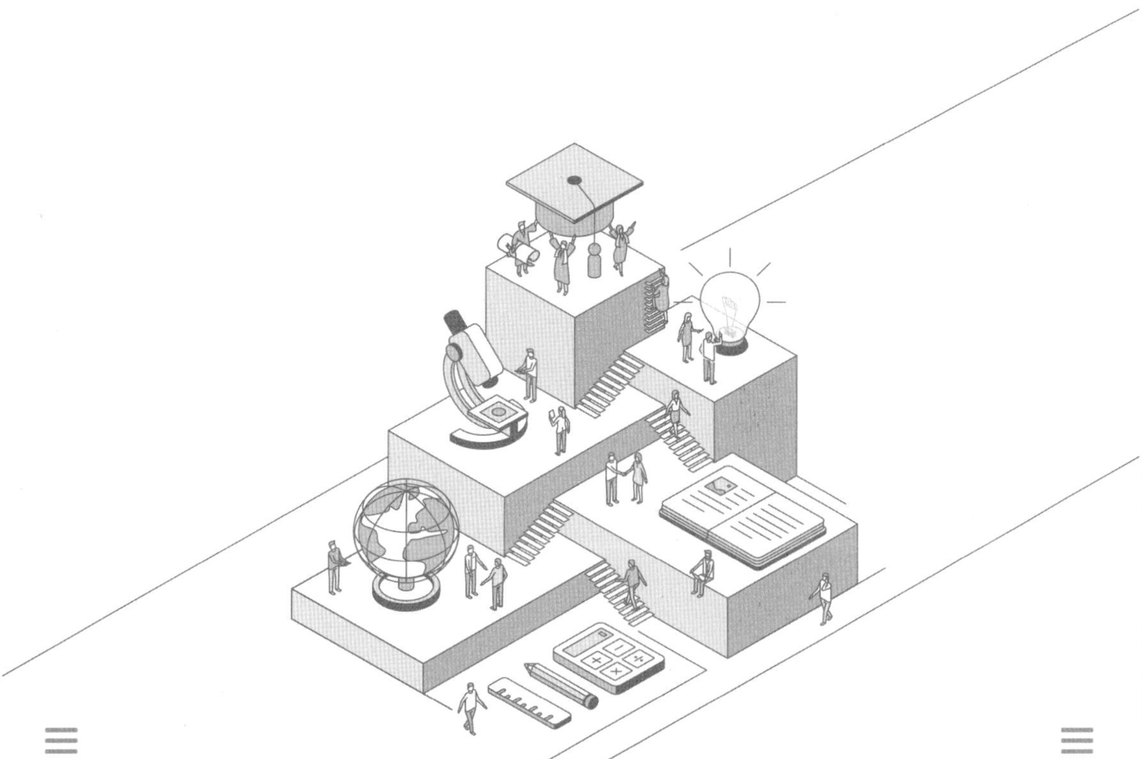

2024 OCCUPATIONAL THERAPY

예·상·문·제·풀·이

01

다음 중 쓰기 문제를 지닌 아동을 위한 중재로 그 성격이 다른 하나는?

1) 런던 브리지 만들기
2) 의자에 앉아 두손으로 몸을 밀어 튕겨주기
3) 음악에 맞춰 율동적으로 신체를 흔들기
4) 트램폴린 위에서 점프하기
5) 기울어진 경사면 위에서 그림그리기

02

글씨쓰기 시 대상자의 아래팔을 테이블에 고정시켜야하는 중재가 필요한 문제는?

1) 편측무시
2) 협응력 장애
3) 감소된 ROM
4) 높은 근긴장도
5) 낮은 근지구력

03

다음 잡기 형태 중 성격이 다른 하나는?

1) dynamic tripod
2) lateral tripod
3) dynamic guadropod
4) lateral guadropod
5) three jaw chuck

문제해설

01 1)~4)는 신경발달치료(NDT) 모델이며, 5)는 보상적 접근이다.

답 5)

02 떨림과 협응 운동 장애 증상이 있는 대상자는 몸의 말단에 있는 관절의 움직임 시 불수의적인 움직임으로 인해 정확한 움직임이 이루어지지 않기 때문에 근위부의 움직임을 고정함으로써 정확한 움직임에 도움을 주는 것이 적절하다.

답 2)

03 1)~4)는 성숙된 연필 잡기의 형태이다. 5)는 단순한 손가락 쥐기(prehension)의 한 형태이다.

답 5)

04

글씨쓰기에 대한 중재방법 중 생역학적(biomechanical) 접근법의 사례는?

1) 폭이 좁은 줄노트를 사용한다
2) 직경이 작은 연필을 사용한다
3) 종이가 아래팔과 접촉하지 못하게 한다
4) 종이를 아래팔과 비스듬하게 위치시킨다
5) 원통형 연필보다는 사각형 연필을 사용한다

문제해설

04 해설내용 참조

답 4)

생체역학적(biomechanical) 모델

Explanation

1. 개념

• 환경에 따른 변화가 강조함

2. 자세

1) 앉은 자세가 강조됨
2) 대안적인 자세로 선 자세와 엎드려 누운 자세를 권장할 수도 있음
3) 학교에서 앉아 있는 자세를 중점적으로 다룸

3. 종이의 위치

1) 아래팔 아래에 종이 놓기
2) 쓰는 손의 아래팔과 나란히 놓이도록 종이를 비스듬하게 놓음
3) 왼손잡이 학생의 경우 종이를 왼쪽으로는 비스듬하게 놓음

4. 연필 쥐기

1) 넓은 원통형의 연필을 이용하는 것이 유리함
   • 쓰기 시 근 긴장과 근 피로를 줄여줄 수 있음
2) 다양한 보조도구 및 전략을 이용할 수 있음
   • 쓰기도구를 쉽게 다룰 수 있도록 도움

5. 필기도구

1) 교실에서 이용할 수 있는 도구만을 고려해야 함
2) 아동 스스로 다양한 필기도구들을 선택할 수 있어야 함
   - 어떤 필기도구가 가장 효율적이며 편안한지를 결정할 수 있음

6. 종이

1) 환경에 따라 다양한 형태의 종이를 이용할 수 있음
   - 일반적으로 초기에는 폭이 넓은 줄 노트를 이용함
   - 쓰기 실력이 향상되면 폭이 좁은 줄 노트를 사용하기 시작함

05

아동의 쓰기 발달 중 글자 습득의 단계가 순서대로 나열된 것은?

가. 낙서	나. 단어
다. 알파벳(자음/모음)	라. 직선

1) 가–나–다–라
2) 가–다–나–라
3) 가–라–다–나
4) 라–가–나–다
5) 라–나–가–다

06

'X' 표시와 숫자쓰기가 가능한 정상발달 지표는?

1) 1.0～2.0세
2) 2.0～2.5세
3) 2.5～3.0세
4) 3.0～4.0세
5) 4.0～5.0세

문제해설

05

1단계	2단계	3단계	4단계
낙서, 선, 점	직선, 기호	대문자, 소문자	숫자, 단어

답 3)

06

수행 과제	연령 레벨
종이에 낙서하기	10～12개월
종이에 수평선 및 수직선 표시하기	2년
수직선, 수평선, 원 그리기	3년
X표, 우측사선, 정사각형, 좌측 대각선, 좌측 사선, 일부 글자 및 숫자 쓰기	4～5년
자기 이름 쓰기, 대부분의 대소문자 쓰기	5～6년

답 5)

07

다음 아동의 쓰기 수행이 발달순서에 맞게 나열된 것은?

가. 낙서하기
나. 삼각형 보고 그리기
다. 대각선 보고 그리기
라. 평행선, 원 따라 그리기
마. 수직선, 평행선 보고 그리기

1) 가－라－마－다－나
2) 가－마－라－나－다
3) 가－마－다－나－라
4) 가－나－다－라－마
5) 가－라－마－나－다

08

치료사는 칠판위에 두 점을 찍어주고 아동에게 선으로 연결할 것을 요구하였다. 아동에게 기대되는 쓰기 기술의 발달로 가장 타당한 것은?

1) 그림 그리기 촉진
2) 분리된 손가락 동작 촉진
3) 다양한 손 기술의 발달
4) 좌우 구별 능력의 촉진
5) 인쇄체 글씨에 대한 이해도 향상

문제해설

07 가. 낙서하기 : 10~12개월
나. 삼각형 보고 그리기 : 5~6세
다. 대각선 보고 그리기 : 4~5세
라. 평행선, 원 따라 그리기 : 2세
마. 수직선, 평행선 보고 그리기 : 3세

답 1)

08 **좌우구별 촉진 활동의 사례**

- 호키포키 놀이하기
- 물체를 좌우로 돌리기 놀이하기
- 두 점을 선을 그어 연결하기

답 4)

13

C·H·A·P·T·E·R

수단적 일상생활 활동(IADL)과 지역사회 참여

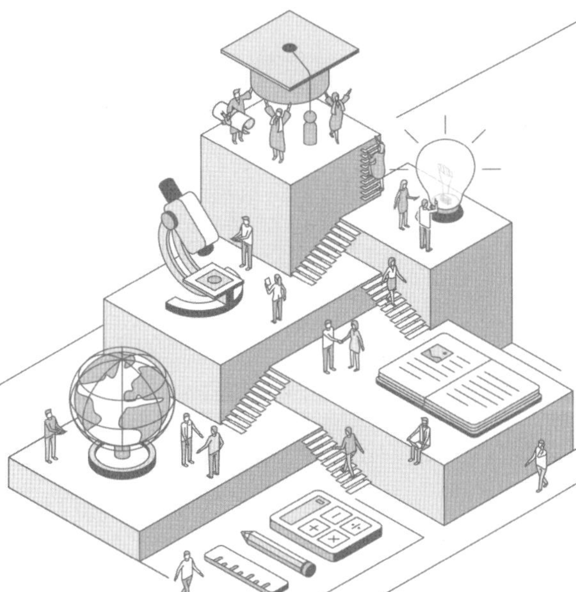

2024 OCCUPATIONAL THERAPY

예·상·문·제·풀·이

01

6세에서 11세 사이의 중기 아동기의 어린이에게 기대되는 IADL 활동의 사례로 타당한 것은?

1) 가족의 식사를 준비한다
2) 이메일로 친구와 소통한다
3) 인터넷뱅킹을 이용해 송금한다
4) 카트를 이용해 쇼핑하고 계산한다
5) 독립적으로 대중교통을 이용해 친척집을 방문한다

02

장애를 지닌 청소년의 사회참여 촉진 전략으로 타당한 것은?

1) 타인에게 도움을 청하는 것을 피한다
2) 일반인들과의 통합 프로그램은 최소화 한다
3) 다양한 활동에서 경험할 수 있는 수행의 실패를 최소화 한다
4) 필요한 기술들을 실제 환경에서 습득하는 것보다 별도의 제한된 환경에서 습득해야 한다
5) 자신의 장애에 대한 한계를 분명히 인식시켜주고 현재 기능에 적절한 ADL훈련에 집중한다

문제해설

01 1), 3), 4), 5)는 청소년 초기(12~15세)에 기대되는 IADL 활동이다.

답 2)

02 청소년기의 사회참여 촉진을 위해 적절한 주변의 지지가 필요하며, 다양한 통합프로그램을 통해 사회적응 훈련이 이루어져야 한다. 필요한 기술들은 실제 환경을 통해 습득하는 것이 바람직하며, 자신의 장애에 대한 긍정적 이미지를 형성하고 다양한 IADL 프로그램이 필요하다.

답 3)

03

다음은 생애주기에 따른 발달적 측면에 대한 설명이다. 어느 연령그룹에 해당하는가?

- 자율성에 대한 추진력이 향상
- 직업 선택을 고려하는 단계이다
- 근로자의 역할 첫 실행, 시간 관리의 습관 획득
- 운동, 처리과정, 의사소통, 상호작용에 있어 기술이 지속적인 발달

1) 아동기
2) 청소년기
3) 이른 성인기
4) 중년기
5) 노년기

04

다음 평가도구 중 성격이 다른 하나는?

1) CARS
2) CASP
3) VABS
4) AMPS
5) CHORES

05

다음 수준의 IADL 활동이 가능한 최소 연령은?

- 식사 : 자신의 간식을 준비한다
- 지역사회이동 : 자전거를 타고 이웃집을 갈 수 있다
- 안전 : 도움을 청할 수 있는 곳을 말할 수 있다
- 가사 : 자신의 방을 치우고, 청소할 수 있다

1) 2～3세
2) 3～5세
3) 6～11세
4) 12～15세
5) 16～18세

문제해설

03 청소년기

- 의지 하위체계
  - 자율성에 대한 추진력 향상
  - 작업 선택을 고려하기
  - 부모의 가치 비교하기
  - 친구 또는 환경적인 압박에 의한 영향이 흥미를 이동
- 습관화 하위체계
  - 역할의 탐색
  - 더욱 자립적인 학생 역할
  - 근로자 역할의 첫 실행
  - 향상된 자기 조절력
  - 시관관리의 습관 획득
- 정신－뇌－신체 수행 하위체계
  - 운동, 처리과정, 의사소통, 상호작용에 있어 기술의 지속적인 발달
  - 또래와의 사회적 관계는 확장된 의사소통과 상호작용 기술을 육성

답 2)

04 1)은 자폐진단도구이며 2)～5)는 IADL 및 사회참여에 대한 평가도구이다.

답 1)

05 해설내용 참조

답 3)

수단적 일상생활활동과 지역 사회의 참여 : 청소년 후기(16~21세)

Explanation

식사 준비와 설거지	• 화력을 사용하는 조리 음식과 불을 사용하지 않은 음식을 계획하고 준비한다. • 식기세척기에 그릇을 넣고 뺀다. • 가스레인지, 오븐, 토스트기, 믹서기, 전자레인지, 식기세척기를 안전하게 작동한다.
의사소통 수단 이용	• 전화, 문서, 컴퓨터(웹캠, 이메일)를 통해 친구와 연락한다.
지역사회 이동	• 운전면허증을 취득할 수 있다. • 다른 사람의 도움 없이 대중교통 수단을 이용한다.
쇼핑과 금전 관리	• 예산을 세우고 은행 업무를 본다. • 필요한 물품을 구매한다.
건강관리와 유지	• 성숙한 건강관리자로 전환된다. • 의약품을 관리하는 책임이 주어진다. • 혼자서 다음 진료를 예약한다. • 병력을 기록한다.
안전과 응급상황 대처	• 소화기 작동법을 안다. • 화제 또는 응급상황에 대해 대처할 수 있다.
가사 유지와 관리	• 주택 선정에 관련해 조사한다. • 부대 서비스와 지원되는 주거 옵션에 관해 조사한다. • 가옥을 수리한다(예, 전구를 갈고 퓨즈를 갈아끼움).
지역사회의 참여	• 비공식적인 레저 활동과 레크레이션 활동을 또래와 함께 계획한다. • 레저 또는 운동 흥미에 적합한 지역사회의 청년/성인 대상 프로그램에 참여한다. • 지역사회에서 파트타이머로 또는 자원봉사자로 일한다.
의복관리	• 자신의 의복을 스스로 세탁한다. • 필요한 대로 의복을 수선한다.
수행기술	• 운동과 감각 기술이 잘 발달되어 있거나 적응되었으며, 필요시 수정할 수 있다. • 심리적, 사회적, 인지적 기술이 좀 더 중요하다. • 자신의 일과에 대해 더 많은 책임감을 가지게 된다.

14

C·H·A·P·T·E·R

기 타

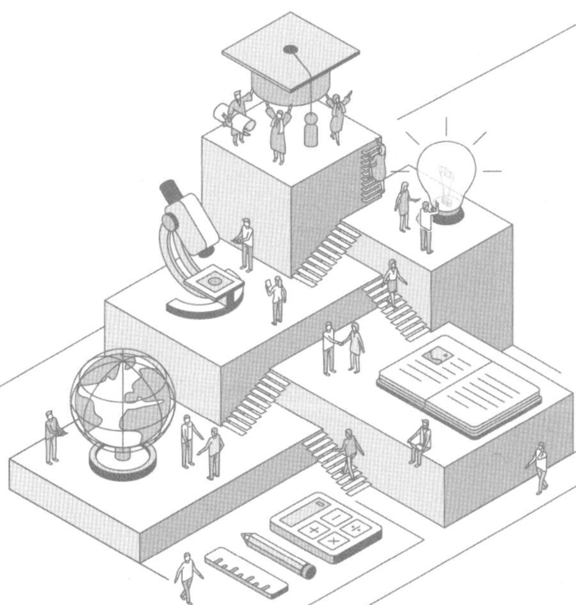

예·상·문·제·풀·이

01

다음 사례에 사용된 응용행동기법은?

> 어렸을 때 익사 사고로 친구를 잃어 물에 대한 두려움이 심각한 외상후스트레스장애 환자에게 수영장에서 내려다보이는 곳에서 좋아하는 활동을 하게한 후 점차 수영장 안의 벤치활동을 하도록 하였다

1) 보조법
2) 용암법
3) 탈감각화
4) 토큰경제
5) 행동형성

02

다음 성명에 해당하는 Mosey의 그룹 발달은?

> • 그룹 활동에 간간이 참여하지만 그때그때의 기분에 따라 그룹 안과 밖을 드나든다
> • 타인에게 도움을 청할 수 있으며, 직접적인 요구에 도움을 제공한다

1) 성숙 그룹(mature group)
2) 과제 그룹(project group)
3) 평행 그룹(parallel group)
4) 협동 그룹(cooperative group)
5) 자기중심 협동 그룹(egocentric cooperative group)

문제해설

01 체계적 둔감화 방법이다. 탈감각화로 싫어하는 자극에 대해 점진적으로 노출을 시켜 점점 자극에 대한 거부를 줄여 나가는 방법이다.

답 3)

02 Mosey의 그룹 발달

평행 단계	• 일부 활동에 참여하지만 그룹 활동에 반하는 개별과제인 것처럼 행동한다. • 타인과의 언어적, 비언어적 상호작용을 약간 한다. • 이러한 상황에 상대적으로 편안하게 적응하는 듯 보인다.
과제 단계	• 그룹 활동에 간간히 참여한다. 그때그때의 기분에 따라 그룹 안과 밖을 드나든다. 타인에게 약간의 도움을 청한다. • 직접적으로 무엇을 하라고 요구받을 때 도움을 준다.
자기중심적 협동 그룹	• 과제와 관련된 그룹의 목표를 인식한다. 그룹의 규준을 인식한다. • 그룹에 속한 것처럼 행동한다. • 기꺼이 참여한다. • 타인의 요구를 존중한다. • 타인이 나의 요구를 존중하게 한다. • 타인의 권리를 인지한다. • 과도히 경쟁하지 않는다.

답 2)

03

평행놀이를 시작하며, 어른에 대해 부끄러워하며, 소집단 놀이를 시작하는 나이는?

1) 0~6개월
2) 6~12개월
3) 12~18개월
4) 18~24개월
5) 24~36개월

04

책을 보지 않고 TV만 보던 아동에게 책을 보면 과자를 상으로 주었더니 책을 보는 시간이 증가되었다. 이 효과에 맞는 이론은?

1) 고전적 조건화
2) 양성 강화
3) 일반화
4) 양성 전이
5) 상호억제

05

이 놀이는 2~3세에서 볼 수 있다. 다른 아동들과 교류는 없으나 옆에서 놀 수 있는 놀이의 형태는?

1) 평행놀이(parallel play)
2) 단독놀이(solitary play)
3) 창조놀이(creative play)
4) 탐색놀이(exploratory play)
5) 협동놀이(cooperative play)

06

환자에게 칭찬을 해주므로 활동을 촉진했다면 어떤 능력을 증가시키는 것인가?

1) 지남력
2) 의존성
3) 자존감
4) 인내력
5) 독립성

문제해설

03 2~3세 아동의 놀이

- 평행(parallel play) 놀이가 특징
  - 교류 없이 옆에서 노는(playing side by side) 아동을 의미함
- 더 어린 아동들
  - 혼자 노는 경향을 지님 : 단독놀이(solitary play)
- 더 나이가 많은 아동들
  - 다른 아동들과 교류하며 놀이를 함 : 협동놀이(cooperative play)

답 5)

04

- 고전적 조건화 : 체계적 둔감화, 혐오치료
- 조작적 조건형성 : 양성 강화, 행동형성, 소거, 반응예방

답 2)

05 parallel play

- 심리발달의 개념에서 시작됨
- 교류 없이 옆에서 노는(playing side by side) 아동을 의미함
- 2~3세 아동들에게 나타남
  - 더 어린 아동들의 경우 혼자 노는 경향을 지님
    - 단독놀이(solitary play)
  - 나이가 더 많은 아동들은 다른 아동들과 교류하며 놀이를 함
    - 협동놀이(cooperative play)

답 1)

06 자존감(Self esteem)

자존감(self esteem)이란 스스로를 존중하는 마음이며, 자신에 대한 긍정적 심념이다. 칭찬은 자존감을 높여주는 대표적인 사례가 된다.

답 3)

07

다음 보기에서 설명하는 사회적 놀이는?

- 1.5～2세
- 다른 친구들이 노는 것을 관찰함
- 바라만 보다가 자신이 비슷한 행동을 시도하거나 수행하는 것이 관찰됨

1) 단독놀이
2) 평행놀이
3) 연합놀이
4) 방관자적 행동
5) 몰입되지 않은 행동

08

전반적 발달 연령이 7～8세인 정신지체 아동의 그룹 활동으로 가장 적절한 것은?

1) 종이접기
2) 블록 쌓기
3) 노래 부르기
4) 만화영화 보기
5) 수건돌리기 놀이

09

행동의 문제로 인하여 또래 관계에 어려움을 겪는 아동에게 그룹 치료를 적용하기 전 일대일 치료로 가장 적합한 것은?

1) 여러 과제를 한 번에 수행하도록 함
2) 자신의 감정을 솔직하게 표현하는 방법을 교육함
3) 다른 아이들과 친해지기 위한 행동 목록을 작성함
4) 자신만의 사회적 기술을 만들도록 하고 이를 허용함
5) 수용적 환경에서 즐거운 경험이 있는 활동들 위주로 구성함

문제해설

07 방관자적 행동(Onlooker behavior)

- 1.5～2세 아동들에게 주로 나타남
- 친구들이 노는 것을 관찰하는 행동을 말함
- 아동은 다른 아동들이 노는 것을 지켜보면서 말을 걸거나 질문이나 제안을 하지만 그 놀이에 참가하지는 않음
- 아동은 일어나는 모든 것을 듣기 위해 놀이집단에 가까이 있음
- 대부분 유아에서 전형적이지만 낯선 환경에 있을 때는 나이든 아동에게서도 나타남
  예) 놀이에 직접 참여하지 않으며 친구들의 놀이 행동을 지켜봄

답 4)

08 7～8세 수준인 아동이 참여할 수 있는 활동은 수건돌리기 놀이와 같은 구조화된 게임이나 조직화된 놀이이다.

답 5)

09 혼자 하는 놀이의 즐거움을 충분히 경험한 아동이 그룹 활동에서도 다른 아동들과의 원활한 또래관계를 유지할 가능성이 크다.

답 5)

10

높은 곳을 두려워하는 사람에게 조금씩 높이를 높여가며 두려움을 극복해 가는 기법은?

1) 포화
2) 소거
3) 용암법
4) 둔감법
5) 행동계약

11

다음 설명의 집단은?

- 공통된 흥미를 통해 집단이 형성되며 집단의 응집성이 높아 폐쇄적인 성향을 보인다
- 과제보다는 집단 구성원간의 상호 교류가 중요하다

1) 성숙집단
2) 공동집단
3) 평행집단
4) 과제집단
5) 자기중심적 공동집단

12

다음 설명에 해당하는 테크닉은?

- 문제행동과 반대되는 행동을 강화하여 문제행동을 감소시킨다

1) 토큰 강화
2) 행동 연쇄
3) 행동 형성
4) 프리맥 강화
5) 상반행동 강화

문제해설

10
- 용암법 : 강화물을 점진적으로 줄여 나가는 것
- 소거 : 행동을 유지시켜온 강화자를 제거
- 행동계약 : 상담자, 내담자 사이에 행동수정과 그에 따른 보상에 관한 계약
- 포화 : 문제행동을 싫증날 정도로 많이 시키거나 강제로 하게 하여 문제행동을 감소시킴
- 둔감법 : 불안 대상에 노출시켜 불안감을 둔화시키는 방법

답 4)

11
- 자기중심적 공동집단
  - 협력과 경쟁관계를 경험할 수 있는 활동을 통해 구성원 간의 교류를 확대시킴
  - 타인과의 관계속에서 적절한 사회적 행동을 익히는 것이 목적
- 성숙집단
  - 구성원간의 정서적 교류와 과제 수행이 모두 충족되는 균형된 모임
  - 장기간의 목표 지향적 과제를 수행
- 평행집단
  - 장소만을 고유하며 구성원간의 직접적인 교류는 없는 활동
  - 짧은 단시간 과제를 시행하며 집단에 대한 긍정적 경험을 갖도록 하는 것이 목적
- 과제집단
  - 도구를 통해 상호작용이 이루어지는 단계
  - 각자 개별 활동을 수행하나 도구를 공유하며 무리한 교류 없이 타인과의 관계를 긍정적으로 받아들일 수 있도록 하는 단계

답 2)

12
- 프리맥강화 : 좋아하는 행동을 통해 싫어하는 행동을 강화하는 방법
- 토큰강화 : 스티커와 같은 상징적인 것을 강화자극으로 줌
- 행동연쇄 : 과제를 분석하여 단계적으로 학습시키는 방법
- 행동형성 : 새로운 행동의 학습에 있어 점진적으로 보상 기준을 높여감

답 5)

13

첫째가 셋째 동생의 기저귀를 갈아주고 엄마에게 칭찬받는 것을 본 둘째가 다음 날 셋째의 기저귀를 정성스레 갈아주었다. 사용된 중재방법은?

1) 소멸
2) 전치
3) 모델링
4) 보조법
5) 토큰경제

14

Mosey의 집단활동 상호작용의 단계에 대한 설명으로 옳은 것은?

1) 1단계 : 평행집단은 진행자가 개입한다
2) 2단계 : 과제집단은 2~4세 연령 수준이다
3) 3단계 : 자기중심적 과제집단은 구성원간의 직접적 교류가 없다
4) 4단계 : 협력집단은 진행자가 중재자 역할을 한다
5) 5단계 : 성숙집단은 단기목표 지향적 활동의 특성을 가진다

15

다음은 한 치매환자 집단의 프로그램이다. Mosey의 집단 활동 단계는?

- 활동 목표 : 자기주장 및 타인 감정 예측을 통한 사회 행동 습득
- 집단의 특성 : 구성원간의 직접 교류
- 진행자의 역할 : 중재자 역할

1) 1단계 : 평행집단
2) 2단계 : 과제집단
3) 3단계 : 자기중심적 협력집단
4) 4단계 : 협력집단
5) 5단계 : 성숙집단

문제해설

13 다른 아동의 행동을 모방함으로써 바람직한 행동을 습득하게 되는 것을 '모델링'이라고 한다.

답 3)

14 1) 1단계 : 평행집단은 진행자가 개입하지 않는다.
2) 2단계 : 과제집단은 2~4세 연령 수준이다.
3) 3단계 : 자기중심적 과제집단은 구성원간의 직접적 교류가 있다.
4) 4단계 : 협력집단은 진행자가 직접적으로 관여하지 않는다.
5) 5단계 : 성숙집단은 장기적 목표 지향적 활동 특성을 가진다.

답 2)

15 Mosey의 집단 활동 3단계

- 활동목표 : 사회적 행동습득(자기주장, 욕구충족, 타인의 감정예측)
- 집단의 특성 : 구성원간의 직접 교류
- 활동특성 : 협력, 경쟁의 게임 활동
- 진행자의 역할 : 중재자 역할
- 연령 수준 : 5~7세

답 3)

16

다음 사례에 나타나는 사회적 놀이 및 행동의 유형은?

> 진수는 친구들과 함께 자주 놀이 활동을 한다. 진수는 자신의 놀이 도구들을 친구에게 잘 빌려주고, 친구의 놀이 재료를 빌려 쓰기도 한다.

1) 단독놀이(solitary play) 2) 평행놀이(parallel play)
3) 연합놀이(associative play) 4) 방관자 행동(onlooker behavior)
5) 비몰입 행동(unoccupied behavior)

17

다음 사례에 나타나는 사회적 놀이 및 행동의 유형은?

> 진수는 친구들과 함께 자주 놀이 활동을 한다. 자신의 놀이 도구들을 친구에게 잘 빌려주고, 친구의 놀이 재료를 빌려 쓰기도 한다.

1) 단독놀이(solitary play) 2) 평행놀이(parallel play)
3) 연합놀이(associative play) 4) 방관자 행동(onlooker behavior)
5) 비몰입 행동(unoccupied behavior)

문제해설

16 해설내용 참조

답 3)

17 해설내용 참조

답 3)

Parten의 놀이의 범주

Explanation

1. 비몰입 행동(unoccupied behavior)

- 아동이 놀이를 하는 것처럼 보이지 않고 일시적으로 일어나는 흥미로운 일에 집중함 : 유아와 어린 학령전기 아동들에게 일반적이지만 모든 연령에서 나타나는 현상임

2. 방관자 행동(onlooker behavior)

- 아동은 다른 아동들이 노는 것을 지켜보면서 말을 걸거나 질문이나 제안을 하지만 그 놀이에 참가하지는 않음

- 아동은 일어나는 모든 것을 듣기 위해 놀이집단에 가까이 있음
- 대부분 유아에서 전형적이지만 낯선 환경에 있을 때는 나이든 아동에게서도 나타남

3. 단독놀이(solitary independent play)

- 아동은 혼자서 주위의 다른 아동이 사용하는 것과는 다른 장난감을 가지고 놈 : 다른 아동이 하는 것
- 유아에게는 일반적임 : 만일 환경에 친숙하지 않다면 나이든 아동에게도 일어남

4. 평행놀이(parallel activity)

- 아동은 독립적으로 놀지만 선택한 그 활동이 자연스럽게 다른 아동들과 섞임 : 주위의 아동과 비슷한 장난감을 가지고 놀지만 가까이에 있는 아동의 활동에 영향 받으려고 하지 않음
- 다른 사람들이 있는 것은 알지만 서로 간섭하지 않음 : 전형적으로 유아기 동안에 일어남

5. 연합놀이(associative play)

- 아동은 다른 아동과 함께 놀고 그들이 노는 것에 관해 이야기 함 : 놀이 재료를 빌려주고 빌리기도 함
- 서로 유사한 물건들을 가지고 흉내 냄
- 일의 구분이 없고 집단 목표나 활동에 관한 조직이 없음
- 학령전기와 초기 학령기에 일반적임

6. 협동(혹은 조직적 보충) 놀이(cooperative or organized supplementary play)

- 아동은 집단의 목적을 달성하기 위해 조직화된 집단에서 놀게 됨 : 무엇을 같이 만들거나 형식적인 게임놀이를 함께 함
- 일을 나누어서 하는데 각각의 멤버들은 다른 역할을 하며 서로가 도움을 줌 : 활동이 조직화됨
- 학령기 아동에게 전형적임

18

객관적으로 자신을 볼 수 있게 하며, 특정 문제를 표현하는 즉흥적 방법으로 사용된다. 주장 훈련 및 불안 관리에 사용되는 놀이는?

1) 역할 놀이 2) 감감 놀이
3) 협동 놀이 4) 상징 놀이
5) 평행 놀이

문제해설

18 역할 놀이(role play)

- 주장 훈련(assertiveness training), 불안 관리(anxiety management)에 사용됨
- 특정 문제를 표현하는 즉흥적 방법으로 사용됨
- 객관적으로 자신을 볼 수 있게 함
- 부모 역할, 힘센 어른이나 의사 역할, 무서운 괴물 역할을 흉내 : 권위자에게 익숙해지고 극복하려는 의미
- 놀이를 관찰해보면 현실과 환상을 구별하기 시작함을 알 수 있음
- 다른 존재가 되어 노는 것은 실제 인생을 시험해보는 것
- 소아들은 각자가 꽤 자율적인 고유 행동을 함

답 1)

19

다음 중 놀이 이론에 대한 설명으로 옳은 것은?

1) 잔여 에너지 이론 : 소모된 에너지를 다시 회복하기 위해 놀이를 함
2) 연습이론 : 진화과정에서 경험하는 다양한 활동이나 문화를 반복함
3) 반복이론 : 아동기의 놀이를 통해 미래의 삶에 대한 행동을 연습함
4) 각성조절이론 : 각성을 최적의 상태로 만들려고 하는 것이 놀이로 정의함
5) 휴식이론 : 생존을 위해 필요한 에너지를 소비하고 남는 에너지를 소비하기 위해 놀이를 함

20

도움이나 촉진을 단계적으로 점차 줄여나가므로 문제를 해결하도록 하는 행동수정기법은?

1) 소거
2) 용암법
3) 보조법
4) 정적강화
5) 부적강화

21

다음 보기의 놀이 형태가 나타나는 아동의 나이는?

- 어떠한 활동을 목표로 정하여 각자 역할분담을 하며 조직적으로 놀이가 진행한다
- 함께 어울려 조직화된 놀이를 하며, 공통된 관심사로 역할분담, 목표, 리더 등이 있다

1) 1.5～2세
2) 2～2.5세
3) 2.5～3.5세
4) 3.5～4.5세
5) 4.5세 이상

문제해설

19
- 고전적 이론 : 잔여 에너지이론, 연습이론, 반복이론, 휴식이론
- 현대적 이론 : 정신분석이론, 인지발달이론, 각성조절이론

1) 휴식이론 : 소모된 에너지를 다시 회복하기 위해 놀이를 함
2) 반복이론 : 진화과정에서 경험하는 다양한 활동이나 문화를 반복함
3) 연습이론 : 아동기의 놀이를 통해 미래의 삶에 대한 행동을 연습함
4) 각성조절이론 : 각성을 최적의 상태로 만들려고 하는 것이 놀이로 정의함
5) 잔여 에너지 이론 : 생존을 위해 필요한 에너지를 소비하고 남는 에너지를 소비하기 위해 놀이를 함

답 4)

20 **용암법(fad out)**

도움이나 촉진을 점차 줄여나가 대상자가 스스로 문제를 해결하도록 말하는 것

답 2)

21 **협동놀이(cooperative play)**
- 4.5세 이상의 아동들에게 흔히 나타나는 놀이의 형태
- 목적을 달성하기 위해 조직화된 집단에서 놀이를 함
  → 어떠한 활동을 목표로 정하여 각자 역할분담을 하며 조직적으로 놀이가 진행함
  → 함께 어울려 조직화된 놀이를 하며, 공통된 관심사로 역할분담, 목표, 리더 등이 있음

답 5)

22

사회적 놀이발달의 순서가 바르게 나열된 것은?

1) 혼잣놀이 → 평행놀이 → 연합놀이 → 협동놀이
2) 혼잣놀이 → 연합놀이 → 평행놀이 → 협동놀이
3) 혼잣놀이 → 평행놀이 → 협동놀이 → 연합놀이
4) 평행놀이 → 혼잣놀이 → 협동놀이 → 연합놀이
5) 평행놀이 → 혼잣놀이 → 연합놀이 → 협동놀이

문제해설

22 해설내용 참조

답 1)

놀이발달

Explanation

비몰입 행동 (Unoccupied behavior)	• 0~1.5세 아동에게 나타남 • 비참여 행동이라고도 함 • 아동이 놀이를 하는 것처럼 보이지 않고 일시적으로 일어나는 흥미로운 일에 집중함
방관자적 행동 (Onlooker behavior)	• 1.5~2세 아동들에게 주로 나타남 • 친구들이 노는 것을 관찰하는 행동을 말함 • 아동은 다른 아동들이 노는 것을 지켜보면서 말을 걸거나 질문이나 제안을 하지만 그 놀이에 참가하지는 않음
단독놀이 (Solitary play)	• 2~2.5세 아동에게 나타남 • 다른 아동과 함께 같은 공간에 있지만 서로 다른 놀이감을 가지고 놀고 사회적 상호작용을 거의하지 않는 놀이 형태임
평행놀이 (Parallel play)	• 2.5~3.5세 아동들에게 나타남 • 같은 공간에서 서로 비슷한 놀이를 하지만 서로간의 상호작용은 없이 자신의 놀이를 하는 형태임
연합놀이 (Associative play)	• 3.5~4.5세 아동에게 많이 관찰되는 놀이 형태임 • 학령전기와 초기 학령기에 일반적임 • 친구들과 함께 같이 놀면서 대화하고 장난감을 빌려줌
협동놀이 (cooperative play)	• 4.5세 이상의 아동들에게 흔히 나타나는 놀이의 형태 – 학령기 아동들에게 전형적으로 나타남 • 목적을 달성하기 위해 조직화된 잡단에서 놀이를 함

23

관심을 받기 위해 수업에 지장을 줄 정도로 과잉행동을 하는 아이가 손을 들어도 지명을 하지 않고 무시하였다. 아이는 관심을 끌기 위해 더 심한 행동을 했지만 지속적으로 무시하였더니 관심을 끄는 행동이 사라지게 되었다면, 사용된 기법은?

1) 벌
2) 소멸
3) 타임아웃
4) 반응대가
5) 토큰 경제

문제해설

23 해설내용 참조

답 2)

행동수정 기법

Explanation

1. 토큰 경제

1) 일반적으로 인지가 낮은 아이에게 사용하지 않음
2) 정신질환자에게 처음 사용
3) 바람직한 행동에 대해 상으로 토큰을 줌(포커칩 같은 것)
4) 바람직하지 않은 행동을 하면 토큰을 회수
5) 일정량의 토큰이 모이면 더 큰상을 주어 바람직한 행동을 강화하는 것(예 : 입원실에서 음식, TV시청, 주말외출 등)

2. 벌

1) 원치 않는 행동을 소거시키기 위해 치료자가 사용하는 조작적 조건화의 중재전략
2) 바람직하지 않은 행동의 결과에 대해 불쾌하거나 혐오스런 자극을 제공하는 것
3) 스키너 : 벌은 그것이 암시하는 것처럼 그렇게 효과적인 것은 아니라고 믿음, 단지 반응 경향을 감소시킬 뿐이라 믿음
4) 벌이 소거되면 행동은 다시 일어남
5) 부정적인 면 : 분노나 우울증 같은 부정적인 정서반응을 일으킬 위험이 따르기도 함
6) 바람직한 벌의 사용 : 벌을 사용하려면 긍정적 강화와 결합시켜 사용해야 함

3. 소멸

1) 과거에 유지되어 왔던 행동을 제거하기 위해 강화를 시키는 절차임
2) 사례
   - 수업에 지장이 생겨 특정 아동이 손을 들어도 무시하고 지명을 하지 않음

- 아이는 관심을 끌기 위해 당분간 더 심하게 행동을 하더라도 지속적으로 무시하게 되면 마침내 관심을 끄는 행동을 포기하게 됨

3) 효과적인 소멸
  - 일반적으로 잘못된 행동에 대해서 무시하면서 대체적 행동에 대해서는 보상하는 등의 방법을 쓸 때 효과적임
  - 적절한 상황만 조성되면 복합적으로 여러 잘못된 행동을 감소시킬 수 있음(예 : 자기 비하 행동, 자기 과시 행동, 남의 험담을 하는 행동, 논쟁, 언어적 학대, 불평불만 등의 행동이 동시에 감소될 수 있음)

4. 타임아웃(격리)

1) 긍정적 강화로부터 격리하는 기법
  - 긍정적 강화의 기회가 부정된다면 목표행동의 빈도가 감소될 것이라는 가정(예 : 교실에서 파괴적인 아동)
  - 강화인자(다른 사람이나 또는 즐거움)가 제공되는 상황에서 분리시킴
  - 소란을 피우는 아동을 다른 아동으로부터 격리시킴 : 복도로 내보냄, 구석에 서있게 함 등
  - 잠시만 적용해도 극적인 효과를 거둘 수 있음
  - 다른 기법보다 덜 혐오적이지만 주의깊은 관심과 부모, 교사 등의 일관성 있는 관심이 필요함
  - 기타 : 공격성, 난폭성, 그리고 자기파괴 행동을 관리하는 데 유용하게 사용할 수 있음

5. 반응대가

1) 잘못된 행동이 일어날 때 종전에 보상한 것을 제거시킴
2) 소거와의 차이 : 소거는 행동이 발생하면 보상을 주지 않고 취소하는 데 반해서 반응대가는 이미 주어진 보상을 박탈하는 기법임
3) 바람직한 행동이 일어날 경우에는 박탈된 보상을 다시 되돌려 줄 수 있음
4) 조그마한 양의 보상을 주는 경우도 있음(예 : 한 차례의 잘못을 저질렀을 때 휴식시간 중 2분을 뺌)
5) 토큰방법이나 점수 방법을 혼용하는 것이 바람직함 : 바람직하지 못한 행동 때문에 휴식 시간을 활용하지 못하지만 다른 행동을 잘했을 때 토큰을 받아 상쇄한다든지 하는 경우

24

다음 사례의 놀이 유형은?

- 누워서 모빌을 바라보기
- 누워서 자신의 손 응시하기
- 가만히 앉아 그냥 주변을 둘러보기

1) 단독놀이(solitary play)
2) 평행놀이(parallel play)
3) 연합놀이(associative play)
4) 비몰입 행동(unoccupied behavior)
5) 방관자적 행동(onlooker behavior)

문제해설

24 해설내용 참조

답 4)

놀이의 유형

Explanation

비몰입 행동 (Unoccupied behavior)	• 0∼1.5세 아동에게 나타남 • 비참여 행동이라고도 함 • 아동이 놀이를 하는 것처럼 보이지 않고 일시적으로 일어나는 흥미로운 일에 집중함 • 유아와 어린 학령전기 아동들에게 일반적이지만 모든 연령에서 나타나는 현상임 예 : – 누워서 모빌을 바라보기 – 누워서 자신의 손 응시하기 – 장난감 만지작거리기 – 가만히 앉아 그냥 주변을 둘러보는 행동
방관자적 행동 (Onlooker behavior)	• 1.5∼2세 아동들에게 주로 나타남 • 친구들이 노는 것을 관찰하는 행동을 말함 • 아동은 다른 아동들이 노는 것을 지켜보면서 말을 걸거나 질문이나 제안을 하지만 그 놀이에 참가하지는 않음 • 아동은 일어나는 모든 것을 듣기 위해 놀이집단에 가까이 있음 • 대부분 유아에서 전형적이지만 낯선 환경에 있을 때는 나이든 아동에게서도 나타남 예 : 놀이에 직접 참여하지 않으며 친구들의 놀이 행동을 지켜봄

25

다음 설명하는 놀이와 연령이 바르게 연결된 것은?

> • 아동들이 서로 비슷한 장난감을 가지고 논다
> • 서로 간섭을 하거나 영향을 주진 않는다

1) 평행놀이 – 2세
2) 평행놀이 – 3세
3) 연합놀이 – 4세
4) 방관자적놀이 – 2세
5) 방관자적놀이 – 1.5세

문제해설

25 해설내용 참조

답 2)

아동의 놀이

Explanation

방관자적 행동 (Onlooker behavior)	• 1.5~2세 아동들에게 주로 나타남 • 친구들이 노는 것을 관찰하는 행동을 말함 • 아동은 다른 아동들이 노는 것을 지켜보면서 말을 걸거나 질문이나 제안을 하지만 그 놀이에 참가하지는 않음 • 아동은 일어나는 모든 것을 듣기 위해 놀이집단에 가까이 있음 • 대부분 유아에서 전형적이지만 낯선 환경에 있을 때는 나이든 아동에게서도 나타남 예 : 놀이에 직접 참여하지 않으며 친구들의 놀이 행동을 지켜봄
평행놀이 (Parallel play)	• 2.5~3.5세 아동들에게 나타남 • 같은 공간에서 서로 비슷한 놀이를 하지만 서로간의 상호작용은 없이 자신의 놀이를 하는 형태임 • 함께 같은 공간에 있는 것을 의식하고 좋아하지만 놀이를 통한 교류는 하지 않음 • 아동은 독립적으로 놀지만 선택한 그 활동이 자연스럽게 다른 아동들과 섞임 • 주위의 아동과 비슷한 장난감을 가지고 놀지만 가까이에 있는 아동의 활동에 영향 받으려고 하지 않음 • 다른 사람들이 있는 것을 알지만 서로 간섭하지 않음 • 전형적으로 유아기 동안에 일어남 예 : – 함께 블록놀이를 하지만 자신의 놀이에만 몰두함 – 같이 있지만 자신이 원하는 것을 만드는 것에만 집중함
연합놀이 (Associative play)	• 3.5~4.5세 아동에게 많이 관찰되는 놀이 형태임 • 학령전기와 초기 학령기에 일반적임 • 친구들과 함께 같이 놀면서 대화하고 장난감을 빌려줌 : 장난감을 공유하며 친구의 놀이에 참여함 • 사회성이 발달된 놀이유형임 • 일의 구분이 없고 집단 목표나 활동에 관한 조직이 없음 : 함께 어울여 노는 놀이를 의미함

26

다음 사례에서 사용한 행동 기법은?

> 교사 홍○○씨는 수업에 지장이 발생하자 특정 아동이 손을 들어도 무시하고 지명을 하지 않았다. 그리고 그 아동이 관심을 끌기 위해 더 심하게 행동을 하더라도 지속적으로 무시하였다. 결국 아동은 관심을 끄는 행동을 포기하게 되었다

1) 소멸
2) 모델링
3) 타임아웃
4) 반응대가
5) 차별적 강화

문제해설

26 해설내용 참조

답 1)

행동기법의 사례

Explanation

소멸	• 과거에 유지되어 왔던 행동을 제거하기 위해 강화를 시키는 절차임 • 사례 – 수업에 지장이 생겨 특정 아동이 손을 들어도 무시하고 지명을 하지 않음 – 아이는 관심을 끌기 위해 당분간 더 심하게 행동을 하더라도 지속적으로 무시하게 되면 마침내 관심을 끄는 행동을 포기하게 됨 • 효과적인 소멸 – 일반적으로 잘못된 행동에 대해서 무시하면서 대체적 행동에 대해서는 보상하는 등의 방법을 쓸 때 효과적임 – 적절한 상황만 조성되면 여러 잘못된 행동을 감소시킬 수 있음 예 : 자기 비하 행동, 자기 과시 행동, 남의 험담을 하는 행동, 논쟁, 언어적 학대, 불평불만 등의 행동이 동시에 감소될 수 있음
타임아웃(격리)	• 긍정적 강화로부터 격리하는 기법 – 긍정적 강화의 기회가 부정된다면 목표행동의 빈도가 감소될 것이라는 가정 예 : 교실에서 파괴적인 아동 – 강화인자(다른 사람이나 또는 즐거움)가 제공되는 상황에서 분리시킴 – 소란을 피우는 아동을 다른 아동으로부터 격리시킴 → 복도로 내보냄, 구석에 서있게 함 등 – 잠시만 적용해도 극적인 효과를 거둘 수 있음 – 다른 기법보다 덜 혐오적이지만 주의깊은 관심과 부모, 교사 등의 일관성 있는 관심이 필요함 – 기타 : 공격성, 난폭성, 그리고 자기파괴 행동을 관리하는 데 유용하게 사용할 수 있음

27

다음 놀이의 형태가 특징인 아동의 연령은?

> • 아동은 다른 아동들이 노는 것을 지켜보면서 말을 걸거나 질문이나 제안을 하지만 그 놀이에 참가하지는 않음
> • 놀이에 직접 참여하지 않으며 친구들의 놀이 행동을 지켜봄

1) 0～1세　　2) 1～1.5세
3) 1.5～2세　　4) 2.5～4.5세
5) 4.5～6세

28

행동수정 기법 중 낮은 비율로 발생하는 행동을 증가시키기 위해 높은 비율의 행동을 이용해 낮은 비율의 행동을 강화하는 기법은?

1) 정적 강화　　2) 부적 강화
3) 프리맥 원리　　4) 상반행동 강화
5) 조건부 강화계약

문제해설

27 방관자적 행동(Onlooker behavior)

- 1.5～2세 아동들에게 주로 나타남
- 친구들이 노는 것을 관찰하는 행동을 말함
- 아동은 다른 아동들이 노는 것을 지켜보면서 말을 걸거나 질문이나 제안을 하지만 그 놀이에 참가하지는 않음
- 아동은 일어나는 모든 것을 듣기 위해 놀이집단에 가까이 있음
- 대부분 유아에서 전형적이지만 낯선 환경에 있을 때는 나이든 아동에게서도 나타남

  예) 놀이에 직접 참여하지 않으며 친구들의 놀이 행동을 지켜봄

답 3)

28

- 정적 강화 : 즐겁고 유쾌한 자극 또는 보상
- 부적 강화 : 불쾌한 결과를 회피하기 위해 행동을 지속
- 조건부 강화계약 : 계약서에 명시하는 방법
- 상반행동 강화 : 동시에 일어날 수 없는 다른 행동을 선정하여 전자의 행동을 벌하지 않고 후자의 행동을 강화하는 방법

프리맥 원리

- 고확률의 행동이 저확률의 행동을 강화한다는 원리
- 프리맥은 모든 반응행동을 잠재적 강화인으로 봄
- 사례
  - 숙제하는 행동을 강화하기 위해 강화인으로 비디오 게임을 선정함
  - 저확률 행동(숙제하기)에 대한 강화인으로 고확률 행동(비디오 게임하기)을 사용한 것
  - 부모가 아동에게 친구들과 놀기 전에 공부를 마칠 것을 요구할 경우, 공부를 마친 후 뒤따르는 놀 수 있는 기회는 공부하는 행동을 강화

답 3)

29

소란을 피운 아동을 교실에서 복도로 내보내 구석에 서 있게 하였다면 어떤 행동기법을 사용한 것인가?

1) 벌
2) 소멸
3) 모델링
4) 타임아웃
5) 반응대가

30

인지 문제를 지닌 아동에게 인지모델을 이용한 인지접근법을 시도하려고 한다. 치료 내용으로 가장 거리가 먼 것은?

1) top-down 접근법을 기초로 한다
2) 아동이 배운 전략을 일반화할 수 있어야 한다
3) 문제를 분석하고 효과적 전략을 개발해야 한다
4) 목표 과제에 적용 가능한 특정 전략의 틀을 만든다
5) 아동이 원하는 작업보다는 치료사가 정한 활동을 통해 인지 전략을 개발한다

문제해설

29 타임아웃
- 긍정적 강화로부터 격리하는 것
- 잠시 적용으로 극적인 효과를 얻을 수 있음

답 4)

30 해설내용 참조

답 5)

Explanation

인지적 접근(cognitive approaches)

1. 개요

1) top-down, 작업을 기반으로 함
2) 인지 전략의 레퍼토리를 증가시킴
3) 인지 모델의 실행
   (1) 원하는 과제에 적용 가능한 특정 전략에 일치하는 틀을 제공
   (2) 문제 해결 전략을 확인하고 사용하는 것이 필요 함

2. 5단계 문제 해결구조

1) 과제의 분석
2) 아동의 어려움 예상

3) 과제의 특성화 전략의 탐색과 선택
4) 전략의 적용
5) 전략효과의 평가

3. 인지모델

1) 아동의 역할
   (1) 적절한 과제의 양상을 발견함
   (2) 어떻게 최근에 과제를 수행하고 있는지 시험함
   (3) 문제점이 어느 곳에 있는지 확인함
   (4) 창조적으로 대체 해결책에 대해 생각함
   (5) 이 해결책들을 시도하고 지지환경에서 시험해 보도록 돕는 질문 등을 함
2) 작업치료사의 역할
   (1) 아동이 희망하는 작업에 초점을 맞춤
   (2) 특정 인지 전략의 사용을 발견, 선택, 적용, 평가를 하도록 안내하므로 문제 해결을 도움
   (3) 아동이 과제를 수행하는 동안 전략 사용의 인지를 증가시키기 위해 과정 중에 질문함
   (4) 아동이 배운 전략의 전달과 일반화를 위하여 계획을 세움

31

다음과 같은 언어사용 패턴을 보이는 아동의 평균 발달수준은?

> 엄마 어부바, 비유할 때 자동차의, 차 타, 사탕 여기, 주사 아야, 아빠 책, 이거 불

1) 18~24개월　2) 24~30개월
3) 30~36개월　4) 36~42개월
5) 42~48개월

32

5~7세에 수행 가능한 적응기술은?

1) 성숙한 그룹 활동　2) 평행적 그룹 활동
3) 프로젝트 그룹 활동　4) 협동적인 그룹 활동
5) 자기중심적 협동 그룹 활동

문제해설

31 두 단어 문장 : 18~24개월
- 다양한 관계적 의미를 표현 : 행위자 – 행위(엄마 어부바), 행위 – 목적(까까 줘), 행위자 – 목적(엄마 밥), 행위 – 장소(차 타), 사물 – 장소(사탕 여기), 사물 – 특성(주사 아야), 소유자 – 소유물(아빠 책), 지시하기 – 사물(이거 불) 등
- 전보식 : 표현하고자 하는 의미에 중요한 핵심적 단어들만 포함되고, 성인들의 기준에서 볼 때 문장을 문법적으로 만드는 데 필요한 많은 요소들(전치사, 관사, 조사나 조동사)이 생략됨

답 1)

32 1) 15~18세
2) 18~24개월
3) 2~4세
4) 9~12세

답 5)

33

다음 상황에 해당되는 애착 유형은?

> 아동은 엄마와 노는 도중 갑자기 엄마가 방을 나가자 화를 내며 괴로워한다. 엄마가 다시 들어왔지만 아동은 흥분을 주체하지 못하고 소리를 지르며 진정되지 않는다

1) 흥분 애착
2) 분노 애착
3) 혼란 애착
4) 회피 애착
5) 저항 애착

34

다음 설명에 해당하는 것은?

> 주변에 있는 어린이들과 이야기를 나눌 수 있는 위치에서, 친구가 사용하는 놀잇감과는 다른 놀잇감을 가지고 혼자서 독자적으로 놀이를 하는 형태이다. 곁에 있는 친구와 가까워지려는 지도를 전혀 하지 않는다

1) 단독놀이(solitary play)
2) 병행놀이(parallel play)
3) 연합놀이(associative play)
4) 방관자 행동(onlooker behavior)
5) 비참여 행동(unoccupied behavior)

35

제시된 내용에 해당하는 개념은?

> 아동이 자신의 생각을 말로 표현하기 전에 혼자 중얼거리는 연습을 한다

1) 보조법
2) 용암법
3) 자기조절
4) 행동연쇄
5) 토큰경제

문제해설

33 저항형(resistant attachment)
- 분리시 심하게 울고, 재결합시 보호자에게 접근하지만
- 위로받을 때 저항하고 쉽게 진정되지 않고, 안정되어 놀이로 돌아오는데 오랜시간 걸린다(화내기, 울기, 발차기, 분노로 바닥에 엎드리기 등).

답 5)

34
- 병행놀이(parallel play) : 어린이가 주변 다른 친구들과 동일한 놀이를 하나 서로 접촉하거나 간섭하지 않고 혼자서 놀이하는 형태. 다른 어린이와 함께 논다기보다 다른 어린이 곁에서 논다고 할 수 있음
- 연합놀이(associative play) : 다른 어린이와 함께 노는 집단놀이의 일종. 놀이 내용에 대해 이야기를 주고받거나 놀잇감을 빌려주기도 하나 역할분담하거나 놀이 내용이 조직적으로 전개 되지 못함
- 협동놀이(cooperative play) : 한두 명의 어린이가 지휘권을 갖고 역할을 서로 분담하여 공동 목표 달성을 위해 진행하는 조직적인 놀이

답 1)

35 자기조절법 중 독백훈련에 대한 내용이다.

답 3)

36

다음에서 설명하는 행동주의적 개념은?

> 책을 보지 않고 게임만 하던 아동에게 책을 보면 과자를 상으로 주었더니, 독서하는 시간이 증가되었다

1) 일반화
2) 정적(positive) 강화
3) 정적(positive) 처벌
4) 부적(negative) 강화
5) 부적(negative) 처벌

37

다음은 아동에게 필요한 치료적 접근법은?

> 주연이는 대부분의 시간을 바닥에 누워서 발로 차고 뒹구는 것으로 보냈다. 주연이의 행동은 그룹에 방해가 되었다. 교실에서 다른 아이들을 방해하고, 수업이 끝날 때까지 그를 의자에 앉혀 놓기란 너무 어려운 일이다. 치료사는 그가 관심을 바라고 있다고 결론을 지었다. 주연이가 벤치에 앉아 있을 때 리더와 다른 구성원들이 벤치 옆에 앉아서 그를 어깨로 감싸 주었다. 놀랍게도 첫 번째 놀이에서 30번이나 바닥에 주저앉던 주연이는 다음 세션에선 딱 두 번 바닥에 내려왔다

1) 그룹치료
2) 인지치료
3) 행동치료
4) 놀이치료
5) 인지행동치료

38

3명의 아동들이 한 공간에서 적목으로 놀이를 하고 있는데 다들 각자의 방식대로 놀고 있다. 이 놀이의 발달 단계는?

1) 방관자적 행동
2) 단독놀이
3) 평행놀이
4) 연합놀이
5) 협동놀이

문제해설

36

과정 \ 결과	강화 반응 혹은 행동의 증가	처벌 반응 혹은 행동의 감소
정적 : 제공	음식, 칭찬, 상, 안아주기	전기쇼크, 신체적 고통, 야단치기
부적 : 제거	고통스런 결과를 제거 : 잔소리듣기 싫을 때 떼쓰기 소음 없애기 위한 창문 닫기	기쁨, 만족 주는 것을 제거 : time-out

답 2)

37 작업치료사들은 특히 과잉행동아동과 심각한 정신지체 아동을 다루는데 행동적 기술을 사용한다. 대상관계 혹은 발단 개념에 기본을 둔 치료와는 달리 행동치료는 빠른 결과를 볼 수 있다.

답 3)

38 **평행놀이**

병행놀이라고도 하며 놀이방법과 도구는 동일하지만 옆에서 따로 노는 상태를 말한다.

답 3)

39

초등학생인 철수는 자전거를 배우는 과정에서 자주 넘어지고 균형을 잘 잡지 못했다. 반복적인 연습 후 철수는 좁은 길을 지나갈 수 있을 정도로 자전거를 잘 탈 수 있게 되었다. 철수의 학습과정을 가장 적절히 표현한 용어는?

1) 형상화(shaping)
2) 모델링(modeling)
3) 적응적 반응(adaptive response)
4) 촉각 방어(tactile defensiveness)
5) 감각 영양분(sensory nourishment)

40

다음 예시에 해당되는 강화 또는 처벌의 유형은?

> 쥐가 스키너 상자에서 레버를 눌렀더니 발에 전기 충격이 주어진다면 레버 누르기는 감소할 것이다

1) 정적 강화
2) 부적 강화
3) 고정 강화
4) 정적 처벌
5) 부적 처벌

41

다음 설명에 해당하는 놀이는?

> 놀이 내용에 대해 이야기를 주고받거나 놀잇감을 빌려주기도 하나 역할 분담하거나 놀이 내용이 조직적으로 전개 되지 못한다

1) 연합놀이
2) 협동놀이
3) 단독놀이
4) 병행놀이
5) 방관자 행동

문제해설

39 적응적 반응(adaptive response)

- 앞을 향해 나가려는 강력한 욕구
- 앞서 취득한 반응보다 더 복잡한 반응을 만들려고 함
  - 뇌는 보다 더 조직화되고 감각통합 능력은 더욱 향상됨
- 감각통합은 적응적 반응을 만들어 냄
  - 감각통합을 더 효율적으로 만듦

답 3)

40

결과 / 과정	강화반응 혹은 행동의 증가	처벌반응 혹은 행동의 감소
정적 : 제공	음식, 칭찬, 상, 안아주기	전기쇼크, 신체적 고통, 야단치기
부적 : 제거	고통스런 결과를 제거 : 잔소리듣기 싫을 때 떼쓰기, 소음없애기 위한 창문닫기	기쁨, 만족주는 것을 제거 : time-out

답 4)

41 연합놀이(associative play)

다른 어린이와 함께 노는 집단놀이의 일종. 놀이 내용에 대해 이야기를 주고받거나 놀잇감을 빌려주기도 하나 역할 분담하거나 놀이 내용이 조직적으로 전개 되지 못함

답 1)

42

지능에 대한 설명으로 옳은 것은?

1) 유전적 요인과 지능은 상관성이 없음
2) 빈곤한 환경과 지능은 상관성이 없음
3) 영아기 지능은 상징적, 언어적 능력으로 평가함
4) 2세 이전의 영아기 지능은 아동기, 청소년기 지능과 비슷함
5) 영아기에 낯선 물건에 선호를 보일수록 높은 지능을 보일 가능성이 높음

43

그룹기술의 발달 단계에서 아이가 다른 아이의 장난감을 빼앗아 오거나 기분이 안 좋으면 물건을 집어던지는 것은 어떤 행동 단계인가?

1) 평행단계
2) 협조단계
3) 성숙단계
4) 투사단계
5) 자기중심 — 협조단계

44

자폐아동인 13살의 민수는 김밥 만들기를 하고 있다. 치료사는 재료들을 잘 구조화시켜 엉키지 않게 하였고, 단순 명료한 명령을 통해 수행의 혼돈을 최소화하였다. 한 달 후 치료사는 재료의 정렬을 돕지 않았으며, 보다 복잡한 수행을 언어로 전달하여 수행하게 하였다. 치료사가 사용한 중재 기술로 가장 타당한 것은?

1) 모델링(modeling)
2) 되먹임(feedback)
3) 활동의 등급화(grading)
4) 자신을 치료적 도구로 사용하기
5) 작업(occupation)을 도구로 사용하기

문제해설

42 신기성(novelty)
- 영아기 지능 중 신기성에 대한 반응은 후의 아동기 지능과 높은 관련성 보임
- 영아기에 낯선 물건에 선호를 보이거나 친숙한 자극에 빨리 습관화되는 아기일수록 아동기에 높은 지능 보임

답 5)

43
- 자기중심-협조 단계 : 규칙에 따라 행동
- 성숙단계 : 그룹을 유지하는 역할이나 환경변화에 적응
- 협조단계 : 자신의 감정을 표현하고 타인의 감정을 인식하고 반응
- 투사단계 : 하나 혹은 두 명의 다른 사람과 함께 잠깐 동안 과제를 수행

답 1)

44 활동의 등급화(grading an activity) 사례

10세의 자폐(autism) 아동의 요리 활동

요리활동에 참여하기	
어려운 수행조건	수행이 좋은 조건
• 재료들이 엉켜있는 것 • 사회적 상호작용이 잠깐 있거나 예측할 수 없음	• 재료들이 구조화되어 있을 때 • 지시가 분명할 때 • 상호작용이 짧게 유지될 때

답 3)

45

정상발달을 보이고 있는 민철이는 다른 아동들과 함께 놀이를 하며 자신의 놀이 재료를 친구들에게 빌려주고 있다. 어떤 종류의 행동은?

1) 평행놀이
2) 연합놀이
3) 협동놀이
4) 방관자 행동
5) 비몰입 행동

46

다음에 해당되는 작업치료 중재 접근법은?

> 학교 작업치료사인 A는 초등학교 1~3학년 학생들을 위한 방과후 글씨쓰기 프로그램을 개발하였다. 프로그램은 집에서 하는 게임과 더불어 재미있게 할 수 있는 근력강화 및 협응 활동들로 구성되어 있다

1) 예방
2) 유지
3) 수정
4) 창조, 증진
5) 확립, 회복

47

다음과 같은 양육자와 아동 사이에 형성될 수 있는 애착 유형은?

> 제가 기분 좋을 때는 우리애가 해달라고 하는 요구사항들을 다 들어주고 잘 놀아주지만, 제가 조금 힘들고 기운이 없을 때는 애가 어떤 말을 해도 귀찮고 잘 들어주지 않았던 적이 많은 것 같아요

1) 안정 애착
2) 저항 애착
3) 회피 애착
4) 혼란 애착
5) 불안 애착

문제해설

45 연합놀이(associative play)

- 아동은 다른 아동과 함께 놀고 그들이 노는 것에 관해 이야기 함
  - 놀이 재료를 빌려주고 빌리기도 함
- 서로 유사한 물건들을 가지고 흉내 냄
- 일의 구분이 없고 집단 목표나 활동에 관한 조직이 없음
- 학령전기와 초기 학령기에 일반적임

답 2)

46 창조, 증진(건강 증진) – 현재 장애가 없을 때 또는 어떤 요소가 수행을 방해하고 있을 때, 사용되는 치료적 접근. 삶의 일반적 배경 속에서 모든 사람의 수행을 촉진 시킬 수 있는 풍부한배경이나 활동에 대한 경험을 제공해주도록 설계 된다.

답 4)

47 비일관적인 양육행동으로, 아이의 욕구를 무시하다가 기분이 내키면 들어준다.

답 2)

48

정상발달을 보이는 2~3세 아동들에게 나타나는 전형적인 놀이 형태는?

1) 평행놀이
2) 단독놀이
3) 탐색놀이
4) 협동놀이
5) 연합놀이

49

다음 중 아동의 특정 행동을 강화할 목적으로 사용되는 행동기법은?

1) 벌
2) 소멸
3) 모델링
4) 타임아웃
5) 반응대가

50

그룹 기술의 발달에서 투사단계에 대한 설명으로 옳은 것은?

1) 다양한 그룹의 역할을 감당한다
2) 그룹 내에서 자신의 감정을 표현한다
3) 혼자 놀지만 다른 아이들이 주위에 있더라도 편안하게 논다
4) 하나 혹은 두 명의 다른 사람과 함께 잠깐 동안 과제를 수행할 수 있다
5) 그룹의 목표와 규준을 알고 있으며 기꺼이 그 목표와 규준을 따를 수 있다

51

놀이에 대한 특징으로 부적절한 것은?

1) 내재적 동기가 있다
2) 능동적인 참여를 요구한다
3) 의미보다는 결과에 집중한다
4) 외적으로 강요된 규칙에서 자유롭다
5) 사실 그대로가 아닌 흉내 내는 행동을 포함한다

문제해설

48 **평행놀이(parallel activity)**

- 아동은 독립적으로 놀지만 선택한 그 활동이 자연스럽게 다른 아동들과 섞임
  - 주위의 아동과 비슷한 장난감을 가지고 놀지만 가까이에 있는 아동의 활동에 영향 받으려고 하지 않음
- 다른 사람들이 있는 것은 알지만 서로 간섭하지 않음
  - 전형적으로 유아기 동안에 일어남

답 1)

49 벌, 소멸, 타임아웃, 빈응대가 등은 행동감소 기법들이다. 모델링, 토큰경재 등은 행동강화 기법의 사례들이다.

답 3)

50 1) 성숙단계
2) 협조단계
3) 평행단계
5) 자기중심적인 협조 단계

답 4)

51 3) 결과보다는 의미에 집중한다.

답 3)

52

다음 설명의 행동치료 기법은?

- 떠드는 아이를 잠시 복도에 세워둔다
- 싸우는 아이를 구석에 잠시 세워둔다

1) 벌　　2) 소멸
3) 모델링　　4) 토큰경제
5) 타임아웃

문제해설

52 해설내용 참조

답 5)

행동수정

Explanation

1. 행동 감소 방법

1) 벌

(1) 원치 않는 행동을 소거시키기 위해 치료자가 사용하는 조작적 조건화의 중재전략
(2) 바람직하지 않은 행동의 결과에 대해 불쾌하거나 혐오스런 자극을 제공하는 것
(3) 스키너
① 벌은 그것이 암시하는 것처럼 그렇게 효과적인 것은 아니라고 믿음
② 단지 반응 경향을 감소시킬 뿐이라 믿음
(4) 벌이 소거되면 행동은 다시 일어남
(5) 부정적인 면
- 분노나 우울증 같은 부정적인 정서반응을 일으킬 위험이 따르기도 함

(6) 바람직한 벌의 사용
- 벌을 사용하려면 긍정적 강화와 결합시켜 사용해야 함

2) 소멸

(1) 과거에 유지되어 왔던 행동을 제거하기 위해 강화를 시키는 절차임
(2) 사례
① 수업에 지장이 생겨 특정 아동이 손을 들어도 무시하고 지명을 하지 않기
- 아이는 관심을 끌기 위해 당분간 더 심하게 행동을 하더라도 지속적으로 무시하게 되면 마침내 관심을 끄는 행동을 포기하게 됨

(3) 효과적인 소멸
① 일반적으로 잘못된 행동에 대해서 무시하면서 대체적 행동에 대해서는 보상하는 등의 방법을 쓸 때 효과적임

② 적절한 상황만 조성되면 복합적으로 여러 잘못된 행동을 감소시킬 수 있음
예 자기 비하 행동, 자기 과시 행동, 남의 험담을 하는 행동, 논쟁, 언어적 학대, 불평불만 등의 행동이 동시에 감소될 수 있음

3) **타임아웃**(격리)

(1) 긍정적 강화로부터 격리하는 기법
• 긍정적 강화의 기회가 부정된다면 목표행동의 빈도가 감소될 것이라는 가정

(2) 예 교실에서 파괴적인 아동
① 강화인자(다른 사람이나 또는 즐거움)가 제공되는 상황에서 분리시킴
② 소란을 피우는 아동을 다른 아동으로부터 격리시킴
• 복도로 내보냄, 구석에 서있게 함 등

(3) 잠시만 적용해도 극적인 효과를 거둘 수 있음

(4) 다른 기법보다 덜 혐오적이지만 주의깊은 관심과 부모, 교사 등의 일관성 있는 관심이 필요함

(5) 기타
• 공격성, 난폭성, 그리고 자기파괴 행동을 관리하는 데 유용하게 사용할 수 있음

4) **반응대가**

(1) 잘못된 행동이 일어날 때 종전에 보상했거나 것을 상실하게 만드는 것

(2) 소거와의 차이
• 소거는 행동이 발생하면 보상을 주지 않고 취소하는 데 반해서 반응대가는 이미 주어진 보상을 박탈하는 기법임

(3) 바람직한 행동이 일어날 경우에는 박탈된 보상을 다시 되돌려 줄 수 있음

(4) 조그마한 양의 보상을 주는 경우도 있음
예 한 차례의 잘못을 저질렀을 때 휴식시간 중 2분을 뺌

(5) 토큰방법이나 점수 방법을 혼용하는 것이 바람직함
• 바람직하지 못한 행동 때문에 휴식 시간을 활용하지 못하지만 다른 행동을 잘했을 때 토큰을 받아 상쇄한다든지 하는 경우

5) **차별적 강화**(DRO)

(1) 행동특성에 따른 차별적 강화
• 행동의 특성에 따라 어떤 행동을 선별적으로 강화하는 것을 말함

(2) 예 아동이 화를 내고 옆의 아이를 때리는 행동이 30분 간격으로 일어남
① DRO절차는 또다시 다른 아이를 때리는 행동이 일어나기 전 20~30분 사이에 강화를 함
② 만약 30분 내에 때리는 행동이 다시 일어나지 않을 경우 칭찬을 함
• 즉시 강화를 해주고 또 다른 간격을 설정해야 함

(3) 대상
① 잘못된 행동을 감소시키는 데 효과적인 방법
② 자해행동, 과잉행동, 싸움을 하는 행동, 손가락 빠는 행동, 크게 소리치는 행동, 파괴적 행동 등에 효과적임

2. 행동 증가 방법

1) 가르침

- 언어적 지시나 학습, 그리고 기술 등을 의미함

2) 상황변화

(1) 행동이 일어난 상황은 행동에 지대한 영향을 줌

- 상황에 따른 아동행동의 변화와 차이를 인식해야 함

(2) 예) 교회에서의 행동과 놀이터에서의 행동은 다른 아이

- 부모와 교사들은 상황 변화에 따른 아동의 행동 변화의 범위가 다양하며 이러 행동변화 과정에 가정과 학교환경이 매우 중요하다는 것을 인식해야 함

3) 모델링

(1) 아동들의 행동변화는 타인의 행동을 관찰함으로써 이루어지는 경우가 많음

- 이러한 모델링은 아동들이 행동을 모방함으로써 이루어지는 데 바람직한 행동이든 바람직하지 못한 행동이든 간에 아동의 행동은 모델링의 대상을 통해 습득하게 됨

(2) 모방 행동을 하기 쉬운 경우는 모델의 행동을 모방하는 경우

① 보상을 받을 수 있는 경우

② 모델의 행동을 지각함으로서 강화를 받을 수 있는 경우

③ 처벌을 회피할 수 있는 경우

④ 자신과 모델이 유사하다고 느끼는 경우

4) 토큰법

(1) 스키너의 강화원리를 포함함

- 조작적 조건화의 원리를 적용시킨 행동주의의 기법

(2) 직접적으로 강화인자를 쓰는 대신에 후에 내담자가 원하는 다양한 물건과 교환할 수 있는 토큰을 보상으로 제공하는 것

- 토큰이라는 강화인자를 갖고 적응행동을 발달시키려는 목적을 가짐

(3) 칭찬이나 다른 무형의 강화인자를 쓸 수 없을 때의 행동수정에 적용됨

(4) 토큰 사용을 통한 이득

① 토큰은 적절한 행동과 보상간의 지연을 감소함

② 토큰은 어떤 행동을 변화시키는 강력한 동기인자로 작용함

③ 토큰은 긍정적 강화인자임

④ 토큰은 번 토큰은 어떻게 사용할까 하는 것을 생각할 기회를 줌

⑤ 토큰은 치료자와 내담자의 도덕성을 증가시킴

⑥ 토큰은 사회적 강화를 측정하는 데 사용

⑦ 토큰은 제도와 제도 밖의 삶 사이의 틈에 다리를 놓아줌

53

아동의 행동변화를 유도하기 위해 다른 아동의 좋은 행동을 보고 모방하게 하였다면 치료사는 어떤 테크닉을 사용한 것인가?

1) 벌
2) 소멸
3) 모델링
4) 토큰경제
5) 타임아웃

문제해설

53 해설내용 참조

답 3)

모델링과 토큰

Explanation

1. 모델링

1) 아동들의 행동변화는 타인의 행동을 관찰함으로써 이루어지는 경우가 많음
   - 이러한 모델링은 아동들이 행동을 모방함으로써 이루어지는 데 바람직한 행동이든 바람직하지 못한 행동이든 간에 아동의 행동은 모델링의 대상을 통해 습득하게 됨
2) 모방 행동을 하기 쉬운 경우는 모델의 행동을 모방하는 경우
   (1) 보상을 받을 수 있는 경우
   (2) 모델의 행동을 지각함으로서 강화를 받을 수 있는 경우
   (3) 처벌을 회피할 수 있는 경우
   (4) 자신과 모델이 유사하다고 느끼는 경우

2. 토큰법

1) 스키너의 강화원리를 포함함
   - 조작적 조건화의 원리를 적용시킨 행동주의의 기법
2) 직접적으로 강화인자를 쓰는 대신에 후에 내담자가 원하는 다양한 물건과 교환할 수 있는 토큰을 보상으로 제공하는 것
   - 토큰이라는 강화인자를 갖고 적응행동을 발달시키려는 목적을 가짐
3) 칭찬이나 다른 무형의 강화인자를 쓸 수 없을 때의 행동수정에 적용됨
4) 토큰 사용을 통한 이득
   (1) 토큰은 적절한 행동과 보상간의 지연을 감소함
   (2) 토큰은 어떤 행동을 변화시키는 강력한 동기인자로 작용함
   (3) 토큰은 긍정적 강화인자임
   (4) 토큰은 번 토큰은 어떻게 사용할까 하는 것을 생각할 기회를 줌
   (5) 토큰은 치료자와 내담자의 도덕성을 증가시킴
   (6) 토큰은 사회적 강화를 측정하는 데 사용
   (7) 토큰은 제도와 제도 밖의 삶 사이의 틈에 다리를 놓아줌

54

장난감을 공유하지만 리더, 목표, 역할분담 없이 놀이를 하는 형태는?

1) 협동놀이
2) 연합놀이
3) 평행놀이
4) 비참여놀이
5) 방관자적놀이

55

다음에서 설명하는 행동수정 기법은?

- 잘못된 행동이 일어날 때 전에 제공한 보상을 상실하게 만드는 기법이다
- 1회 잘못을 저질렀을 때마다 휴식시간을 2분씩 줄인다

1) 소거
2) 소멸
3) 토큰경제
4) 타임아웃
5) 반응대가

56

작업치료사 K씨는 아동이 안정감과 편안함을 느낄 수 있도록 주변 환경을 구성하였다. 특히, 이 아동이 작 적응할 수 있도록 빛이 잘 들어오는 조용한 교실 환경을 구성해주었다. K씨가 사용한 치료적 이론은?

1) 대처 모델(copying model)
2) 체계적 접근법(systems approach)
3) 인지적 접근법(cognitive approach)
4) 심리사회적 접근법(psychosocial approach)
5) 적응 및 보상(adaptation and compensation interventions)

문제해설

54
- 협동놀이 : 공통 관심사로 역할분할, 목표, 리더가 있는 조직화된 형태의 놀이로 사회적 수준이 가장 높음
- 평행놀이 : 같은 공간에서 서로 유사한 놀이를 하지만 서로간의 상호작용은 없이 자신의 놀이를 함
- 비참여놀이 : 순간적인 흥미에 따라 어떤 것에 몰두하는 정도로 엄밀히 말하면 놀이는 아님
- 방관자적놀이 : 다른 친구들이 노는 것을 관찰하는 행동

답 2)

55 반응대가
- 소거와의 차이 : 소거는 행동이 발생하면 보상을 주지 않고 취소하는 데 반해서 반응대가는 이미 주어진 보상을 박탈하는 기법임
- 바람직한 행동이 일어날 경우에는 박탈된 보상을 다시 되돌려 줄 수 있음
- 조그마한 양의 보상을 주는 경우도 있음(예, 한 차례의 잘못을 저질렀을 때 휴식시간 중 2분을 뺌)
- 토큰방법이나 점수 방법을 혼용하는 것이 바람직함
  - 바람직하지 못한 행동 때문에 휴식시간을 활용하지 못하지만 다른 행동을 잘했을 때 토큰을 받아 상쇄한다든지 하는 경우

답 5)

56 해설내용 참조

답 1)

아동작업치료의 대표적 접근법 및 이론

Explanation

1. 체계적 접근(a systems approach)

1) 평가와 중재의 전략(assessment and intervention strategies)
   - 과제수행(task performance)의 복잡성(complexity)을 인식해야 함
2) 평가와 중재(assessment and intervention)
   (1) 초점 : 사람, 환경 그리고 작업 사이에 상호관계가 있음
   (2) 특정 활동에서 중재의 초점
      - 아동이 과제나 활동을 시도할 의향과 동기가 있는 경우(효과적인 변화를 보일 수 있음)

2. 인지적 접근(cognitive approaches)

1) top-down, 작업을 기반으로 함
2) 인지 전략의 레퍼토리를 증가시킴
3) 인지 모델의 실행
   (1) 원하는 과제에 적용 가능한 특정 전략에 일치 하는 틀을 제공
   (2) 문제 해결 전략을 확인하고 사용하는 것이 필요함

3. 적응과 보상적 중재(adaptation and compensation interventions)

1) 적응(adaptation)
   (1) 보조공학(assistive technology)을 사용함
   (2) 사회적 환경을 바꾸는 작업 수정을 포함
   (3) 과제의 변형이 필요하기도 함

4. 심리사회적 접근(psychosocial approaches)

1) 대상 : 작업 수행에 문제를 경험하고 있는 아동과 청소년을 대상으로 함
2) 중재
   (1) 다양한 심리사회적 접근을 사용함
   (2) 사람의 특성과 일상 작업에 참여할 수 있는 아동의 능력에서 환경적 영향을 고려한 중재

5. 대처 모델(copying model)

1) 심리사회적 기능을 설명함
2) 인지 행동 전략을 사용하는 모델
3) 목표 : 개인, 사회, 작업 수행 영역에 있는 스트레스를 극복하는 아동의 능력을 증진
4) 내적 대처 양식(internal coping resources) : 대처 형식, 믿음과 가치, 육체적이고 감정적인 상태, 발달기술이 포함됨

5) 외적 대처 양식(external coping resources) : 사람의 지지와 물체 그리고 환경적 지지를 포함함

6. 사회기술 훈련(Social skills training)

1) 심리사회적 장애를 가진 아동이나 청소년의 긍정적인 대처 전략을 발달시키는 중재함
   - 의미 있는 일상 활동과 관계에 참여하는 능력을 증진시킴
2) 정신 건강 문제를 가진 연령이 높은 아동이나 청소년을 중재함
3) 자폐증(autism) 청소년에게 긍정적인 효과를 제공함
4) 사회망(Social networks)의 역할

7. 운동학습과 기술의 습득(Motor learning and skill acquisition)

1) 목표 지향적인 기능 행동을 하도록 도움
2) 실제 작업을 기반으로 한 접근임
   - 아동, 과제, 환경 사이의 상호작용에서 비롯되는 운동 해결책을 찾는 것을 지향함
3) 과제가 반복적으로 수행될 때 기능의 조화가 더 잘 이루어지며, 목표는 더욱 성공적이 됨
4) 근육의 수축형태, 관절의 안전성과 자세잡기, 중력과 힘에 대한 반응과 같은 특정 과정이 조직화됨
   - 계속되는 실행으로 더욱 더 조직되고 세분화됨
5) 치료사의 딜레마
   - 모든 과제를 실행할지 과제의 일부 요소를 실행할지에 대한 딜레마를 가짐

8. 신경 발달학적 이론(Neurodevelopmental theory)

1) 신경 발달 치료 접근의 실행에 기초가 되는 일차적 개념
   - 정상 자세반응이 정상 움직임을 위해 필요함
2) 뇌성마비 아동의 자세조절과 운동 협응의 문제에 초점을 둠
3) NDT의 원칙은 환경의 중요성을 인식하고, 기능적이고 의미 있는 활동을 강조함
4) 치료핸들링은 NDT 접근과 통합되며, 자세 조절과 합동 움직임을 촉진시킴
   - 이차적 변형이나 장애를 이끄는 운동 형태를 억제함
5) 치료사는 움직임의 질을 강조함(예, 정확성, 순발력, 적응능력, 능숙함)

9. 감각 통합(Sensory integration) 이론

1) 체계 이론
   (1) 감각 통합의 기초가 됨
   (2) 감각 추구 아동에게 초점을 맞추고 입력의 조직자로서 적응행동을 사용함

57

다음 설명에 해당하는 행동주의 개념은?

> 초기에는 목표행동과 조금만 비슷해 보여도 보상하다가 점점 보상받을 기준을 높인다

1) 처벌
2) 소거
3) 모델링
4) 부적강화
5) 행동형성

58

제시된 내용에 해당하는 방어기제는?

> 협응이 좋지 않은 아이가 체육시간만 되면 두통을 호소한다

1) 부정
2) 투사
3) 퇴행
4) 전환
5) 합리화

59

다음은 방어기제에 대한 설명이다. 이 방어기제에 대한 예로 적절한 것은?

> • 개인적인 결함을 커버하고자 하는 노력이다
> • 의식적인 노력이 될 수 있다

1) 십대 소년이 종이가 없어서 숙제를 못했다고 한다
2) 엄마가 정신지체 아이를 의사를 만들 계획을 세운다
3) 협응이 좋지 않은 소녀가 배구할 시간이 되면 두통이 생긴다
4) 그룹에서 소외된 환자가 다른 환자들이 자기와 말하기 싫다고 한다
5) 태어날 때부터 맹인인 여자가 지팡이나 보조기 없이 여행하는 법을 배웠다

문제해설

57
• 처벌 : 혐오적 자극
• 소거 : 강화요인을 제거함
• 모델링 : 바람직한 역할 모델을 보여줌
• 부적강화 : 행동이 나타날 때 혐오적인 자극을 멈춤

답 5)

58 **전환**
심리적 충돌이 실제로 신체증상으로 나타나는 것

답 4)

59 보상에 대한 내용이다.
1) 합리화
2) 부정
3) 전환
4) 투사
5) 보상

답 5)

아동작업치료

60

아동이 관심을 끌기 위한 행동을 할 때 치료사는 무시하는 반응을 보여주었다면 사용된 테크닉은?

1) 소멸
2) 모델링
3) 반응대가
4) 타임아웃
5) 차별적 강화

문제해설

60 소멸

- 과거에 유지되어 왔던 행동을 제거하기 위해 강화를 시키는 절차임
- 사례
  - 수업에 지장이 생겨 특정 아동이 손을 들어도 무시하고 지명을 하지 않음
  - 아이는 관심을 끌기 위해 당분간 더 심하게 행동을 하더라도 지속적으로 무시하게 되면 마침내 관심을 끄는 행동을 포기하게 됨
- 효과적인 소멸
  - 일반적으로 잘못된 행동에 대해서 무시하면서 대체적 행동에 대해서는 보상하는 등의 방법을 쓸 때 효과적임
  - 적절한 상황만 조성되면 복합적으로 여러 잘못된 행동을 감소시킬 수 있음(예, 자기 비하 행동, 자기 과시 행동, 남의 험담을 하는 행동, 논쟁, 언어적 학대, 불평불만 등의 행동이 동시에 감소될 수 있음)

답 1)

61

만 3세의 아동은 다른 아동과 같이 자동차 장난감을 가지고 놀지만 서로 간섭하지 않고 혼자 놀고 있다. 이 놀이의 형태는?

1) 평행놀이(parallel play)
2) 단독놀이(solitary play)
3) 창조놀이(creative play)
4) 탐색놀이(exploratory play)
5) 협동놀이(cooperative play)

61 해설내용 참조

답 1)

아동의 놀이

Explanation

1. 평형 놀이(parallel play)

1) 심리발달의 개념에서 시작됨
2) 교류 없이 옆에서 노는(playing side by side) 아동을 의미함
3) 2~3세 아동들에게 나타남
   (1) 더 어린 아동들의 경우 혼자 노는 경향을 지님
      - 단독놀이(solitary play)
   (2) 나이가 더 많은 아동들은 다른 아동들과 교류하며 놀이를 함
      - 협동놀이(cooperative play)

2. Parten의 놀이의 범주

1) 비몰입 행동(unoccupied behavior)

(1) 아동이 놀이를 하는 것처럼 보이지 않고 일시적으로 일어나는 흥미로운 일에 집중함
- 유아와 어린 학령전기 아동들에게 일반적이지만 모든 연령에서 나타나는 현상임

2) 방관자 행동(onlooker behavior)

(1) 아동은 다른 아동들이 노는 것을 지켜보면서 말을 걸거나 질문이나 제안을 하지만 그 놀이에 참가하지는 않음

(2) 아동은 일어나는 모든 것을 듣기 위해 놀이집단에 가까이 있음

(3) 대부분 유아에서 전형적이지만 낯선 환경에 있을 때는 나이든 아동에게서도 나타남

3) 단독놀이(solitary independent play)

(1) 아동은 혼자서 주위의 다른 아동이 사용하는 것과는 다른 장난감을 가지고 놈
- 다른 아동이 하는 것에 관계없이 자신의 행동만을 수행함

(2) 유아에게는 일반적임
- 만일 환경에 친숙하지 않다면 나이든 아동에게도 일어남

4) 평행놀이(parallel activity)

(1) 아동은 독립적으로 놀지만 선택한 그 활동이 자연스럽게 다른 아동들과 섞임
- 주위의 아동과 비슷한 장난감을 가지고 놀지만 가까이에 있는 아동의 활동에 영향 받으려고 하지 않음

(2) 다른 사람들이 있는 것은 알지만 서로 간섭하지 않음
- 전형적으로 유아기 동안에 일어남

5) 연합놀이(associative play)

(1) 아동은 다른 아동과 함께 놀고 그들이 노는 것에 관해 이야기 함
- 놀이 재료를 빌려주고 빌리기도 함

(2) 서로 유사한 물건들을 가지고 흉내 냄

(3) 일의 구분이 없고 집단 목표나 활동에 관한 조직이 없음

(4) 학령전기와 초기 학령기에 일반적임

6) 협동(혹은 조직적 보충) 놀이(cooperative or organized supplementary play)

(1) 아동은 집단의 목적을 달성하기 위해 조직화된 집단에서 놀게 됨
- 무엇을 같이 만들거나 형식적인 게임놀이를 함께 함

(2) 일을 나누어서 하는데 각각의 멤버들은 다른 역할을 하며 서로가 도움을 줌
- 활동이 조직화됨

(3) 학령기 아동에게 전형적임

62

다음 내용에 해당하는 Parten의 놀이발달 유형은?

> 아동은 혼자서 놀지만 주위의 다른 아동이 사용하는 것과는 다른 장난감을 가지고 논다. 다른 아동이 하는 것에 관계없이 자신만의 놀이에만 집중한다

1) 단독놀이(solitary play)
2) 평행놀이(parallel play)
3) 연합놀이(associative play)
4) 비몰입 행동(unoccupied behavior)
5) 방관자적 행동(onlooker behavior)

문제해설

62 해설내용 참조

답 1)

Parten의 놀이의 범주

Explanation

1. 비몰입 행동(unoccupied behavior)

- 아동이 놀이를 하는 것처럼 보이지 않고 일시적으로 일어나는 흥미로운 일에 집중함
  - 유아와 어린 학령전기 아동들에게 일반적이지만 모든 연령에서 나타나는 현상임

2. 방관자 행동(onlooker behavior)

- 아동은 다른 아동들이 노는 것을 지켜보면서 말을 걸거나 질문이나 제안을 하지만 그 놀이에 참가하지는 않음
- 아동은 일어나는 모든 것을 듣기 위해 놀이집단에 가까이 있음
- 대부분 유아에서 전형적이지만 낯선 환경에 있을 때는 나이든 아동에게서도 나타남

3. 단독놀이(solitary independent play)

- 아동은 혼자서 주위의 다른 아동이 사용하는 것과는 다른 장난감을 가지고 놈
  - 다른 아동이 하는 것에 관계없이 자신의 행동만을 수행함
- 유아에게는 일반적임
  - 만일 환경에 친숙하지 않다면 나이든 아동에게도 일어남

4. 평행놀이(parallel activity)

- 아동은 독립적으로 놀지만 선택한 그 활동이 자연스럽게 다른 아동들과 섞임
  - 주위의 아동과 비슷한 장난감을 가지고 놀지만 가까이에 있는 아동의 활동에 영향 받으려고 하지 않음
- 다른 사람들이 있는 것은 알지만 서로 간섭하지 않음
  - 전형적으로 유아기 동안에 일어남

5. 연합놀이(associative play)

- 아동은 다른 아동과 함께 놀고 그들이 노는 것에 관해 이야기함
  - 놀이 재료를 빌려주고 빌리기도 함
- 서로 유사한 물건들을 가지고 흉내 냄
- 일의 구분이 없고 집단 목표나 활동에 관한 조직이 없음
- 학령전기와 초기 학령기에 일반적임

63

다음에서 사용된 행동수정 기법은?

> 관심을 끌기 위한 행동을 하는 아동에게 선생님은 수업시간에 그 아동이 손을 들어도 무시하고 지명을 하지 않았다. 아이는 관심을 끌기 위해 더 과도한 행동을 보였지만 지속적으로 무시하자 관심 끄는 행동을 포기하게 되었다

1) 벌　　2) 소멸
3) 모델링　　4) 타임아웃
5) 반응대가

문제해설

63

벌	• 원치 않는 행동을 소거시키기 위해 치료자가 사용하는 조작적 조건화의 중재전략 • 바람직하지 않은 행동의 결과에 대해 불쾌하거나 혐오스런 자극을 제공하는 것
타임아웃(격리)	• 긍정적 강화로부터 격리하는 기법 – 긍정적 강화의 기회가 부정된다면 목표행동의 빈도가 감소될 것이라는 가정 – 소란을 피우는 아동을 다른 아동으로부터 격리시킴 ◦ 복도로 내보냄, 구석에 서 있게 함 등
반응대가	• 잘못된 행동이 일어날 때 종전에 보상한 것을 제거시키는 것 • 바람직한 행동이 일어날 경우에는 박탈된 보상을 다시 되돌려 줄 수 있음
차별적 강화(DRO)	• 행동특성에 따른 차별적 강화 – 행동의 특성에 따라 어떤 행동을 선별적으로 강화하는 것을 말함 • 대상 – 잘못된 행동을 감소시키는 데 효과적인 방법 – 자해행동, 과잉행동, 싸움질하는 행동, 손가락 빠는 행동, 크게 소리치는 행동, 파괴적 행동 등에 효과적임
모델링	• 아동들의 행동변화는 타인의 행동을 관찰함으로써 이루어지는 경우가 많은데 이것을 모델링이라 함 – 아동들이 행동을 모방함으로써 이루어지는 데 바람직한 행동이든 바람직하지 못한 행동이든 간에 아동의 행동은 모델링의 대상을 통해 습득하게 됨

답 2)

64

다음에서 설명하는 Parten의 놀이 형태는?

- 0~1.5세 아동에게 나타난다
- 아동이 놀이를 하는 것처럼 보이지 않고 일시적으로 일어나는 흥미로운 일에 집중한다

1) 평행놀이
2) 연합놀이
3) 협동놀이
4) 방관자 행동
5) 비몰입 행동

65

다음 사례의 아동이 보이고 있는 놀이 형태는?

- 친구들과 함께 놀면서 대화를 한다
- 블록놀이를 함께하여 집 만들기를 한다
- 서로 장난감을 빌려주고 장난감을 공유한다

1) 연합놀이
2) 협동놀이
3) 단독놀이
4) 병행놀이
5) 방관자 행동

문제해설

64 해설내용 참조

답 5)

65 해설내용 참조

답 1)

Parten의 놀이 유형

Explanation

비몰입 행동 (Unoccupied behavior)	• 0~1.5세 아동에게 나타남 • 비참여 행동이라고도 함 • 아동이 놀이를 하는 것처럼 보이지 않고 일시적으로 일어나는 흥미로운 일에 집중함 • 유아와 어린 학령전기 아동들에게 일반적이지만 모든 연령에서 나타나는 현상임 예 : – 누워서 모빌을 바라보기 – 누워서 자신의손 응시하기 – 장난감 만지작거리기 – 가만히 앉아 그냥 주변을 둘러보는 행동
방관자적 행동 (Onlooker behavior)	• 1.5~2세 아동들에게 주로 나타남 • 친구들이 노는 것을 관찰하는 행동을 말함

구분	내용
방관자적 행동 (Onlooker behavior)	• 아동은 다른 아동들이 노는 것을 지켜보면서 말을 걸거나 질문이나 제안을 하지만 그 놀이에 참가하지는 않음 • 아동은 일어나는 모든 것을 듣기 위해 놀이집단에 가까이 있음 • 대부분 유아에서 전형적이지만 낯선 환경에 있을 때는 나이든 아동에게서도 나타남 예 : 놀이에 직접 참여하지 않으며 친구들의 놀이 행동을 지켜봄
단독놀이 (Solitary play)	• 2~2.5세 아동에게 나타남 • 다른 아동과 함께 같은 공간에 있지만 서로 다른 놀이감을 가지고 놀고 사회적 상호작용을 거의하지 않는 놀이 형태임 예 : – 옆에서 놀고 있는 친구와 그 놀이에 관심을 가지지 않고 대화도 없이 자신의 놀이에만 몰두함 – 아동은 혼자서 주위의 다른 아동이 사용하는 것과는 다른 장난감을 가지고 놈 – 다른 아동이 하는 것에 관계없이 자신의 행동만을 수행함 • 유아에게는 일반적이지만 그 환경에 친숙하지 않은 나이든 아동에게도 나타남
평행놀이 (Parallel play)	• 2.5~3.5세 아동들에게 나타남 • 같은 공간에서 서로 비슷한 놀이를 하지만 서로간의 상호작용은 없이 자신의 놀이를 하는 형태임 • 함께 같은 공간에 있는 것을 의식하고 좋아하지만 놀이를 통한 교류는 하지 않음 • 아동은 독립적으로 놀지만 선택한 그 활동이 자연스럽게 다른 아동들과 섞임 • 주위의 아동과 비슷한 장난감을 가지고 놀지만 가까이에 있는 아동의 활동에 영향 받으려고 하지 않음 • 다른 사람들이 있는 것을 알지만 서로 간섭하지 않음 • 전형적으로 유아기 동안에 일어남 예 : – 함께 블록놀이를 하지만 자신의 놀이에만 몰두함 – 같이 있지만 자신이 원하는 것을 만드는 것에만 집중함
연합놀이 (Associative play)	• 3.5~4.5세 아동에게 많이 관찰되는 놀이 형태임 • 학령전기와 초기 학령기에 일반적임 • 친구들과 함께 같이 놀면서 대화하고 장난감을 빌려줌 – 장난감을 공유하며 친구의 놀이에 참여함 • 사회성이 발달된 놀이유형임 • 일의 구분이 없고 집단 목표나 활동에 관한 조직이 없음 – 함께 어울여 노는 놀이를 의미함 예 : – 블록놀이를 함께하여 집 만들기 – 놀이동산 함께 꾸미기 – 다른 아동과 함께 놀고 그들이 노는 것에 관해 이야기하기 – 놀이 재료를 빌려주고 빌리기 – 서로 유사한 물건들을 가지고 따라하기
협동놀이 (cooperative play)	• 4.5세 이상의 아동들에게 흔히 나타나는 놀이의 형태 – 학령기 아동들에게 전형적으로 나타남 • 목적을 달성하기 위해 조직화된 잡단에서 놀이를 함 – 어떠한 활동을 목표로 정하여 각자 역할분담을 하며 조직적으로 놀이가 진행함 – 함께 어울려 조직화된 놀이를 하며, 공통된 관심사로 역할분담, 목표, 리더 등이 있음 예 : – 무엇을 같이 만들거나 형식적인 게임놀이를 함께하기 – 규칙적인 게임 속에서 다른 팀과 경쟁하기 – 무엇을 만들기 위해 각자의 역할 분담하기 – 연극활동과 같은 역할 분담

66

인지가 좋은 아동에게 동전을 주어 보상을 하며 특정 행동을 강화하였다. 어떤 기법인가?

1) 벌주기
2) 모델링
3) 타임아웃
4) 주장훈련
5) 토큰경제

문제해설

66 해설내용 참조

답 5)

행동수정

Explanation

1. 행동수정 기법

1) 토큰 경제

(1) 일반적으로 인지가 낮은 아이에게 사용하지 않음
(2) 정신질환자에게 처음 사용
(3) 바람직한 행동에 대해 상으로 토큰을 줌(포커칩 같은 것)
(4) 바람직하지 않은 행동을 하면 토큰을 회수
(5) 일정량의 토큰이 모이면 더 큰상을 주어 바람직한 행동을 강화하는 것
예) 입원실에서 음식, TV시청, 주말외출 등

2) 벌

(1) 원치 않는 행동을 소거시키기 위해 치료자가 사용하는 조작적 조건화의 중재전략
(2) 바람직하지 않은 행동의 결과에 대해 불쾌하거나 혐오스런 자극을 제공하는 것
(3) 스키너
① 벌은 그것이 암시하는 것처럼 그렇게 효과적인 것은 아니라고 믿음
② 단지 반응 경향을 감소시킬 뿐이라 믿음
(4) 벌이 소거되면 행동은 다시 일어남
(5) 부정적인 면
• 분노나 우울증 같은 부정적인 정서반응을 일으킬 위험이 따르기도 함
(6) 바람직한 벌의 사용
• 벌을 사용하려면 긍정적 강화와 결합시켜 사용해야 함

3) 소멸

(1) 과거에 유지되어 왔던 행동을 제거하기 위해 강화를 시키는 절차임
(2) 사례
① 수업에 지장이 생겨 특정 아동이 손을 들어도 무시하고 지명을 하지 않음

② 아이는 관심을 끌기 위해 당분간 더 심하게 행동을 하더라도 지속적으로 무시하게 되면 마침내 관심을 끄는 행동을 포기하게 됨

(3) 효과적인 소멸

① 일반적으로 잘못된 행동에 대해서 무시하면서 대체적 행동에 대해서는 보상하는 등의 방법을 쓸 때 효과적임

② 적절한 상황만 조성되면 복합적으로 여러 잘못된 행동을 감소시킬 수 있음

예 자기 비하 행동, 자기 과시 행동, 남의 험담을 하는 행동, 논쟁, 언어적 학대, 불평불만 등의 행동이 동시에 감소될 수 있음

4) **타임아웃**(격리)

(1) 긍정적 강화로부터 격리하는 기법

① 긍정적 강화의 기회가 부정된다면 목표행동의 빈도가 감소될 것이라는 가정

예 교실에서 파괴적인 아동

② 강화인자(다른 사람이나 또는 즐거움)가 제공되는 상황에서 분리시킴

③ 소란을 피우는 아동을 다른 아동으로부터 격리시킴

• 복도로 내보냄, 구석에 서있게 함 등

④ 잠시만 적용해도 극적인 효과를 거둘 수 있음

⑤ 다른 기법보다 덜 혐오적이지만 주의깊은 관심과 부모, 교사 등의 일관성 있는 관심이 필요함

⑥ 기타

• 공격성, 난폭성, 그리고 자기파괴 행동을 관리하는 데 유용하게 사용할 수 있음

5) **반응대가**

(1) 잘못된 행동이 일어날 때 종전에 보상한 것을 제거시킴

(2) 소거와의 차이

• 소거는 행동이 발생하면 보상을 주지 않고 취소하는 데 반해서 반응대가는 이미 주어진 보상을 박탈하는 기법임

(3) 바람직한 행동이 일어날 경우에는 박탈된 보상을 다시 되돌려 줄 수 있음

(4) 조그마한 양의 보상을 주는 경우도 있음

예 한 차례의 잘못을 저질렀을 때 휴식시간 중 2분을 뺌

(5) 토큰방법이나 점수 방법을 혼용하는 것이 바람직함

• 바람직하지 못한 행동 때문에 휴식 시간을 활용하지 못하지만 다른 행동을 잘했을 때 토큰을 받아 상쇄한다든지 하는 경우

6) **차별적 강화**(DRO)

(1) 행동특성에 따른 차별적 강화

① 행동의 특성에 따라 어떤 행동을 선별적으로 강화하는 것을 말함

② 예 아동이 화를 내고 옆의 아이를 때리는 행동이 30분 간격으로 일어남

• DRO절차는 또다시 다른 아이를 때리는 행동이 일어나기 전 20~30분 사이에 강화를 함

• 만약 30분 내에 때리는 행동이 다시 일어나지 않을 경우 칭찬을 함

– 즉시 강화를 해주고 또 다른 간격을 설정해야 함

(2) 대상

① 잘못된 행동을 감소시키는 데 효과적인 방법

② 자해행동, 과잉행동, 싸움질 하는 행동, 손가락 빠는 행동, 크게 소리치는 행동, 파괴적 행동 등에 효과적임

7) 가르침

• 언어적 지시나 학습, 그리고 기술 등을 의미함

8) 상황변화

(1) 행동이 일어난 상황은 행동에 지대한 영향을 줌

① 상황에 따른 아동행동의 변화와 차이를 인식해야 함

예 교회에서의 행동과 놀이터에서의 행동은 다른 아이

② 부모와 교사들은 상황 변화에 따른 아동의 행동 변화의 범위가 다양하며 이러한 행동변화 과정에 가정과 학교환경이 매우 중요하다는 것을 인식해야 함

9) 모델링

(1) 아동들의 행동변화는 타인의 행동을 관찰함으로써 이루어지는 경우가 많음

이러한 모델링은 아동들이 행동을 모방함으로써 이루어지는 데 바람직한 행동이든 바람직하지 못한 행동이든 간에 아동의 행동은 모델링의 대상을 통해 습득하게 됨

(2) 모델의 행동을 모방하는 경우

① 보상을 받을 수 있는 경우

② 모델의 행동을 지각함으로서 강화를 받을 수 있는 경우

③ 처벌을 회피할 수 있는 경우

④ 자신과 모델이 유사하다고 느끼는 경우

10) 토큰법

(1) 스키너의 강화원리를 포함함

• 조작적 조건화의 원리를 적용시킨 행동주의의 기법

(2) 직접적으로 강화인자를 쓰는 대신에 후에 내담자가 원하는 다양한 물건과 교환할 수 있는 토큰을 보상으로 제공하는 것

• 토큰이라는 강화인자를 갖고 적응행동을 발달시키려는 목적을 가짐

(3) 칭찬이나 다른 무형의 강화인자를 쓸 수 없을 때의 행동수정에 적용됨

(4) 토큰 사용을 통한 이득

① 토큰은 적절한 행동과 보상간의 지연을 감소시킴

② 토큰은 어떤 행동을 변화시키는 강력한 동기인자로 작용

③ 토큰은 긍정적 강화인자임

④ 번 토큰은 어떻게 사용할까 하는 것을 생각할 기회를 줌

⑤ 토큰은 치료자와 내담자의 도덕성을 증가시킴

⑥ 토큰은 사회적 강화를 측정하는 데 사용함

⑦ 토큰은 제도와 제도 밖의 삶 사이의 틈에 다리를 놓아줌

4

V·O·L·U·M·E

2024

합격 선배들의 맥 one pick!

퍼시픽 작업치료사 국시대비 문제집

OCCUPATIONAL THERAPY

아동작업치료

발 행 2024년 4월 30일

편저자 작업치료 국시연구회
발행인 이 웅 현
발행처 퍼시픽북스
서울시 중구 충무로 29 아시아미디어타워 501호
TEL. 02-2272-7766(代) / FAX. 02-2272-7166
E-mail : papu77@daum.net

ISBN 979-11-6375-460-2

정가 Volume 4 **18,000원**

2024 OCCUPATIONAL THERAPY